Comparative Study on
International Continuing Medical Education Development

国际继续医学教育发展比较研究

国家卫生健康委能力建设和继续教育中心　组织编写

人民卫生出版社
·北京·

版权所有，侵权必究！

图书在版编目（CIP）数据

国际继续医学教育发展比较研究 / 国家卫生健康委
能力建设和继续教育中心组织编写 . —北京：人民卫生
出版社，2025.2
　　ISBN 978-7-117-35847-7

　　Ⅰ. ①国…　Ⅱ. ①国…　Ⅲ. ①医学教育 – 继续教育 –
国际教育 – 对比研究　Ⅳ. ①R–05

中国国家版本馆 CIP 数据核字（2024）第 021422 号

人卫智网	www.ipmph.com	医学教育、学术、考试、健康，购书智慧智能综合服务平台
人卫官网	www.pmph.com	人卫官方资讯发布平台

国际继续医学教育发展比较研究
Guoji Jixu Yixue Jiaoyu Fazhan Bijiao Yanjiu

组织编写：国家卫生健康委能力建设和继续教育中心
出版发行：人民卫生出版社（中继线 010-59780011）
地　　址：北京市朝阳区潘家园南里 19 号
邮　　编：100021
E - mail：pmph @ pmph.com
购书热线：010-59787592　010-59787584　010-65264830
印　　刷：河北宝昌佳彩印刷有限公司
经　　销：新华书店
开　　本：787 × 1092　1/16　　**印张：**18
字　　数：393 千字
版　　次：2025 年 2 月第 1 版
印　　次：2025 年 5 月第 1 次印刷
标准书号：ISBN 978-7-117-35847-7
定　　价：80.00 元

打击盗版举报电话：010-59787491　E-mail：WQ @ pmph.com
质量问题联系电话：010-59787234　E-mail：zhiliang @ pmph.com
数字融合服务电话：4001118166　E-mail：zengzhi @ pmph.com

《国际继续医学教育发展比较研究》
编 委 会

主　编　杨爱平　张建兵

副 主 编　宋仙保　吴红斌　邵娟娟　毕晓明

编　　委（以姓氏笔画为序）

马新明　毕晓明　杨爱平　吴红斌　何文杰　宋仙保
张建兵　邵娟娟　邰骋　金真　席彪　程化琴

编写人员（以姓氏笔画为序）

丁潇　马芸琪　马璇璇　王一诺　邓妃　甘霖
付张萍　朱显辉　仲彧欣　闫丽娜　那佳　孙澈
杜俊峰　李君　李潺　李秀媛　李竞哲　杨立斌
吴水云　陈心航　陈昊君　邰骋　武天一　范梦
林琳　欧柔藓　周津羽　周雪明　房启航　袁嘉
贾雅雯　徐小明　高泓麟　程化琴　鞠博

前　　言

　　卫生健康人才的教育培训不仅是全民健康的基石,更是推进医疗体制改革与卫生事业长远发展的关键驱动力。党和政府高度重视继续医学教育工作,将继续医学教育作为实施科教兴国战略的重要内容之一统筹推进。本书在深入了解有关国家继续医学教育发展历程基础上,通过开展继续医学教育比较研究,全面总结、深入分析、学习借鉴其他国家继续医学教育在管理机制、机构认证、内容建设、学分审验、评价评估、经费来源等方面的管理经验和有效做法,为完善我国继续医学教育管理政策、推动我国继续医学教育机制创新、适应医药卫生体制改革发展提供借鉴。

　　本书由国家卫生健康委能力建设和继续教育中心组织编写,汇聚了北京大学、哈尔滨医科大学及河北医科大学的专家团队,共同倾注心血,历时三年精心编纂而成。我们根据世界医学教育联合会划分的全球六大区域(欧洲地区、美洲地区、西太平洋地区、东南亚地区、东地中海地区、非洲地区),精心挑选十四个代表性国家进行深入剖析,以近年来继续医学教育官方政策、报告及国内外文献为依据,梳理其继续医学教育的发展历程、组织管理机构、相关法律政策、继续医学教育的对象与目标、内容与形式、认证与评估、经费来源、突出特点与经验启示等,了解其促进继续医学教育工作适应医学科学和卫生健康事业发展的要求,适应卫生健康专业技术人员对继续医学教育活动内容、形式、质量等多层次、个体化需要的有效做法。全书共分五篇。第一篇介绍欧洲五个代表性国家的继续医学教育情况,包括英国、法国、德国、俄罗斯和荷兰。第二篇介绍美洲三个代表性国家的继续医学教育情况,包括美国、加拿大和巴西。第三篇介绍西太平洋地区三个代表性国家继续医学教育情况,包括澳大利亚、日本和新加坡。第四篇介绍东南亚地区(以印度为代表)、东地中海地区(以埃及为代表)、非洲地区(以南非为代表)三个国家的继续医学教育发展情况。第五篇为国际继续医学教育发展比较分析,对以上国家和地区的继续医学教育进行整体的共异性分析,并结合世界医学教育联合会《医生继续职业发展质量改进全球标准》,探讨我国继续医学教育创新机制,为我国继续医学教育改革发展提供借鉴。

　　本书旨在满足不同读者群体的需求,包括卫生健康领域的决策者、管理者、教育工作者、专业技术人员,以及对此领域感兴趣的学者与学生。它不仅适用于指导继续医学教育的实践与创新,也为政策制定者提供了国际视野下的参考框架,有助于我国继续医学教育体系更好地适应医学科学的快速发展和卫生健康专业技术人员多元化的学习需求。

在此,我们向所有参与本书编写、审校及提供宝贵资料的同仁表示最诚挚的感谢。特别感谢北京大学、哈尔滨医科大学、河北医科大学专家团队的辛勤付出与无私奉献。尽管我们力求内容全面、准确,但由于时间与资源所限,难免存在疏漏与不足,恳请广大读者批评指正,以期在未来的研究中不断进步,为我国乃至全球继续医学教育事业的发展贡献更多智慧与力量。

国家卫生健康委能力建设和继续教育中心

2024 年 12 月

目　录

第一篇

欧洲地区继续医学教育

第一章　英国继续医学教育

英国继续医学教育起步较早,但国家层面的继续医学教育制度建立较晚。英国继续医学教育是非强制性的。虽然没有法律条文规定医师必须参加继续医学教育,但英国继续医学教育活动与医师职业活动的高相关性、个性化的学习内容与形式、专业的学习材料,以及行医资格再认证对继续医学教育学分的要求,都有助于提高医师参加继续医学教育的积极性和主动性,较好地保证了继续医学教育目标的实现。

一、继续医学教育发展历程

英国早在 1944 年的《教育法案》(《英格兰及威尔士教育法》)中就首次使用"继续教育"这一概念,并确立了继续教育的地位和主体等相关内容。在 20 世纪 50 年代中期,随着医学实践的不断开展,英国皇家全科医师学院认识到继续医学教育作为毕业后教育的必要补充,应该得到加强。1956 年,针对是否进行继续医学教育,英国皇家全科医师学院对本学会的毕业后教育委员会委员进行了调查,结果显示 90% 的委员赞同实施继续医学教育。

从严格意义上讲,继续医学教育体系在英国出现得相对较晚。在 1995 年之前,除了全科医学外的其他医学专业的继续教育,没有任何财政补贴。1998 年,英国卫生部颁布了1998/113 号通告——《一流服务:新国家医疗服务体系的优质建设》(*A First Class Service: Quality in the New NHS*),提出了构建能够长期提升自身服务质量工作模式的计划,主要是利用现代化的自学型职业教育和终身学习两种方式,保证当地的高质量医疗服务。

1999 年 7 月,英国卫生部颁布了新的通告,该通告明确提出继续职业发展(continuing professional development,CPD)作为英国国家医疗服务体系(national health service,NHS)提升目标的重要组成部分,要以患者的需求和优质的医疗结果为工作重点,在提升医疗人员的业务水平的同时,满足医师职业发展和学习的需要。该通告所包含的附件《继续职业发展:新国家医疗服务体系的质量保障》(*Continuing Professional Development: Quality in the New NHS*)则是 1998/113 号通告的具体拓展,其内容为各个地区建立地方性继续职业发展体系提供了指导方针和标准,并指定了相应的示范区域。该通告指出,卫生部要求所有地区性医疗卫生机构,在 1999—2000 年,依据附件中提出的原则与标准,针对当地的继续职业发展活动作出长远规划,并于 2000 年 4 月前,针对当地主要医疗卫生机构的特点,制订出切实可行的培训计划。从 2001 年起,继续医学教育都改称为"继续职业发展"。

2002 年 7 月,通过多方联合调查、分析,发现有必要向医疗卫生服务行业引入一种被大家共同认可的职业发展机制。通过这种机制,使所有注册后的医疗人员能够在工作技能、临床知识、工作态度以及大众保健等方面得到全方位的提高,从而提升医疗服务质量。同时,迅速建立适合这种全新培训机制的学习质量评价体系,并给出了注册后教育以及继续职业发展的组织原则。2004 年的总结报告指出,在此期间共投入了 5 000 万英镑用于此方面建设,并于 2002 年 8 月—2003 年 2 月在试点地区进行了跟踪调查。

2003 年 8 月的一份英国卫生部会议记录指出,从 2002 年 1 月—2003 年 6 月,卫生职业委员会针对继续职业发展提高卫生人员能力进行了广泛调查。培训前后对照研究的结果显示,无论是行业还是个人,都能从继续职业发展活动中受益,而且还能够间接地满足患者对高质量医疗服务的需求。同时,该调查报告还强调,随着继续职业发展活动不断开展,活动主题根据专业划分得越来越细,继续职业发展今后的工作内容需要进行更深层次的挖掘。

英国国家医疗服务体系指出,对一个已经行医多年的医师进行正式考试以便重新认可其行医资格,是不可取的。医生应该通过自我评定、同行评议和医学审查委员会审查等方法来评估自己的知识和技能水平,这才是继续职业发展的关键。英国的一些专业机构(如英国皇家医师学院等)已提供了一些自我评估的计划和方法。

2005 年 1 月 1 日起,医师在英国行医前必须具有执照,该执照没有终止日期,但必须由英国医学总会定期对从业执照进行重新评价,每五年进行一次。可见,虽然没有法律条文规定医师必须参加继续职业发展活动,但是其行医资格在英国受到了继续职业发展的限制,这种限制具有一定的强制性。

2007 年 8 月,英国医学总会制订了指导手册,2012 年进行了再版,其中主要涉及继续职业发展活动的组织、认证以及两者之间的合作,具体内容包括:①设立继续职业发展的一系列原则;②定义了通过继续职业发展活动所培养的七个优秀医学实践、相关知识领域、临床技能和学习工作等方面的态度与行为;③阐明医师和其他卫生机构的作用,以确保继续职业发展的质量。

同时,英国医学总会还计划成立继续职业发展理事会,用来监督医师的学习和培训,希望以此进一步加强对继续职业发展的监管力度,同时为医师再认证提供最大便利。这个全新的理事会从另一个角度确保英国医学总会的核心理念能够深入医师的日常实践中。

二、继续医学教育管理

(一)政策法规

英国很早就开始重视继续教育,同时也是继续教育立法较早的国家。1924 年,英国出台了《成人教育章程》,1944 年出台了《教育法案》。进入 20 世纪 60、70 年代,英国的继续教育立法趋于成熟,先后出台了《工业培训法》(1964 年)、《职业继续教育法》(1971 年)、《教育改革法案》(1988 年)、《继续和高等教育法》(1992 年)、《继续教育:提高技能、改善生活机遇》白皮书(2006 年)、《继续教育和培训法》(2007 年)等法律法规。英国高度重视对继续医学教育的立法工作。早在 1858 年就通过了《医学法案》(Medical Act),成立了英国医学总会,对从医人员进行管理。2003 年,颁布了《英国医学总会计划书》,建议所有的医师例行收集和保留其业务的真实数据和信息,以支撑执照的续签。在 2003 年 11 月召开的英国医学总会会议,对信息收集的形式作出系列决议。到 2004 年末,英国医学总会给所有的注册医师颁发执业执照,除非该医师选择不再从医。

英国相继颁布了《医学法案 1983》《职业规章法案 1995》《国民保健制度》《国民保健制度改革》《卫生保健职业法案 2002》《卫生保健及相关职业条例草案 2010》《全科、专科医师医疗实践(教育、培训及认证细则)条例 2010》等诸多与继续职业发展相关的医学法案和医学职业规章制度。这些规章制度中,绝大多数内容都是执业医师培训、注册以及专科医师再认证的细则,再认证过程要求必须在规定年限内积满所要求的继续职业发展学分,通过这种方式间接规定了医师必须参加继续职业发展活动。

在所有的医学相关法案中,《医学法案》的影响力最显著,很多医学法案受其影响,以其为依据进行修改,或者是对其中的一部分条例进行具体细化。它对英国继续职业发展最深远的影响就是确立了英国医学总会在继续职业发展中的法定地位,赋予其监督各个医学专业继续职业发展活动的权利。

(二)管理机构

英国医学总会是英国继续医学教育的最高管理机构。英国的医疗体制是以公立医疗服务为主、私人医疗服务为辅的,医师统一由英国医学总会来管理。英国医学总会是一个独立于政府、获得议会授权来管理高等医学教育,以保护、促进以及维护公共健康与安全为己任的慈善机构。《医学法案》赋予了英国医学总会四项主要职责:一是保持合格医师的注册更新;二是制订医疗实践培训计划;三是提升医学教育和培训的标准;四是处理医疗实践能力受到质疑的医师。英国医学总会的作用主要是对医学教育标准和质量的指导和监控,负责监管并制定通用准则,同时也会指派导师来负责各地区的继续医学教育。英国医学总会既是教学质量控制中心,也是全英继续教育协会的枢纽,其宗旨是:通过制订医学教育标准,监督医学院执行标准来保护患者。英国医学总会决定医师需要具有的知识基础和知识结构以及需要进行哪些必要的培训,制订医学院校所设课程的指导方针,并且有权力对考试进行监督。这样就建立起了教育各个方面的标准和外部监督系统,该系统一直沿用至今。此外,从医人员执业执照的获取以及再认证都需要通过英国医学总会审核来完成。由于英国医学总会控制了全英国医师的注册权以及医师执照的发放事务,它还会负责检查医生是否符合医疗行为标准,对不符合医疗行为标准者取消其行医资格。

英国医学总会设立了独立的委员会专门监管继续职业发展方面的事务。该委员会与再认证委员会共同协作，对医师进行行医资格再认证；确保继续教育、终身学习的思想在医学院等关键卫生领域得到推广，为继续职业发展的实施作好铺垫；制订最佳培训方案，以使参加继续职业发展的医师实现学习效果最优化。同时，为了有效开展继续职业发展活动，英国医学总会出版了《继续职业发展指导手册》，明确了继续职业发展的组织原则、具体的活动内容、活动形式等。指导手册还建议医师、从事该领域的同事以及医师所工作的医院共同努力，为参加正式或者非正式的继续职业发展活动提供支持。这种支持可以是直接的或者间接的，其中也包括创造和保证继续职业发展活动所需的必要的学习环境。该指导手册成为英国各个专科医师协会在举办继续职业发展活动时的遵循。

如今，英国医学总会将继续职业发展的管理权移交给英国皇家医师学院。英国皇家医师学院草拟了一份继续职业发展的通用准则与标准。为了增进全国继续职业发展的一致性，爱丁堡、格拉斯哥、伦敦3个皇家医师学会成立了英国皇家医师学院联合会。

（三）管理流程

英国的继续职业发展是由包括英国医学总会、英国皇家医师学院联合会、大学等高等教育机构和政府卫生机构在内的多个机构共同组织完成。英国医学总会负责制定英国继续职业发展的准则及指导方案，并为医师提供继续职业发展指南，同时对各级继续职业发展活动进行监督。大学等高等教育机构、政府卫生机构为继续职业发展提供培训或者课程，包括技能指导以及定期学术会议等，是继续职业发展政策的具体实施者。此外，英国皇家医师学院不仅开设相关课程，更是继续职业发展计划的制订者，指导并监督各级机构继续职业发展活动具体执行情况。

具体的管理流程是，继续职业发展提供者需要向英国皇家医师学院联合会的3个成员提交申请，以获得举办继续职业发展活动的批准。批准过程按照标准的程序进行，提供者需要填写一份电子表格，表格内容包括继续职业发展活动的详细实施步骤、全部授课者名单和相关利益冲突。每个外部活动都必须经过英国皇家医师学院联合会成员的批准，经过批准的活动会出现在在线继续职业发展数据库中。

三、继续职业发展认证

2006年，英国建立了继续职业发展认证系统，即通过评估医生的继续教育学习时长来计算继续职业发展学分，提供认证依据。近年来，随着新的科学技术和方法的引入，许多研究人员发现不同的教学方法对教学的影响差异较大，因此，英国等国家开始研究设计新的医学教育学分计算方法，希望为医生职业能力再评估和继续职业发展效果评估提供新的办法。

英国继续职业发展认证包括对继续职业发展项目提供者（即培训机构）的认证和对培训机构所提供的继续职业发展项目或活动的认证两个层次。

（一）认证组织

英国继续职业发展的认证工作主要是由英国皇家医师学院联合会来完成。

（二）认证管理

英国皇家医师学院联合会会根据一定标准对继续职业发展项目提供者（即继续医学教育培训机构）进行认证，判断该机构是否符合要求，即是否具有举办继续职业发展活动的能力。同时，根据标准，对继续职业发展活动进行认证。批准过程按照标准的程序进行。由经济团体组织的国家性或国际性活动需要英国皇家医师学院联合会某个成员医学会的主任批准，地方性外部活动可直接由地方的机构审批，内部和个人活动没有标准的审批过程。如果参与者对继续职业发展活动的评价结果持续较差，英国皇家医师学院联合会有权利收回认证。如提供者和／或演讲者没有严格遵守审批要求的利益冲突原则或赞助商及广告的规定，英国皇家医师学院联合会有权收回学分。

（三）认证制度

英国继续职业发展活动有两类，一类是经过认证的院校或其他组织提供的经过认证的学习活动，另一类是未经过认证的学习活动。

经过认证的学习活动有严格的认证制度。首先需要对举办活动的机构进行认证，经过认证的机构举办的学习活动，才可以申请认证。

如果申请中声明了赞助，则必须提供利益冲突或竞争利益声明。此要求是为了确保批准的继续职业发展教育活动是优质的，避免赞助公司对教育内容产生不利影响。

（四）认证标准

对于继续职业发展提供者的认证，除了审核申请认证的机构所主办的继续职业发展活动是否符合标准要求之外，对学员学习效果的认证和评估也是继续职业发展认证的重要工作。

对继续职业发展活动的认证，需要提供详细的活动步骤和全部授课教师名单，并且需要阐明利益冲突，保证不得以商业利益为目的。不同类型的活动认证标准存在一定的差异，但都必须遵循以下标准。

（1）联合会只批准临床或非临床的（如教学、评估和领导技能等）高质量继续职业发展活动。申请继续职业发展活动时，提供者必须确保满足所有法律和道德方面的要求，包括版权、患者对所用材料的同意和数据保护要求等。

（2）任何商业组织的支持、赞助、资助或参与必须在申请中声明。还必须声明提供者或贡献者的任何竞争利益。

（3）商业组织的任何支持、赞助、资助或参与不得影响项目的结构或内容。如果明显偏向于使用不符合当前循证专业实践要求的商业产品,将不会获得批准。如果提供赞助或其他支持,则应遵守相关指南。

（4）所提供活动的目标受众必须在联合会的职权范围内。

（5）说明学习目标并适合目标受众。

（6）所使用的教学方法应能够实现既定的学习目标。应当遵循成人学习的原则,帮助目标受众对知识、态度和技能学习和理解。

（7）应有证据表明授课教师具有实现学习目标的专业知识。如应提供简短的个人简介信息。

（8）活动提供者以前或正在开展的活动应当具有令人满意的评估记录。

（五）认证程序

医学教育机构资格认证过程主要包括提出申请、学员调查、自我评价、在线访问、实地调查和学科专家评审等环节,最后由认证委员会根据以上各项评审结果作出评审决定。继续医学教育活动的认证,需要继续医学教育提供者向英国皇家医师学院联合会的 3 个成员提交申请,以获得继续医学教育活动的批准;需要至少提前 2 个月提交申请。活动举办后的补办申请需要在活动后的 6 周内完成。

四、继续医学教育内容与形式

（一）目的与目标

英国医学总会的继续职业发展指南中提到,继续职业发展的主要目的是帮助医生改善为患者和公众提供的医疗服务质量,并提高所在团队的服务标准,通过继续职业发展,医生应该确认自身擅长什么,解决需要改进的领域,探索新的知识,提高自身技能。

（二）对象

英国医学院校的学生毕业后首先以住院医师的身份进行一年临床实习,实习结束并取得行医资格后,再作为临床医师接受毕业后教育,包括住院医师培训和专科医师培训。英国将毕业后教育和对从业医生的继续教育都纳入继续医学教育的范畴。不同的是,处于毕业后教育阶段的住院医师和专科医师的继续教育是由地区医学教育机构、医学院校及医院安排,而完成专科培训后的医师的继续医学教育由医生自己安排。

（三）承办机构

英国继续医学教育的承办机构包括皇家医学院、医学院、高等教育机构、专业行业团体和政府卫生机构等。除了皇家医师学会之外,英国还有皇家医师专科学会负责具体专科的继续医学教育,如英国皇家医师学院、英国皇家外科医师学院、英国皇家全科医师学院、英国皇家病理学院等。

(四)内容规划

所有皇家医师学院都发布了关于如何在其专业进行继续职业发展的指导意见。大多数皇家医师学院及其专业也有正式的继续职业发展计划,这些计划是以英国皇家医师学院2007年发布的文件《大学/团体继续职业发展主题的十个原则》为基础的。除此之外,医学院、高等教育机构、专业行业团体和其他组织也为继续职业发展提供一系列有助益的课程和学习材料。

(五)内容

英国医学总会的继续职业发展指南指出,在考虑继续职业发展活动时,应当将以下内容纳入考虑范围内:①知识、技能和态度;②安全和质量;③沟通、伙伴关系和团队合作;④保持信任。

在英国医学总会的继续职业发展指南下,各专业行业团体会制定各专业的继续医学教育要求。一般会包括医学新成就、新理论、新技术和新疗法,从而为医生提供不断更新的医疗知识、技术和技能。

值得关注的是,在专业培训方面,循证医学培训受到了越来越多的关注。循证医学,最早由英国内科医生和流行病学家 Archiebald L.Cochrane 提出,是指慎重、准确和明智地应用当前能获得的最好的研究证据,结合医生个人专业技能和多年临床经验,考虑患者的价值和愿望,将三者完美地结合,制定适合患者的治疗方案。英国循证医学教育起步较早,较为成熟,目前已经成为继续职业发展的重要组成部分。

(六)方式

英国继续医学教育形式多样,可以归纳为传统、远程和可验证的自学三种类型。

1. **传统继续医学教育形式**　英国继续医学教育历史悠久,自其诞生以来,产生了许多传统继续医学教育形式,如大学或学会组织的强化课程和医学新进展讲座、英国皇家医师学院每年举办的暑假学院、各类学术会议、研讨会、案例分享、实践培训、小组讨论、论文撰写、期刊俱乐部等。

2. **远程继续医学教育形式**　英国的远程教育始创于1969年的开放大学,其成功的主要经验是能平衡教育资源,根据学员需要,精心制作高质量的多媒体课程材料,课程设置灵活。例如国际虚拟医学院等机构,其理念是由领先的医学院校和机构组成国际合作伙伴关系,共同致力于改善世界范围内人类健康和应对人类疾病,以及通过应用新的学习技术、教育思想和教学设计来培养执业医师,为医生提供线上学习的机会,将理论和实践相联系,这种虚拟医学院的形式可以解决继续医学教育中一个很重要的问题——医生在学习时不仅需要最新的学习资源,而且需要个性化的课程来满足不同学习者的需求,其丰富的课程资源库和虚拟患者库可以提供更高的灵活性和适应性,适应不同教育环境和不同领域。除此之外,各个国际机构可以通过资源库来提供和获取资源以实现学习材料的共享;虚拟实践及虚拟患者可以帮助医生学习、提供接近真实的学习体验。这种远程继续医学教育提供了一个将经常提倡但难以在传统继续医学教育项目背景下实施的继续医学教育方法付诸实践的机会。学习者和教师可以访问一套全面的医学教育资源,并能够选择、配置、定制和以最适合其个人和群体需求的方式使用这些资源。同时,英国远程继续医学教育重视对医务工作者的循证医学、伦理、职业精神的教育,志在培养适应全球化趋势的优秀医学人才。国家往往通过立法及其他有效措施保证远程继续医学教育,同时对提供远程继续医学教育的组织者以及课程、考试、导师的测评等方面均有明确具体的规定。英国远程教育评估中非常重视自我评价,通常将被评估者的自我评价作为预评,与他人评价有机地结合起来。同时,更倾向于从学生的视角出发来评估教学效果,即将学生作为远程继续医学教育的主体,反映使用者最真实的感受,从而对远程继续医学教育制度的改进提出更加实际可行的建议。

英国的远程医学教育起步较早,经过不断发展,逐渐完善了对远程医学教育机构的资格认证以及教学质量评估体系。

对于一个远程医学教育机构,是否申请远程医学教育机构资格认证是自愿行为,政府一般不会强制办学机构申请认证,但是未取得资格认证的学校及其学生一般都会受到许多方面的限制,如学校及其在校学生不能申请政府的资助或奖励;公司也不会对未取得认证资格的学校给予资金支持;学生不能参加政府组织的某些专业领域内的证书考试等。认证制度的执行对于发展、规范和促进整个远程医学教育产业以及保证教育市场的质量有着直接的影响。

除此之外,教育机构的趋利行为也受到相应的限制,如防止远程医学教育的提供者在其网站上利用医学技术信息培训盈利,或者远程医学教育的内容被商业利益所控制,成为盈利网站的宣传资料或产品,防止垄断以及形成供方市场,不允许继续医学教育提供者将继续医学教育活动发布于盈利网站或盈利者所有的网站上,以消除来自商业的干预,保证远程继续医学教育的独立性。

3. 可验证的自学医学教育形式　可验证的自学是英国继续医学教育的一种独特方式,是医生根据自己的工作需要及个人职业发展,自己制订年度学习计划,自己选择继续医学教育学习活动,并撰写反思报告,记录自己学习后的收获。反思报告是年度学分审验的依据之一。

英国每个地区有考核官,负责每年对医生继续医学教育学分进行审核评估。医生在每年的评估时会与考核官讨论制订下一年的职业发展计划,根据这些职业发展计划去选择想选修的医学职业发展项目。项目来自经过认证的院校或其他组织的活动。如英国皇家全科医师学院会公布认证项目的列表,医生按需选择。一般会选择专业的新进展和前沿,及其他有助于自己专业和发展的项目。

可验证的自学包括参加获得认证的项目,也可以自己选择听课、听讲座、作病例报告、上网课、讲课,或者就手术、阅读、观看视频等撰写反思报告,方式非常灵活。只要保存学习过程记录,并撰写总结反思报告即可。反思报告主要是学习收获,一般包含以下内容:你学到了什么,你是怎么学到的,你在今后的医疗实践中会怎么应用所学的内容,应用之后会有什么效果,患者将有什么受益,你的医疗服务会有什么改进,对你今后的职业发展有什么帮助?

可验证的自学活动的审查,是由获得资质的相关专业的医生负责,每年一次;网上审查时需要有完整的材料,同时需要提交反思报告。不同类型的活动需要提供的材料不同,如参加现场活动需要证书,参加网络学习需要证明材料,开展教学活动需要讲课 PPT 和听讲者的反馈评价等。

五、继续医学教育学分

(一) 学分要求

英国医学总会每五年会对医师的行医执照进行再认定,医生需要在 5 年内完成 250 学分,即使是地位较高的顾问医师也需要完成每年 50 小时的继续教育学时,以保证知识和技术的更新。英国皇家全科医师学院发布的《全科医生执业再认定指南(2018 版)》规定:如果是在通用的初级保健中提供全面的普通医疗服务的全科医生,每年要修完至少 50 继续医学教育学分才算合格;而如果只提供有限范围的医疗服务而不是作为全科医生,可以适当少于每年 50 学分,但需要在评估时提供详细的解释和理由,并证明本人不会在执业范围之外进行工作。

(二) 学分授予

继续医学教育学分由英国皇家医师学院和专科医师协会授予。参加认证学习活动的医生要达到继续职业发展官方出勤认证标准才可以获得学分;活动过程中一些无法计时的学习活动,例如阅读、写作或者线上学习应该经过参加继续医学教育的医生和活动负责人协商后,记录一个合理的学分。对于举办讲座或其他教学活动,则可以通过讲座的演示文稿、讲稿和听讲者的反馈进行学分认定。其他可验证的自学活动的学分,则由考核官根据自学后的反思报告进行确认。

英国皇家全科医师学院对 1 学分进行了明确定义,即 1 学分等于 1 小时的学习活动。目前,对于学分的计算也有了一定的弹性,对影响力大的活动,可以乘以系数,如 1 小时可以记录为 1.5 学分或 2 学分,比如学习了本专业之外的课程,就可以乘以相应的系数。

（三）学分审验

继续医学教育学分由英国医学总会进行审验。继续医学教育学分是通过学分记录网站进行记录，包括付费和免费两种电子档案。医生需要在指定网站提交学分及材料接受审核。

由获得资质的考核官负责审核，每年一次。每个地区有考核官，考核官是由医生自愿担任，要通过地区的医学教育部门的考核和培训才可以担任考核官。网上审查时需要有完整材料，包括参加学习活动的证书或证明、网络时长记录、反思报告、教学反馈评价、讲课 PPT 等。审查不合格者影响其五年一次的医师资格再审核。如果由于生病或生育等特殊原因，当年没能完成 50 学分的继续教育学分，也可以下一年补上，但原则上需要每年至少完成 50 学分。

六、继续医学教育评估

（一）对承办单位的评估

英国对继续医学教育承办单位进行的质量评估主要包括：考察教学质量保障制度和学分管理制度的建设、评估教材的质量和教学方式、考察学校师资结构，特别是针对核心课、重点学科和专业、新学科和专业。

（二）对继续职业发展项目的评估

2007 年 8 月，英国医学总会出版了《继续职业发展指南》，其中主要涉及继续职业发展项目的规划、执行、评估、质量控制、各方职责等，具体内容包括：①明确继续职业发展的原则；②明确继续职业发展概念、继续职业发展活动的规划执行、效果评估和质量控制的要求；③阐明医疗机构、继续职业发展提供方、医学院、专业协会和其他专业组织的职责，以确保继续职业发展活动的质量。

（三）对继续职业发展活动效益和效果的评估

目前对于继续职业发展活动效益和效果的评估还没有很好的方案，对于参加继续职业发展活动的医生，往往是根据其参加活动的出勤记录和时间来给予某种形式的认证（如学分），有学者提出取消学分制或者减弱学分制的影响，但目前在英国官方的继续职业发展指南中，学分仍然是医生重新验证的重要参考指标之一。

自我评价环节可以起到诊断性测试的作用，是评价继续医学教育效果和进行反馈的重要环节。自我评价可通过多选题或患者管理问题等测试方法来实施，评价过程可分三个阶段，即提出问题、应答、反馈。提出问题，由学员对这些问题作出回答；应答，如患者管理问题书面解答、计算机模拟、人机对话以及模拟患者等；反馈，这是自我评价关键的一环，包括简单形式的"是"与"否"反馈,以及解释正确或错误的原因,怎样纠正错误的详细反馈。

(四) 对评估结果的应用

对于评估结果的最直接应用就是定期举行的医生行医执照的再认证,英国没有强制要求医生参与专业机构开办的继续医学教育活动,医生本身可以自己进行可验证的自学活动,用于医生执业执照的再认证。再认证是医生定期表明自己可以跟上时代发展和适合执业的过程,在此过程中,医生需要参加一个涵盖其整个执业过程的年度评估,医生需要保存继续医学教育学习过程中的证据,包括收集患者和同事的反馈以及其他的质量改进信息来反映自学表现,从而进行执业执照的再认证。

对于执业执照再认证,英国皇家全科医师学院发布的《全科医生执业再认定指南(2018版)》中提到,医生在进行重新验证时需要提供以下六个方面的信息:①继续职业发展;②质量改进活动;③重大事件;④患者或者其他接受医生提供医疗服务的人员的反馈;⑤同事的反馈;⑥对于称赞和抱怨的反思。

七、经 费 来 源

英国将继续医学教育的费用支出纳入财政预算,每年由政府拨款。在《教育改革法案》(1988年)和《继续和高等教育法》(1992年)出台之前,各项继续教育经费的保障主要分两种形式,即英国政府补助地方政府税收和地方政府税收,某些特殊情况下英国政府会拨专款用于继续教育工作。在两部法案出台后,英国继续教育的经费由英国教育部、就业部、继续教育基金委员会、地方政府教育部门、培训和企业委员会共同支付。

英国是全民免费医疗的国家,继续医学教育经费主要来自医疗收入;此外,还有药厂、医疗保险组织和社会慈善机构的资助,以及会员或受教育者缴纳的学费等。

八、主要特点与启示

(一) 英国继续医学教育模式的特点

英国继续医学教育是非强制性的,但英国医学总会五年一次的医师行医资格再认证,要求必须完成250学分的继续医学教育学分,使得英国继续医学教育具有了强制的性质。此外,由于继续医学教育对医生的个人成长和未来的职业发展具有很大的帮助,因此英国医师参加继续医学教育积极性较高。

英国继续医学教育管理机构健全且分工明确,法规制度完备且覆盖面广,继续职业发展项目提供主体多元、内容多样、形式灵活,医生在选择继续医学教育活动方面,具有很大的自主性和灵活性。总的说来,英国继续医学教育具有如下特点。

1. **管理机构健全,分工明确** 英国设有国家层面和地区层面的继续医学教育监督管理机构。英国继续医学教育由政府卫生部门、英国医学总会、英国皇家医师学院联合会、各专业的医师学会、医学院校、药企和慈善机构等机构共同完成。各个机构分工明确,各司其职。政府卫生部门负责制定继续医学教育的法规和制度;英国医学总会是继续医学教育的最高管理机构,下设继续医学教育管理部门,是教学质量控制中心,也是全英继续医学教育的枢纽;英国皇家医师学院联合会负责继续医学教育项目的审批,全程跟踪监管继续医学教育的开展情况,实行对继续医学教育质量的动态监测;同时也提供继续医学教育项目。医学院校、药企、慈善机构等是继续医学教育活动的提供者。英国不同的学科,设有专门的医师学会,也会提供继续医学教育活动,并对继续医学教育进行监督管理。

英国的继续医学教育不是由卫生部和教育部等行政机构负责,而是由英国医学总会及其下设的继续医学教育委员会等直接领导,政府的卫生、教育行政部门制定方针和法规政策,具体的教育计划、教学内容、教学方法、考试、考核、资格审查、学术交流等都由英国皇家医师学院等学术团体管理,这些学术机构接受政府的方针指导,但执行工作不受政府干预。医师学院各级机构成员通过选举确定,由各方专家教授组成;因此,他们在专业上具有一定的权威性。

2. **法规制度完备,覆盖面广** 英国高度重视继续医学教育的制度建设,制定了许多继续医学教育的法规制度,除了一般法规中涉及继续医学教育的内容,英国针对继续医学教育有专门的法规和制度。1858 年通过了《医学法案》,建立了英国医学总会,对医务人员进行管理。此外,英国有《继续教育:提高技能、改善生活机遇》白皮书(2006 年)、《继续教育和培训法》(2007 年)等多部继续教育相关的法律,以及现行的《医学法案》(1983 年)、《国民保障制度》、《卫生保健及相关职业条例草案》(2010 年)等多部法案。这些法规制度,对各级各类医学从业人员继续教育的时间安排、课程设置、授课形式、主题内容、考核目标等均作出明确规定,并对提供继续医学教育的单位或个人的资质认定在制度上也作出详细规定,推动了继续医学教育的持续发展,保障了教育质量。

此外,英国对继续医学教育制定了严格的认证和考核制度。对申请认证的继续医学教育项目及其承办单位有一套严格的认证要求,英国皇家医师学院联合会负责继续医学教育项目的审批,从而保证了提供项目的针对性、科学性和合理性。同时,由考核官负责审核医生的继续医学教育学分,这种严格的年度学分审核制度保障了医师参加继续医学教育的质量和效果。

英国规定医生参加任何继续医学教育活动,不仅是单纯通过学分要求,还需要写反思报告。继续职业发展指南对反思报告的内容作出明确要求,主要包括医生个人学习所得,以及对临床治疗方案的改进、对提升患者治疗水平的启发和未来的应用。反思报告可长可短,主要记录通过学习,自己在知识、技能和态度等方面的收获,对未来临床工作可能带来的改变和启发,对患者健康可能带来的影响,或者对自己今后教学或管理工作的帮助,甚至对自己未来的职业发展的影响等。

3. **英国继续医学教育项目提供主体多元、内容多样、形式灵活** 继续职业发展项目的提供主体多元。医学院校、医学各专业学会、药企、慈善机构等都会提供继续医学教育活动。继续职业发展项目的内容多样,包括与专业相关的内容,学科的前沿进展、管理和教学相关内容等。在与专业相关的继续医学教育方面,除了传统的知识和技能之外,越来越重视循证医学的培训。而个人自学方式开展的继续医学教育内容更加多元,可以是书籍、讨论的病例、完成的手术,甚至是医疗失误也可以用作反思学习的项目。

继续职业发展项目的形式灵活。包括院校课程,还有线上课程、学术会议、专题讲座、专题培训、专项技术训练、讨论会、病例讨论、参加授课、阅读,以及对医疗观摩或医疗失误的反思等。此外,现代化的教学手段也广泛应用于继续医学教育,如采取录音、录像、计算机、广播、电视和网络等手段;远距离教学手段和信息技术在继续医学教育中的作用越来越大。

4. **医生具有较大的自主权** 英国医生在接受继续医学教育方面具有较大的自主权,他们可以自己选择学习哪些内容。继续教育对象来自不同地区,教育背景和专业不同,教育需求也不同。刚毕业的医生拥有最新的学科知识,但是缺乏临床经验;高年资的医生经验丰富,但缺乏最新的学科知识。英国对不同层次医生的继续医学教育采用不同的方法,根据教育目标不同将医生分成不同的组别,医生可以自由选择不同的组别学习,也可以随时间、兴趣调整学习组别。

医生会根据自己的工作需要、职业发展,以及上级医生、同事及考核官的建议等选择适合自己的继续医学教育项目和内容。英国对继续医学教育的内容没有限制,但每个医生都需要学习和了解国家重大的公共卫生事件等内容。

医生可以选择与自己工作紧密相关的、医疗实践中重要的、每天工作中遇到的问题,进行继续医学教育的学习,如重要或急危病种,处理疾病的新方法和新技术,改善先前的低水平医疗技术;也可以选择其他的课程、专题培训,或者教学或管理方面的内容。

(二)英国继续医学教育的启示

1. **加强继续医学教育的组织机构建设** 健全的管理机构是保障继续医学教育深入、持久、全面发展的组织基础。英国建立了完备的继续医学教育管理机构,从而保障了继续医学教育工作的有序推进。国家卫生部门是继续医学教育的最高行政管理机构,英国医学总会及其下设的继续医学教育管理部门、英国皇家医师学院联合会、各专业的医师学会均属于独立于政府之外的管理机构,他们在继续医学教育管理方面担负不同的职责。与英国相比,我国的继续医学教育主要由国家卫生健康委和省市各级卫生行政主管部门负责,如何发挥专业学会等学术性组织在继续医学教育管理中的责任,值得深入探讨。

2. **加强继续医学教育的法规制度建设** 科学合理的法规制度是保障继续医学教育有效开展的前提。英国为继续医学教育制定了完善的法规制度,一般性法规中涉及继续医学教育的条目,还有专门针对继续医学教育的法规制度,不仅有宏观的法规制度,而且针对继续医学教育过程中的各个环节,都有明确的规定,甚至对于医生个人参加继续医学教育的要求和年度继续医学教育学分的审核都有明确的规定,从而推动了继续医学教育的有序顺利开展,保障了继续医学教育的质量。

3. 充分发挥学术组织在继续医学教育管理中的作用 英国继续医学教育管理中,政府行政部门与学术组织发挥不同的作用,行政部门主要是通过制定法律法规和政策发挥管理职能,而具体的标准、规范和质量则由学术组织负责。

英国继续医学教育由英国医学总会负责管理,英国继续医学教育认证由英国皇家医师学院联合会负责,这两个机构都是学术型学会组织,属于独立于政府的非政府机构。英国医学总会负责制定继续医学教育的标准,并对继续医学教育进行监督。他们拥有一批专家,负责制定继续医学教育的标准、指南和规范,从而保障了继续医学教育的科学性和专业性。

医生接受继续医学教育的目的是跟上最新的专业进展、满足社会发展的需要、提升自身业务能力,本是一种学术事务,只有专家组成的学术组织有能力决定其内容方式并对其进行考核。因此充分发挥学术组织在继续医学教育管理中的作用,对我国继续医学教育具有一定的启发。

4. 注重医生在继续医学教育中的收获 继续医学教育的目的是提高医生的业务能力,以及为医生未来的职业发展提供帮助。这不能仅仅用参加学习的时长和获得的学分来评价,不能仅局限于获得知识和信息,而必须让医生将学习成果转化为临床实践的能力和热心为患者排忧解难的服务能力,最大限度地提高医师的医疗水平并进而对患者产生积极的医疗效果。

为了保证医生继续医学教育中的收获,英国采取了许多措施。第一,对于承担医学教育的机构及继续医学教育项目进行认证,认证要求医学教育项目与医生的工作相关,同时要反映医学最新前沿。第二,英国继续医学教育给医生较大的自主权,医生可以根据自己的工作需要、职业发展等选择适合自己的继续医学教育项目和内容。第三,医生参加继续医学教育活动,不是单纯通过学分要求,还需要撰写反思报告,注重学习收获。第四,每个地区设有审核官,负责指导医生制订年度继续医学教育计划并对医生的年度继续医学教育学分进行审核。由于医生参加继续医学教育活动的内容、方式等具有很大的自主性,继续医学教育与医生的日常工作与个人发展密切相关,从而保证了医生参加继续医学教育活动的积极性和主动性,也保证了继续医学教育的效果。

参 考 文 献

[1] 韩锋,李小方.西方发达国家继续医学教育的特色及经验借鉴[J].世界中药,2014,9(5):658-661.

[2] 黄强,蔡宛如.英国医疗体制背景下的高等医学教育[J].中国高等医学教育,2013(3):6-8.

[3] 孟群.新中国继续医学教育发展历程[M].北京:人民卫生出版社,2010.

[4] General Medical Council.Continuing professional development Guidance for all doctors[EB/OL].[2021-08-27].
https://www.gmc-uk.org/-/media/documents/ 继续职业发展 -guidance-for-all-doctors-0316_pdf-56438625.pdf.

［5］蒋葵.英国继续医学教育制度探析［J］.亚太教育,2015(7):97.

［6］General Medical Council.Continuing professional development［EB/OL］.［2021-08-27］.https://www.gmc-uk. org/education/standards-guidance-and-curricula/guidance/continuing-professional-development.

［7］Health Education England.Workforce,training and education［EB/OL］.［2021-08-27］.https://www. eastmidlandsdeanery.nhs.uk/general_practice/cpd/strategy.

［8］杨文秀,徐霁,李鹏.国外继续医学教育的认证评估制度［J］.中国继续医学教育,2010,2(1):46-50.

［9］MAISONNEUVE H,MATILLON Y,NEGRI A,et al.Continuing medical education and professional revalidation in Europe:five case examples［J］.Journal of Continuing Education in the Health Professions,2009,29(1): 58-62.

第二章　法国继续医学教育

法国是欧洲面积第三大的国家，其领土包括欧洲本土和法属海外领土，全国共有 18 个大区，分为本土 13 个大区、海外 5 个大区。根据世界银行数据，2021 年法国全国总人口 6 795 万。法国是世界发达经济体之一，在教育和医疗发展上均有出色表现。法国的医疗体系主要为两个部分：执业医生诊所体系和医院体系。执业医生诊所通常提供家庭全科诊疗服务。在选择家庭医生后，患者每次就诊需要先去家庭医生处，如果家庭医生能够解决，就不必再前往专科医院；如果病情需要，家庭医生会建议继续找专科医生诊断。专科医生的工作地点可以是自己的诊所，也可以是在公立医院。医生作为自由执业者，尤其是专科医生，可以选择自己开诊所，也可以选择和医院签合同；也可以有规律地每周安排部分时间在自己的诊所工作，其他时间在医院工作。医务人员在执业后，需要接受继续职业发展教育（développement professionnel continu，DPC）。为此，法国建立了相对完整的继续医学教育管理制度。

一、继续医学教育发展历程

法国是终身教育思想的发源地之一，也是世界上最早为继续教育立法的国家。早在 18 世纪，卢梭、狄德罗等人就提出国家应该在公民教育中发挥指向性和领导性作用。1971 年，法国国民议会讨论通过了《职业训练法》《终身继续教育法》《技术教育法》和《企业主承担初等阶段职业技术教育经费法》，此四法后来被统称为 1971 年继续职业教育法。1971 年后，继续职业教育法历经两次修订，1978 年，法国又颁布了《培训假补充法令》，规定如果领薪工作者愿意接受国家认可的职业培训，并且其在行业内工作超过两年，在该企业内工作超过半年，就可以享受 500 小时带薪培训的假期。1984 年的《继续职业教育改革法》又规定了职工享有教育假，国家建立对继续教育的监督和检查制度。

继续医学教育的渊源可以追溯到更早一些，并且大致可以分为三个阶段。20 世纪 60 年代，继续医学教育活动（formation médicale continue，FMC）主要在制药厂的资助和非营利的继续医学教育协会管理下进行，医生自愿参与。在这一时期，接受继续医学教育的医生还只有在医院工作的医生，即领薪水的医生，并没有包含独立开设诊所的医生。到 20 世纪 70 年代，医生在参加继续医学教育活动时会缴纳一些费用，缴纳的费用既可以用来维持继续医学教育的进行，也可以作为地区医学会的部分活动经费。因此，举办继续医学教育活动也成为一些资金短缺的医学会开源的方式。20 世纪 90 年代,法国国家医保基金(statutory health insurance,SHI)开始承担继续医学教育的部分费用,继续医学教育也开始成为医学会和 SHI 签订的国家协议的一部分。1996 年,法国对继续医学教育进行改革,将继续医学教育明确为所有医生,包括私人诊所医生和医院医生的义务,这也为继续医学教育的正规化、组织化打下了基础。1998 年,法国开始为私人医生参加继续医学教育活动提供资助,降低了医生因其参加教育活动无法工作导致收入降低的顾虑。第二阶段是从 1999 年起,在传统的继续医学教育活动基础上,法国又为所有参加继续医学教育的医生设立了职业实践评估(évaluation des pratiques professionnelles,EPP)。作为一种医学评估,它类似于形成性评价,一般由法国卫生管理局或经过其认定的 EPP 机构组织,通过同行评议的形式,将参评医生的诊疗实践与法国卫生管理局或健康产品安全署签署的实践治疗指南对比,然后以提供反馈的形式提高医生的行医水平。由于当时环境所限,且受制于医生个人意愿,EPP 并没有受到医护人员的重视,反而被认为是一项浪费时间的任务。2002 年,在卫生管理局的领导下,法国根据持续质量改善方法对所有医疗实践进行了评估和提高。2004 年通过的医保改革法中,EPP 被认定为医生的法定义务之一。不过由于缺乏监管,加上信息记录系统的缺失,以及地方协会作为活动组织者缺少资金支持,FMC 和 EPP 的实际执行效果不佳,因而参加 FMC 和 EPP 的医生数量不多。2006 年,法国开始将 FMC 和 EPP 制度化,通过学分制强制医生参与各种教育活动。这些教育活动通常被分为 4 类:① FMC 类,即传统的医学教育活动,如讲座、研讨会等;② EPP 类,即实践评估;③指定机构活动,即参与代表性机构的活动,进行教育和研究活动以改善照护质量;④个人进行的 FMC 协助活动,如发表论文。

医生需要每五年获取 250 学分,其中 100 学分必须是 EPP 学分,其余学分可以来自其他三类活动,医院医生可以在医院进行认证时参加 EPP,完成 EPP 即可获得 100 学分。其他活动则可以自行安排时间参加。如果医生没有完成要求,区域学习活动委员会将通知医生协会(Conseil national de l'Ordre des Médecins,CNOM)的地区分会,以督促医生加快进度,否则医生执照可能被暂时取消。遗憾的是,积分制度并没有延续很久,在政府换届后取消了这个制度。2009 年,为解决 FMC 活动的资金支持多来自药企,造成市场营销活动与教育活动相混杂的问题,"医院、患者、卫生、领域" 法案(Hospital,Patients,Health and Territories Act,HPST)决定用 DPC 的概念代替 FMC 和 EPP,并将医生外的牙医、药剂师、助产士等医疗岗位的人员也纳入继续职业发展教育的范畴。至此,法国继续医学教育也进入了其发展的第三个阶段。2013 年,继续职业发展管理局(Organisme Gestionnaire du Développement Professionnel Continu,OGDPC)成立。2016 年 1 月,法国通过一项新的法案,同意成立一个新的国家级机构——国家继续职业发展局(Agence Nationale du Développement Professionnel Continu,ANDPC)以代替 OGDPC,并且推进全国的继续职业发展的推广和实行。ANDPC 职责主要包括:登记继续职业发展教育机构;评估继续职业发展活动的教育性和科学性;在医护人员中推广,评估 DPC 的有效性。同时,该法案还对目前的继续职业发展定义进行了较大限度的修订,其 114 条指出继续职业发展具有以下目标:保持并更新知识和技能,并且改进实践是卫生专业人员的义务。每个卫生专业人员必须在三年内履行其继续职业发展义务，包括继续教育、分析、评估和改进专业实践和风险管理。对认证过程的承诺就是对继续职业发展的承诺。

截至 2020 年 9 月 30 日，根据 ANDPC 官网数据，经过 ANDPC 授权的 DPC 提供机构共有 2 520 个，这些机构在 2020 年开展了 10 594 项 DPC 活动。已注册 DPC 账户的医护人员达到了 390 292 人。相对法国 170 万医护人员来说，这个数字的提升空间仍然很大。

总体来说，法国的继续医学教育系统从 20 世纪 80 年代开始正式实行，大约每五年经历一次改革，但是由于执行、管理、资金等问题，医学继续教育系统发挥的效果并不尽如人意。社会事务监察局（Inspection Générale des Affaires Sociales，IGAS）在对 2016 年前的继续教育系统进行审查后，直言整个 DPC 系统需要重建。审计报告指出，系统在受到巨大的政府压力的同时，还面临着以下四个问题：系统内容规划不清晰，缺乏能力衡量指标，管控缺失，用以支持活动的资金不足。2016 年，ANDPC 的成立带给法国继续医学教育一次新的调整和改善机会，不过效果如何还有待时间检验。

二、继续医学教育管理

（一）政策法规

法国作为世界上最早为继续教育立法的国家，其有关继续医学教育的法律法规较为完善。法国职业教育法促进了继续教育合法化、制度化。1985 年颁布的一项法令正式明确了法国医院医生接受继续医学教育的义务、教育计划、教育假期、教育资金及办学模式等规定。法国将私人诊所医生纳入继续教育人群的法令于 1996 年正式发布。1993 年 1 月成立了地区个体医生委员会（Union Régionale des Médecins Libéraux，URML），该委员会成立之初是为了联合私人诊所医生，以方便在地区层面上同 SHI 进行协商，其职责包括分析卫生系统和私人诊所功能，与其他卫生专业人员合作和对医生、患者提供培训和教育。1996 年 4 月 24 日颁布的《关于医疗化控制医疗照护费用的规定》要求所有医生都必须参加继续医学教育。法国的个体医生比例较高。

作为法定义务的继续职业发展教育在 2009 年由 HPST 法案引入《公共卫生法典》。HPST 法案还在各卫生专业中成立卫生专业联合会（Union Régionale des Professionnels de Santé，URPS）代替地区个体医生委员会，以方便同区域卫生局（Agence Régionale de Santé，ARS）进行有关事项的磋商。2016 年，《卫生系统现代化法》颁布，法律对 DPC 进行改革以适应卫生专业人员在执业过程中发生的深刻变化，从根本上改变了法国继续教育制度。该法律的第 114 条款直接促进了当前法国继续医学教育管理机构 ANDPC 的诞生。这一机构负责指导所有卫生专业人员的继续教育。同时，继续职业发展的目标人群进一步扩大，从原来仅限于执业医生扩大到护士、助产士、育婴师等 27 个医疗岗位。

（二）管理机构

2016 年法国设立国家继续职业发展局，并于 2017 年 1 月开始生效，是总领全国的 DPC 工作机构。它由法国社会事务与卫生部和全国健康保险基金联盟（Union Nationale des Caisses d'assurance Maladie，UNCAM）共同成立，是作为公共利益集团（Groupement d'Intérêt Public，GIP）存在的法律实体。ANDPC 既负责建立整个继续职业发展系统，也制定规则、统筹和协调 DPC 活动及注册 DPC 参与人员。ANDPC 的职责包括：评估 DPC 活动承办机构（organismes de DPC，ODPC）、审查活动的科学性和教学质量、评估 DPC 对卫生保健系统的影响、推广 DPC、向 ODPC 和活动参与者提供资助。2018 年，其活动经费约为 1.8 亿欧元，主要来源为国家拨款、UNCAM 以及公共机构或私人捐款。

目前，整个国家继续职业发展局有超过 30 名工作人员。该部门在主任和监事会主席领导下运行，二者共下辖 13 个部门，它们分别是：①中央秘书处（Central Secretariat）；②执行秘书（Executive Secretary）；③沟通交流部（Communication Department）；④伦理委员会（Ethics Committee），伦理委员会负责为可能存在的利益冲突、透明度和独立性制定规则；⑤评价和影响研究部（Assessment and Impact Studies）；⑥金融委员会（Financial Committee）；⑦专家部（Professionals Sections），由 10 位来自不同专业的专家组成，负责设定各专业参加 DPC 活动可以获得的补助金额，这 10 个专家分别是内外科医生、药剂师、牙医、护士、生物学家、助产士、物理治疗师、言语治疗师、骨科医生、足科医生；⑧独立科学委员会（Independent Scientific Committees），独立科学委员会下辖医疗检验专家、牙医、助产士、护士和保健辅助人员、药师、内外科医生，以及跨职业委员会等 7 个独立科学委员会，各委员会根据继续职业发展高级理事会制定的条例，对各自职业 DPC 活动进行评估；⑨继续职业发展高级理事会（the High Council of DPC，HCDPC），继续职业发展高级理事会负责制定有关 ODPC 和 DPC 活动评估的条例；⑩国家经济和财政管理单元（State General Economic And Financial Control Unit）；⑪会计部门（Accounting Agency）；⑫发展和质量评定部（Development and Quality Division）；⑬财政和运营部（Finance Strategy and Operations Division）。

ANDPC 的正常运转有赖于下列部门和人员的帮助和指导：①社会事务和卫生部，ANDPC 创始成员、负责制定系统监管框架和 DPC 指南、资助；②全国健康保险基金联盟，ANDPC 创始成员；③国家专业委员会（CNP），确定相应专业的优先发展方向和课程；制定可追溯文件，允许参加者记录其三年义务框架内进行的 DPC 获得活动；对卫生管理局提出的 DPC 提出调整；定义专业标准和提出专业建议等；④卫生专业人员代表，为没有 CNP 的专业履行 CNP 的职责、参与 DPC 推广；⑤卫生管理局，定义 DPC 的方法和方式；⑥区域卫生机构，制定区域内的 DPC 指南、监督 DPC 义务的履行情况；⑦监管机构，参与 DPC 的推广、监督 DPC 义务的履行情况；⑧联合授权收款机构（Organismes Paritaires Collecteurs Agréés，OPCA）和培训保险基金，与 ANDPC 签订合同、为卫生专业人员参与 DPC 提供资助。架构如图 1-2-1 所示。

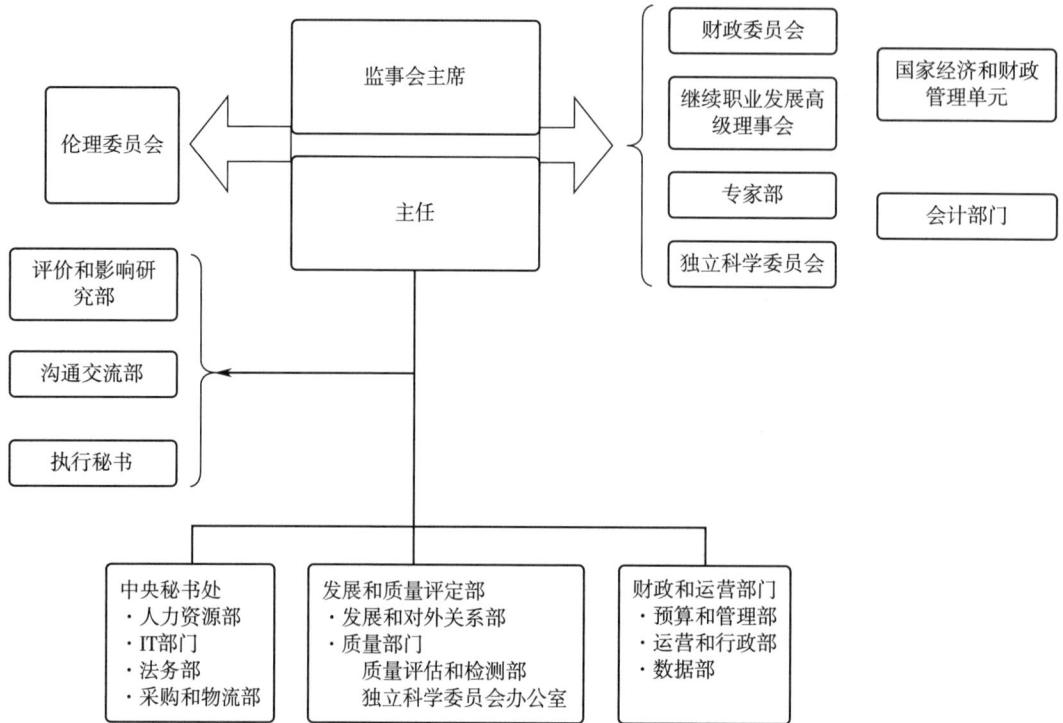

图 1-2-1　ANDPC 架构

（三）管理流程

在国家层面上,首先在卫生部的指导下,ANDPC、专业协会、健康保险共同合作,制定未来数年的 DPC 优先发展方向,以支持国家卫生政策、传统政策的某些方面并且改善不同专业的专业实践和面对的挑战。ANDPC 负责继续职业发展的规则设定,并将其发布在法国国家继续职业发展网站。医生个人需要在法国国家继续职业发展网站中的个人专门网站创建自己的账号,并完成自身档案的填写。在网站上可以查看自己的个人资料、业务信息、DPC 活动记录、追溯性文件如活动申报、活动证书等,并主动更新自己的 DPC 活动。区域卫生局还会将医生信息定期统计并提交给数字健康局(Agence du Numériqueen Santé,ANS),ANDPC 每两周自动从 ANS 处更新一次数据。继续职业发展承办机构可以在法国国家继续职业发展网站提出申请,并且填写其申请举办的 DPC 活动资料,以便于独立科学委员会(Commissions Scientifiques Indépendantes,CSI)进行审查和评估。

三、继续医学教育认证

法国的继续医学教育界认为,进行继续医学教育活动本身就是进行认证,所以法国没有设置任何关于资格认证的考试或制度。对妇产科医生、神经外科医生、助产士、麻醉师等医院内的 19 个高风险的医疗岗位,法国专门设计了一套认证流程来认证其执业资格,不过该认证是一项自愿的风险管理培训,不是强制要求。认证来源于 2004 年通过的健康保险法,由法国卫生管理局负责对医生和医学团队认证过程的计划和实施。认证的主要目的是通过降低医疗服务相关的不良事件发生率和严重程度,来提高临床实践质量,保护患者生命安全。

不同医疗岗位都有与其相对应的部门制订专门的认证程序与方案,这些方案包括以下内容:对日常临床实践中出现的医疗服务相关的不良事件分析,对最佳职业实践的评估,临床实践范例操作,参与知识教育活动。认证结果可以帮助医生减少其每年缴纳的职业保险金。

2007 年起,卫生管理局会收集整理参与认证的医生或团队提供的不良事件,然后在相关认定部门帮助下进行分析,提出降低风险的办法,这些办法被称为患者安全指南(Patient Safety Solution)。这些指南可以向某些特定风险下的医护人员提供目前文献中没有的、可操作的实用措施和关键信息。2020 年,大约有 7 000 名医生参与了认证。目前,认证过程中共报告了 138 000 例不良事件,这些事件在分析后会被记录在特定数据库中,成为认证过程中留下的宝贵资料。

值得一提的是,认证格外注重医护团队的重要性,并且专门设置了团队认证。理由是导致严重不良事件的潜在因素中,团队因素占比 26%,超过任务难度本身(24%)和患者特质(20%)的占比;团队因素中,又有 60% 的问题是沟通问题和警示信息传达障碍。也就是说很多不良事件是可以避免的,只要团队在培训过程中对此稍加注意。法国继续医学教育认证的另一优点是,认证过程植根于日常工作中,医护人员可以有效地在日常工作中保持认证状态,而不需要参加额外的考试。

四、继续医学教育内容与形式

(一)目的与目标

DPC 作为法国医疗保健人员义务的一部分,要求他们每三年都必须至少完成职业实践评估、风险管理和继续教育培训中的两类。目的是通过继续教育帮助医疗专业人员保持、更新和加强职业技能;对医疗实践进行分析和评估,对不良事件进行分析和改善,并且重视患者体验,以提高医疗服务的质量和安全性。除了医护个人的能力和知识教育,DPC 致力于为医疗组织提供高质量的循证医学继续教育项目,实现公共卫生目标和完成公共卫生优先事项,以支持国家卫生战略、重要公共卫生计划和常规政策。

(二)对象

法国的继续职业发展专门针对医疗保健人员,根据法国《公共卫生法典》第四章的定义,医疗保健人员包含药师、护士、助产士、营养师、医生、矫形师、足疗师、言语治疗师等职业在内的多个医疗岗位。

（三）承办机构

DPC 活动的提供者被称为 ODPC。ODPC 首先需要在 ANDPC 进行登记才有开展 DPC 活动的资格；取得资格后，还必须向 ANDPC 申报，通过审查后，才能开展活动。除药企外，医学学会、非营利性组织、营利性组织、医院、医学院等有能力的社会组织均可以向 ANDPC 进行申请。相应地，完成登记后，该组织申请举办的活动也会经由 ANDPC 内的 CSI 进行审查和评定，以确保其科学性与高质量。截至 2020 年 9 月，在 ANDPC 登记并获得授权的 ODPC 已经达到了 2 520 个，这些机构在 2020 年的前九个月内共举办了 10 594 场继续职业发展活动；由于受新型冠状病毒感染的影响，这一数据同比下降了 15.8%。

（四）内容规划

2015 年 12 月 8 日法国出台了关于 2016—2018 年卫生专业人员继续职业发展的国家指定清单的决定，这个 27 页的清单按照预防、照护课程和创新三个大项、34 个小项，规划了国家优先进行的 DPC 活动范围。各个专业和职业都有不同的优先活动范围，不过这些范围并没有规范化和制度化。

所有的 DPC 活动都基于戴明环设计，并按照法国卫生管理局设计的 28 种不同方法实施，以对活动质量持续改进。所有活动都以小组形式进行，每组最多 20 人，每个活动在 1 年里需要举办 3~10 次会议。由于法国废除了学分制，所有活动没有学分，但是所有人都应该在 3 年至少参加 2 项活动以完成 DPC 的要求。对于参与者来说，整个 DPC 系统既没有激励措施，也没有惩罚措施。DPC 系统适用于不同医疗岗位，且可以依据岗位特点适当进行调整。

（五）内容

由卫生管理局审核并通过的继续职业发展主要包括 3 方面内容共 19 个种类，其中职业实践评估 11 种、风险管理 3 种、继续教育活动 5 种。

1. **职业实践评估** 职业实践评估（EPP）是指根据最新的职业建议，分析卫生专业人员并对其实践进行评估和改进。评估可以单独进行、集体进行、面对面进行、远程进行，也可以在评估后留出时间来学习和加深知识。在 DPC 中可以进行的职业实践评估如下：临床审核、技能评估、临床路径、多专业门诊照护团队的协调练习、患者追踪、实践登记册、观察站和数据库、多学科会诊、照护实践审查、医疗团队成员、实践分析小组、医疗质量与安全指标检测、脚本化情景测试。

2. **风险管理** 风险管理是一种提高患者安全的方法，目的是降低与医疗服务相关的不良事件的风险及其后果的严重性。因此，风险管理办法可以采取以下三种形式。

（1）查明某一不良事件和该事件发生过程中的参与者。

（2）系统分析可能导致这一事件的不同因素（流程、技术、人为）。

（3）查明后采取行动，以获得知识，改进技能，直接纠正已查明的缺陷。

这种方法将一个团队聚集在一起，分析实践、研究文献、改进或更新知识、分享经验。在DPC内可进行的风险管理培训包括：对医生和医疗团队的认证、团队风险管理、死亡率和发病率审查。

3. **继续教育活动** 继续教育活动（FMC）的目的是获得或加深知识和技能。这种类型活动可以在参与者亲自到场的情况下实施（面对面培训），也可以通过网络等手段远距离实施。DPC中囊括的继续教育活动类型包括：在线培训或在线学习、面对面培训、实习监督和辅导（通过学生反馈，反思自身照护习惯），文献综述会议与文献研读会以及健康模拟。健康模拟是一种创新的教学方法，它可以重现情境或创造照护环境，在实际情境中教授诊断和治疗标准化患者的程序，并允许演练诊治过程。

五、继续医学教育评估

（一）对承办单位的评估

ODPC在ANDPC登记后，根据活动的受众不同，ODPC需要接受ANDPC下属的CSI的审核与评价。评价标准由ANDPC管理下的HCDPC负责制定。一般来说标准不会正式公布，但是基本都基于以往的标准。

独立科学委员会高度重视DPC活动的内容及科学性，包括其目标、实施方式和方法。委员会通过9条标准来判断ODPC的科学性，如医护人员是否占据该ODPC管理层的多数；10条标准来评估ODPC的教育方式和教育活动，如该活动的需求评估、审计评估等；3条标准来评估ODPC的经济独立性，一旦发现有来自医药企业的资金，ODPC需要提供具体细节来证明其经济独立性。

（二）对继续医学教育项目的评估

为了保障DPC系统的质量，自2016年以来ANDPC一直对ODPC提供的DPC活动进行全面监测，其监测计划分为三个相辅相成的层次。

1. **公布前的行政检查** 这一控制由ANDPC的行政部门进行，目的是核实拟议活动是否符合DPC的监管框架。各部门的审议主要基于四个具体标准：①行动是否符合DPC文件的优先准则，以及选定的优先准则与活动所针对的专业之间是否一致；②是否遵守相关专业的执业监管框架；③是否在DPC范围内；④活动的主题是否适合其目标人员。

ANDPC基本会在ODPC确认DPC活动后的15天内对活动进行上述审议；但若年初时各组织同时确认导致工作过于繁忙，以及评估人员决定需要更多专业知识时，可以不在15天内进行审议。

DPC活动被认定为合规后就会被公布在ANDPC的官方网站上，然后ODPC就可以设立不同会议向不同专业人员开放。如果 ANDPC 认为不能公布该活动,活动会面临两种情况:①暂停。如果存在不符合规定的情况(政策指导或公开指导),或者因过于简洁而无法理解其目的,则 ANDPC 应向 ODPC 发出通知,并要求 ODPC 作出必要的调整或作出补充和澄清;②驳回。如果由于 ODPC 不遵守规定而无法公布行动(如活动涉及未经科学验证或不在优先准则范围内的非常规做法),ANDPC 应向 ODPC 通报拒绝理由及对该决定提出上诉的方法。

2. 由 CSI 对项目的科学性和教学质量进行评估　所有活动都会经由 ANDPC 下属的 7 个 CSI 进行评估。评估会着重于活动的内容,如活动目的、实施方法、参与者的资格、参与者对方法的掌握;活动的科学性,如参考文献、参考书目等的可靠性和相关性;是否遵守相关规则。独立科学委员会对活动的评价主要分为以下几类。

(1)积极评价:①积极评价并提出建议,建议是指对活动的某些方面进行调整的建议;②须经过修改以获得积极评价,独立科学委员会就活动受众和活动目的提出修改要求,ODPC 必须按照要求修改以获得积极评价。

(2)负面评价:① ANDPC 证明活动在科学、教育、方法和利益管理等方面存在缺陷,自通知之日起,该活动将不再作为 DPC 的一部分进行评估,并将从 ANDPC 网站上除名;②负面评价和警示,如果这些不足之处相当严重,那么 ANDPC 将按照独立科学委员会的要求对 ODPC 进行深入调查。

3. 事后检查,尤其根据收到的举报信息进行检查　一旦发现如下情形,ANDPC 还会对网站上公布的活动进行详细检查。

(1)会议参与者或其他知情人向 ANDPC 发送了警报信息。

(2)检查 ODPC 申请提交的文件时,发现活动举办过程中存在异常情况。发现异常情况后,ANDPC 会先与 ODPC 进行沟通和交流,然后决定是否处罚和处罚的级别。

(三)对继续医学教育效益和效果的评估

参与 DPC 的卫生专业人员需要在法国国家继续职业发展网的个人网站创建自己的账户,账户上可以记录其参与过的 DPC 活动,并且将其信息报告给监管机构。法国医生协会理事会(Conseil national de l'Ordre des Medecins,CNOM)负责对医生 DPC 活动的评估。

六、经　费　来　源

1998 年起,法国国家医保基金同意为个体医生参加继续教育活动提供资助和补偿。每日资助金额为其诊断 15 个患者收取的费用,如全科医生诊断一个患者收费 23 欧元,则每日补助金额为 345 欧元,专科医生诊断一个患者收费 25 欧元,则每日补助金额为 375 欧元。每名医生每年可从 SHI 获得至多 5 天的补助。

20 世纪 70 年代,医生每人每年需要付费大约 50 欧元才能参加继续医学教育,这也成为了各地区医师学会的重要收入来源之一。20世纪90年代,医师学会和SHI达成协议,将继续医学教育纳入资助范围,同时SHI对参加继续教育活动的医生也进行补助。尽管有来自政府的补助,医药企业的赞助仍然是继续医学教育活动经费的主要来源。2006年,医药企业赞助了3亿~6亿欧元,是其他来源总金额的2.5~5倍。大量的医药企业赞助或组织了教育活动,这也使得医护人员和政府很难区分市场营销活动和教育活动。为了减少医药企业对继续教育的影响,法国政府禁止药企注册成为ODPC,同时禁止医药企业直接赞助继续教育活动。2018年,ANDPC的预算约为1.8亿欧元,不过其预算也在逐年上涨,2020年上涨到1.896亿欧元,2021年上涨到1.939亿欧元。2021年这些资金的主要去向如下。① 500万欧元:根据与国家医院工作人员培训协会(l'Association Nationale pour la Formation des personnels Hospitaliers,ANFH)和能力运营商的协议,支持卫生和医疗机构中受薪医生的DPC;② 110万欧元:用于继续呼吁跨专业DPC项目的开展,以支持健康领域的协调行动,特别是在2019年启动的区域卫生专业团体(Communautés Professionnelles Territoriales de Santé,CPTS)框架内协作;③ 1 180万欧元:用于DPC活动的招标(如神经认知障碍的早期发现、孤独症谱系障碍的早期识别、抗生素耐药性的控制);④ 1.761亿欧元:分配给诊所医生和签约卫生中心医生,资助其进行DPC活动。

七、主要特点与启示

法国继续医学教育在发展中几经波折,其形式和内容在发展中也逐渐丰富,具有起源早、发展变化多、内容丰富、功能多样等特点。除单纯的教育活动外,还增加了专业实践评估和风险管理培训,以改善患者照护质量。当然,医学教育的目的也更加多样了,医生可以通过继续医学教育提高自身能力,国家也可以通过继续医学教育促进国家优先推进事项的发展,以解决当前或未来的公共卫生问题。

(一)继续医学教育管理

法国的继续医学教育由ANDPC进行垂直化管理,建立了全国统一的管理和记录平台,所有卫生工作人员均在专门网站进行注册并登记自身执业与学习情况,并由区域卫生局补充信息,发送给数字健康局,ANDPC再根据数字健康局的数据定期更新已注册的卫生工作人员的信息。这启示我国应建立全国统一的平台对全国卫生工作人员的继续医学教育进行统一管理,建立统一的标准,促进各地不同教育活动互相认定。

(二)继续医学教育认证

法国继续医学教育没有强制的认证,但是对高风险岗位,法国卫生部为其提供了一套自愿参加的认证流程。认证过程强调对不良事件的收集和分析,以提出降低风险的办法,最大程度提高患者的安全和舒适度。认证还特别注重对医疗团队的认定,减少团队因素带来的严重不良事件。尽管认证不是强制的,但通过认证可以减少医护人员每年需缴纳的职业保险金。没有执行再认证制度也是法国继续医学教育制度的问题之一。只要医护人员取得了执业资格证,资格证就将终身有效。这一政策与欧洲众多国家不同,其后果之一就是法国无法控制医护人员与欧洲其他国家进行的卫生人才交流。其次,宽松的监管让医护人员并没有很好地履行继续医学教育这一义务,违反义务并不会有任何实质性的惩罚。这也是虽然参加 DPC 活动是法国医护人员的义务,但实际注册 DPC 账号,并且参加 DPC 活动的医护人员比例并不太高的原因之一。结合法国的经验,要建立和运行良好的继续医学教育制度,因为促进医护人员履行继续医学教育这一义务,离不开完善的监督和激励制度,以及持续跟进培训进度。

法国注重对全国不良事件的收集,建立不良事件库,组织专家进行原因分析,以消除导致不良事件发生的系统性因素。借鉴医疗团队认证模式,减少医疗团队合作中可能出现的可避免问题,如沟通和信息传达问题。完善继续医学教育制度,建立完善的奖惩制度,对参与培训人员的培训进度要进行持续跟踪和协助推进,督促其完成各项活动,切实提高个人知识水平。法国注重不良事件的收集,并组织分析背后原因以消除系统性因素的做法,以及团队认证模式都值得借鉴和学习。

(三)继续医学教育内容与形式

法国继续医学教育在内容与形式上的特点表现为:继续职业发展不只是政府政策中三年一周期的医护人员义务,还承担着提高医护人员技能、改善照护质量、降低系统性风险的功能,也是国家优先推进的项目,承担着实施国家卫生战略,履行国家公共卫生计划的责任。在继续职业发展中,医护人员也不再只是一个被动的接受教育者,他们接受各式各样的教育活动,以提高个人知识水平,参加实践评估来改进自身实践技能,医护人员也是继续职业发展的参与者,他们可以报告身边发生的各种不良事件,将其提交给专业团队进行分析,以发现系统和日常流程中的缺陷,改进不合适的做法。同时,继续职业发展也重视患者的体验。在 ODPC 的选择上,法国有意剔除了医药企业的申请,以免影响教育活动的教育性和公益性,防止企业在教育活动中进行营销等商业活动。

针对继续医学教育的对象、内容与形式,相应启示有:扩大继续医学教育覆盖人群,覆盖医生、护士、药师、助产士等多种岗位,建立不良事件上报制度,将医护人员从教育活动的接受者转变为参与者,提高其积极性。充分利用继续医学教育广泛覆盖各级医院、诊所的优势,将其建设为推广公共卫生政策的阵地,积极推行国家公共卫生目标和优先事项。要根据国情设置合适、合理的继续医学教育内容,提高卫生工作人员的实际操作能力,降低诊疗过程中的风险,减少失误。

(四)继续教育评估

法国继续医学教育在继续医学教育评估上的特点表现为:ANDPC 中的 CSI 负责 ODPC

和 DPC 活动的审核。对 ODPC 的审核，CSI 会审查 ODPC 的科学性、教育方式、教育活动和经济独立性。对继续医学教育项目，CSI 将审查分为三个阶段，即行政检查、项目质量检查、事后检查，以确保活动的内容、形式均符合要求，并且能够在问题出现后，及时进行纠正。这启示，设立专门且专业的评估委员会负责评估活动的必要性。此外，ANDPC 对不同专业、不同类型的继续教育活动，实行不同的评估标准，做到标准化，差异化的措施也值得我国借鉴和学习。

（五）继续医学教育经费

法国 ANDPC 的活动经费主要来源于医保基金、国家预算，以及机构和个人捐款。ANDPC 既负责给参加活动的医护人员发放补助，也给举办活动 ODPC 发放部分补助。法国在继续医学教育经费管理方面的一些做法值得我们借鉴，如严格审查企业对 DPC 活动的直接赞助，确保教育活动的教育性和公正性，以免掺杂过多商业因素，导致腐败和影响教育效果。

参 考 文 献

［1］王雄国，吴仁友，陈桂林.法国继续医学教育制度研究概述［J］.继续教育，2015（5）：3.

［2］SORENSON C.The role of HTA in coverage and pricing decisions：A cross-country comparison［J］.Euro observer，2009，11（1）：1-4.

［3］Global Alliance for Medical Education.France-MEKlpedia-2017［EB/OL］.（2018-07-22）［2023-04-14］. https://www.gamecme.org/.

［4］CHEVREUL K，DURAND-ZALESKI I，BAHRAMI S，et al.France：health system review 2010［J］.Health systems in transition，2010：1-291.

［5］Agence DPC.Chiffres clés au 30 septembre 2020［EB/OL］.［2023-04-14］.https://www.agencedpc.fr/chiffres-clés-au-30-septembre-2020.

［6］BERTRAND D，BOUET P.Développement professionnel continu（DPC）et émergence de la recertification en France.Évolution législative et commentaires［J］.Bulletin de l'Académie Nationale de Médecine，2020，204 （6）：589-597.

［7］Agence DPC.Organigramme［EB/OL］.［2023-04-14］.https://www.agencedpc.fr/notre-organigramme.

［8］HauteAutorité de Santé.Physician practice accreditation programme［EB/OL］.［2023-04-14］.https://www. has-sante.fr/jcms/c_2042654/en/physician-practice-accreditation-programme.

［9］CABARROT P，LEGRIS C，MAY-MICHELANGELI L，et al.French process of accreditation of medical teams ［EB/OL］.［2023-04-14］.https://www.has-sante.fr/upload/docs/application/pdf/2021-03/french_process_of_ accreditation_of_medical_teams_-_poster_-_2017.pdf.

第三章　德国继续医学教育

为深入了解德国的继续医学教育,有必要先了解德国的医疗健康体系,尤其是德国医学会和州医师协会之间的互动关系。德国由 16 个州组成,是欧盟内人口密度最高的国家之一。德国的医疗保健体系依据法定缴款制度提供资金,确保健康保险基金能够为所有居民提供免费医疗保健。保险支付的费用按一定比例从个人收入中划取,由雇员和雇主共同承担。德国的健康保险分为法定医疗保险和私人医疗保险。法定医疗保险在德国的医疗保健系统中占据核心地位,强制每月总收入低于 5 062 欧元的人缴纳,大约 88% 的人口依法享有该保险。私人医疗保险既可以为不参保法定医疗保险的人提供完整的医疗服务,也可以为参保法定医疗保险的人提供补充保险。在德国,医疗保健服务主要由门诊和住院部门提供。根据与法定医疗保险公司签订的合同,在门诊工作的医生个体以自由执业者的身份执业。医生如果治疗参保法定医疗保险的患者,就必须依法在地区法定医疗保险医师协会注册。在医院工作的医生,由于医院统一对接医保,由医院作为雇主来完成注册。德国是全民医保,所有医生强制加入该医师协会。

德国医学会(Bundesärztekammer,German Medical Association)是德国医学行业自我管理系统的核心组织,其前身是成立于 1947 年的西德医学会工作组。德国统一后,医学自治制度扩展到各州,州内的医师协会(Landesärztekammer,the State Chambers of Physicians)也相继成立。德国医学会是州医师协会的联合协会,但州医师协会是商业性质团体,也可以理解为医生商会,本质是公法下的公司,具备法人资格,受各州法律约束,德国医学会则是一个非法人协会。截至 2017 年底,作为 17 个州医师协会(北莱茵 - 威斯特法伦州有 2 个州协会)的联合协会,德国医学会代表 506 014 名医师在专业政策相关事务中的利益,并在有关卫生和社会政策以及立法程序方面的意见形成过程中发挥积极作用。德国实行全民强制健康保险制度,德国医生必须成为州医师协会的成员才能获取执业资格,这也使得医生间接成为德国医学会的成员。

一、德国继续医学教育发展历程

继续医学教育在德国被视作医师的终身教育,也是整个医疗卫生事业保持活力和提高质量的重要途径。

德国继续教育历史悠久,源于中世纪的企业培训,在学校义务教育框架后,形成了"双元制"的形式。"双元制"是指参加职业培训的人员必须接受培训的两个场所,一个是职业学校,其主要职能是传授与职业有关的专业理论知识;另一个则是企业或公共事业单位等校外实训场所,其主要职能是让学员实地接受职业技能方面的专业培训。"双元制"培训是以企业培训为主的一种校企结合的重视实践和技能的教育方式,起源于 1969 年德国颁布的《职业教育法》。该法律为"双元制"教育的规范化实施提供了法律依据,推动了继续教育向制度化方向发展。

(一)第二次世界大战前,德国继续医学教育的发展

德国的继续教育兴起较早,继续医学教育是继续教育领域的一个重要组成部分。20 世纪中期以前,继续医学教育一直处于混乱的发展阶段,没有统一的标准。在这一时期,医学发展较快,但是医疗培训受到的关注却远远不够,主要表现在资源配给不均衡和培训安排不足,例如不同继续医学教育培训机构的资金支持和培训水平参差不齐。这些问题使得由不同机构培训的医生的水平有很大差别,并不能保证所有的医生都接受了"良好的医疗实践"训练。同时,培训组织者的收益不透明,一些药品制造商和医疗设备制造商经常利用财务赞助来使继续医学教育活动偏向于营销自己的产品。各类培训机构(如学术机构、医疗机构、工会、医师协会及各类院校)的职能相似、功能不同,这使得学员在选择时存在不确定性。

《继续医学教育条例》是在 19 世纪颁布的最初作为职业条例的《专科医生条例》的基础上发展起来的,旨在规范每月工作 168 小时的全科医生和儿科、妇科、皮肤科、外科等专科医生的继续教育问题。1924 年颁布的关于专科医生实践活动的《不来梅指南》(*Bremer Richtlinie*, *Bremen Guidelines*)中也明确指出,专科医生有义务接受关于其专业领域的充分训练。1937 年出台了新的专业和专科医生条例,规定专科医生在相关领域最少培训一年。此外,除专科医生证明外,还需要一年的一般医学或内部执业证明。这些都为继续医学教育的发展奠定了基础。

(二)第二次世界大战后,德国继续医学教育的发展

第二次世界大战之后,德国分为联邦德国和民主德国。在《德意志联邦共和国基本法》(*Grundgesetz für die Bundesrepublik Deutschland*, *Basic Law for the Federal Republic of Germany*)的约束下,联邦德国的医疗卫生行业自 1949 年起由各州自行管理,由此成立了相关的专业和专科医生协会,包括继续医学教育在内的各种医学专业活动和实践也开始划归于联邦各州的职权范围。为了避免各州在继续医学教育领域教授内容的不一致,联邦医学会作为各州医学会的工作组,负责制定(示范)继续教育条例。德国医生协会则负责讨论并通过一些关于继续医学教育内容和形式的提案,基本上都获得了各州医生协会的采纳(存在少部分例外)。

与此同时,民主德国也制定了自己的继续教育条例并发表在《德意志民主共和国法律公报》(*Deutsche Demokratische Republik Gesetzblatt*,*German Democratic Republic Law Gazette*)上。该公报 1956 年的版本定义了 29 个医学专科学科,并规定了不同专科医生相应的培训期,例如:外科和骨科医生需要 4 年的培训年限,内科医生需要 5 年的培训年限,眼科、耳鼻喉科和皮肤科的医生则需要 3 年的培训年限。与联邦德国不同的是,民主德国的继续教育,包括所有医学专科的必修课均由中央政府管理。

德国统一后,制定了一项过渡继续教育条例。因此,民主德国法律规定的各专科医生培训期在新的德意志联邦共和国也得到承认。

(三) 21 世纪以来,德国继续医学教育的发展

2006 年德国联邦制改革后,德国继续医学教育模式主要是自愿义务制度。由于当时不同州的医疗专业机构性质不同(分为政府组织和医师协会组织),导致德国内部存在的继续医学教育模式纷繁复杂,不便于统一管理,因此联邦政府将权力下放给各个州。州政府在《联邦继续教育法》的总框架下对州内的继续教育进行监督和管理。就继续医学教育而言,虽然各州颁布的《州卫生专业法》和《商会法》都有所涉及,但为了实施更加完善的继续医学教育管理措施,州政府又在上述两部法律的基础上制定了《州继续医学教育法规》(*Landesfortbildungsverordnung für Ärzte*,*State Continuing Medical Education Regulations*),对继续医学教育作出详细规定。

此外,各地的医师协会也针对继续医学教育制定了相关的规章或条例,而且都被赋予了法律约束力。这些规章或条例主要包括《医师协会继续医学教育证书授予办法》(*Physician Association Continuing Medical Education Certificate Awarding Method*)和对继续医学教育活动的评估及认证规则。证书的主要作用是平衡各地卫生当局和医师协会的利益。这个法规特别强调了继续医学教育的中立性和透明性,对各类授予继续医学教育学分的机构及其课程制定了详细的规定。该法规的颁布给予各医师协会一定的法律权力,不仅规范了提供继续医学教育的机构,而且保证了继续医学教育机构多元化的发展方向,在一定程度上推动了继续医学教育的发展,使其能够满足医疗卫生行业从业者在学习、就业和工作方面的需求。

至此,德国从 2006 年起逐步形成了较为完善的继续医学教育体系,以传统继续医学教育活动为主,医生通过阅读书刊、参加继续医学教育项目培训会议、与同事讨论等方式完成接受继续医学教育的义务。2015 年,德国颁发了《关于继续医学教育的建议》(*Recommendations on Continuing Medical Education*)的修订版,对继续医学教育的目的进行了更详细的定义:继续医学教育旨在不断改善医疗质量,从而确保为患者提供最佳的医疗服务。这份文件成为指导德国继续医学教育开展的纲领性文件。

二、继续医学教育管理

（一）政策法规

州卫生专业法和商会法律构成了州医师协会相应章程中关于继续教育的详细规定的法律基础,它们在法定条例《关于继续医学教育的建议》中有明确描述,该文件最近一次版本更新于 2015 年 4 月 24 日,《医学继续教育条例》(*Regulations on Continuing Medical Education*)(最新版为德国医学会于 2013 年 5 月 29 日修订)享有法律效力。州医师继续教育协会关于继续教育的法规或条例在结构和内容上均以《德国医生职业守则》(*Professional Code for Physicians in Germany*)为基础(以下简称《职业守则》),其最新版本更新于 2018 年 12 月 14 日,由德国医学会举办的第 121 届德国医学大会的执行委员会修订。《职业守则》中的第 4 条针对继续医学教育提出明确规定:执业医生有义务为保持和发展从事其专业所需的能力而进行必要的继续医学教育,并应向医师协会提供参与继续医学教育的证明,其形式为协会颁发的继续医学教育证书。《社会法典》(*Sozialgesetzbuch*, *Social Code*)第五卷规定了为法定医疗保险合同医生和医院专科医生提供继续医学教育证明的义务。

上述规定构成了关于继续医学教育的法律框架,同时亦应遵守《继续医学教育条例》中第 6 条第 2 款(应遵守德国医学会"继续医学教育建议"的现行版本)和第 9 条第 3 款(主办者和科学协调员必须提供一份声明,声明符合德国医学会现行版本的"继续医学教育建议")的相关内容。

（二）管理机构

在德国,对于继续医学教育的管理,承担最大责任的不是国家卫生部或教育部,而是德国医学会和德国继续教育委员会。卫生、教育行政部门仅仅在专业意见和学术规范等方面提供一些支持,关于继续医学教育的具体规划,如教学内容、提案审议和相关研究等则由学术团体管理。这些学术团体的启动资金大部分来源于医师协会的会员费,小部分来源于药厂等企业和社会慈善机构的赞助。各级医师协会会员由医学相关专家和教授组成,主席经选举产生,仅代表学术地位,不具有任何行政权力。一般情况下,各级医师协会的负责人包括会长和副会长,此外还有律师与经济学家参与管理。

推进继续医学教育是德国医学会的工作职责之一。德国医学会向各州分会发布继续医学教育的宏观指导计划,而具体业务、工作及经费安排均由各州医师协会独立进行。德国医学会每年召开两次会议,学会领导由各个州医师协会选举的代表组成,有任期年限,州医师协会也是如此。

三、继续医学教育认证

继续医学教育认证通常由州医师协会来负责实施。具体的流程和要求在德国医学会颁布的《关于继续医学教育的建议》中有明确描述。

（一）认证组织

各州医师协会负责认证本州继续医学教育承办机构，具体工作形式如下。

（1）医师协会组成检查委员会进行检查。考试也可以与其他医师协会合作进行。

（2）考试委员会的成员由医师协会任命，每个考试委员会至少包括三名医生，其中两名是专科医生，第三名则可以由监管机构派遣。

（3）考试委员会主席由医师协会任命。

（4）考试委员会采取少数服从多数原则，如果认证出现平票，则由考试委员会主席决定。

（5）考试委员会的成员独立决定，不受指示约束。

（6）医师协会成立异议委员会，负责处理对考试结果产生的异议，并提供建议。

（7）任命考试委员会和考试委员会委员、主席，异议委员会会议在医师协会机构选举期间进行。

（二）认证管理

在德国医学领域，拥有医学专业相关文凭、考试证书或其他医学专业培训证书很重要，这些证书在各州之间相互承认。《继续医学教育证书授予办法》对继续医学教育学分认证有明文规定。同时，根据欧盟法律或《欧洲经济区协议》，欧盟各国的相关学习证书目前也是互认的。

1971 年，随着欧共体《建立和提供服务的自由以及相互承认文凭》(*Freedom of Establishment and Freedom to Provide Services and Mutual Recognition of Diplomas*)提案的通过，证书的国际互认开始执行，欧盟成员国、欧洲经济区或缔约国成员，任何拥有继续教育培训证书的医师，签发了继续教育证明，遵守相关规定的最低要求（符合性证明），或在不符合最低要求的情况下，提交五年内至少连续三年从事医疗活动的证明，则可被予以承认。

持有继续教育证书且未自动获得认可者，如果给出同等效力的教育培训证书，也将被认可。同样的情况也适用于不同的继续教育证书。如果申请人的培训没有达到高级培训水平，则不能视为同等水平。这些培训与进一步的继续教育培训相比有显著差异，相关单位应提供与基本医学培训同等效力的培训。

医师协会将在一个月内确认收到继续医学教育认证申请，并告知哪些文件缺失。认证结果应在收到完整文件后的三个月内给出。根据要求，医师协会将提供有关进一步培训的规定和程序等信息。

(三)认证制度

德国的继续医学教育培训机构广泛,医生学习有很大的自由选择权。各机构(如医院和医疗协会)提供的继续医学教育课程形式多样,包括讲座、诊所实习以及线上线下举办的结构化互动课程。原则上,继续医学教育的组织者必须在提供继续医学教育活动之前获得国家医师协会的认证。

在继续医学教育承办机构提交认证申请后,国家医师协会向合格的机构保证,它在国家医师协会管辖范围内举办的继续医学教育活动将得到承认,而且这些活动不需要进行单独审查。但是这个保证可予以撤销,或者附加一些辅助条件。在提供继续医学教育活动时,CME承办机构必须遵守本条例有关继续医学教育的规定。

另外,由其他州医师协会认可的继续医学教育活动也将获得继续医学教育证书,另一个卫生保健行业协会认可的继续医学教育措施,也可获得国家医师协会的继续医学教育证书。同时,其他州医师协会颁发的继续医学教育证书也将得到承认。而在国外完成的继续医学教育活动,只要符合关于继续医学教育的基本要求,也可获得继续医学教育证书。

另外,由州医师协会认证的继续医学教育承办机构有权授予参与活动的医师继续医学教育证书,而且不同州医师协会认证的继续医学教育承办机构所颁发的继续医学教育证书可以互通。对于医生在国外完成的继续医学教育活动,只要这些活动符合德国国内继续医学教育相关要求,都可以被授予继续医学教育证书。

(四)认证标准

德国继续医学教育的认证在继续医学教育条例中有清晰明确的规范可供参考,认证继续医学教育承办机构的具体标准内容包括:①培训内容符合继续医学教育条例的目标;②遵守《职业守则》的规定;③继续医学教育活动的内容不受经济利益的影响,承办机构和继续医学教育活动教授者的利益冲突必须披露;④培训课程向医生公开。

此外,条例还指出,原则上医生必须接受进一步培训。此培训必须有科学协调员在场,并由其进行指导。被任命的科学协调员必须公平公正,亲自提供有关的潜在利益冲突信息。继续医学教育承办机构、科学领导和继续医学教育活动教授者的利益冲突必须在培训中告知参与者。

(五)认证程序

医师协会发布认证程序指导方针,对如下几个方面作出特别规定:①继续医学教育承办机构申请认证的截止日期;②继续医学教育承办机构需提交的申请和声明的内容和形式;③学习评价方法;④与会者名单;⑤参与者证书;⑥通过电子信息系统向活动组织者分发参与者名单;⑦若某些继续医学教育活动需要开展后续培训,那么这些培训需满足认证的补充要求;⑧反对程序;⑨培训费用来源;⑩应主办单位要求颁发的认可证书。

方针还特别强调,继续医学教育承办机构要在申请书中说明科学协调员的姓名,并且声明所开展的继续医学教育活动满足德国医学会现行版本的《关于继续医学教育的建议》中的相关要求。

四、继续医学教育内容与形式

(一)目的与目标

医生的继续医学教育有助于保持和不断发展其专业能力,以确保高质量的患者护理及医疗实践。因此,继续医学教育旨在不断提高治疗质量,从而保证为患者提供最佳的医疗服务。德国继续医学教育的纲领性文件《关于继续医学教育的建议》中明确指出,开展继续医学教育的目的在于保持和发展医疗工作者的专业能力,不断提高医疗质量,从而保证为患者提供最佳的医疗服务。

(二)承办机构

德国继续医学教育承办方灵活多样,可以是研究机构、大型医院、开业诊所、学术组织以及医疗相关公司等。但是对继续医学教育课程的讲授者有特殊要求,他们须在相应领域有多年的专业医疗经验及医学教学经验,能运用教育教学方法提升学员的学习动机和促使他们主动检查学习材料。若为专业培训课程,则主讲人必须具备相关资格,并应根据专业培训条例获得相应的专业培训授权。

(三)内容规划

德国继续医学教育的内容一般由各州的医师协会根据当地医师工作中存在的问题和需要来进行规划,使继续医学教育课程更具有针对性。其内容及形式的确定与选择遵循下列流程(图 1-3-1)。

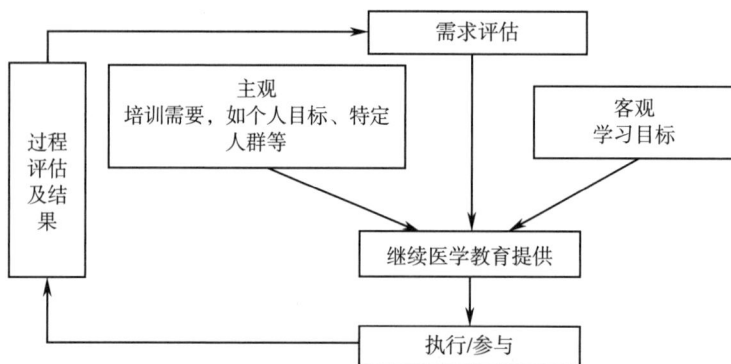

图 1-3-1 继续医学教育内容规划流程

德国的继续医学教育强调可持续发展。在项目准备过程中,除了强调对学习目标的设置,还强调对学习者的调查,充分了解其培训需求。

继续医学教育承办机构定期举办不同类型、不同专业的课程,邀请大学教授或专家授课,授课内容生动且富有启发性。根据德国医学会发布的《关于继续医学教育的建议》,继续医学教育课程所讲授的内容还应符合以下标准:①对患者有益;②具有可理解性;③包含的科学证据和科学知识与现状相对应;④在专业实践中具有适用性;⑤可进一步优化工作流程;⑥满足成本效益比要求;⑦满足质量管理要求;⑧符合风险管理与患者安全要求;⑨允许学科领域中的批判性评价;⑩独立于意识形态和商业利益;⑪符合医学界标准;⑫符合《世界卫生组织宣言》。

(四) 内容

在考虑到新的科学发现和医疗程序的情况下,德国继续医学教育提供医学专业知识或其他有利于医生职业发展的知识、培训和实践,以保持并进一步提升医生所需的专业能力。一方面,继续医学教育提供关于疾病、症状、发现、诊断、临床图片、治疗、医疗和咨询课程的专业理论知识,这些知识可以是属于某一特定学科的,也可以是跨学科的,同时还要兼顾新的科学发现和医疗程序;此外,继续医学教育还涉及质量管理和循证医学的方法,并提供技能培训,以执行经过验证的、实际可行的新医疗程序。另一方面,继续医学教育的内容还可以是非临床的,用以加强医生在沟通、协作、领导、医疗决策、风险管理、知识传播和终身学习等方面的能力,培养独立的科学思维,促进医师个人发展,提高医师自我发展的意识;此外,非临床的继续医学教育内容还会涉及德国的医疗保健制度。

培训内容主要分为以下三个方面,且培训课程的内容须不受经济利益的影响:符合专业规定的目标和当前的医学知识水平;传达有关能力维持的主题;考虑医学会关于进一步医学培训质量保证的建议。

(五) 方式

每个继续教育活动最少需要持续 45 分钟,并须与下列其中一个继续医学教育活动类型有关,才可获得认证及授予继续医学教育学分的权力,其教育形式用字母分类。

1. 个人研究(D/E 类) 具体如下。

(1) 阅读期刊或书籍上的科学文章(E 类)。

(2) 使用视听媒体学习相应的在线课程(E 类)。

(3) 使用印刷品或电子媒介进行学习,并以数字或书面形式进行验证的学习评估(D 类)。

2. 介绍和讨论(A 类)、会议(B 类) 多日会议:有众多与会者,针对多个主题举办的多个单独活动。

3. 课程和研讨会 / 小组工作(C 类) 该类继续医学教育活动是在最多 25 人的互动式小组框架内进行的,需要在有经验的讲师的监督下,交流关于某个特定主题的深入知识,每位成员都要参与交流。具体形式如下。

（1）研讨会：在主持人的指导下举行联合工作会议，以合作的形式解决与会议专题相关的复杂问题，或创造新的方法和／或为进一步发展提供新的想法。但研讨会的参加人数和持续时间有限。

（2）工作组：为探讨或解决特定问题而召开的小组会议。所有参与者都是平等的，但参加人数和持续时间有限。

（3）小组工作：一个由 3~6 名参与者组成的小组，并在规定时间内，详细阐述与特定问题有关的情况或提出解决办法。

（4）基于案例的会议：在医院日常工作的日常会议之外，由外部参与者对某一具体案例进行联合审议。

（5）基于案例的跨学科会议：与来自不同医学学科的代表对具体案例进行联合审议，这些案例发生在医院或实习工作的日常例会之外，并有外部参与者参与。

（6）质量小组：由专注于提升实际医疗服务质量的医生组成。在与同事交流经验的过程中，分析、评价参与者自身的工作，并在必要时本着提高质量的精神对其进行具体修改。该小组应遵守州医师协会的相关质量指南或全国法定医疗保险医师协会的指南以保证程序合规。

（7）巴林特小组：巴林特小组首要的任务是促进对于医生和患者之间关系的理解和思考。方法是探索在特定的时间里患者和医生之间的事情。巴林特小组由 8~12 名医生组成，他们定期开会讨论医院执业环境中的问题患者。该小组由 1 名具有巴林特小组工作相应经验的医学心理治疗师领导，目的是发现和纠正医患关系中的问题。

（8）督导：督导咨询有助于反思和改进医疗活动。督导以工作环境中的具体经验为基础，注重个人、专业角色和机构之间的相互作用。督导提供了一个隐蔽的环境，让我们可以从其他视角，在没有立即采取行动的压力的情况下，审视日常专业工作中的冲突、紧张事件和面临的困难。

（9）小组讨论：小组讨论是同事之间的交流，是由 4~6 名参与者进行的无领导小组讨论。参与者报告他们自己与患者打交道的经验，以便回顾自己的行为和作出的治疗决定。

（10）同行评议：同行评议由自我评价、外部评价和现场合议三个主要阶段组成。同行（由 2~4 名独立医生组成的外部专家小组）和被访问的同事就评价结果交换意见，相互确定改进的潜力，并根据最佳做法实例拟定解决办法。同行中的评审者是在同一或相关专业学科中具有专业知识的医师，他们在外部机构中担任相关职位的同时，也通过德国医学会的"医学同行评议"课程打下一定基础，获得相关资格。

（11）文献会议：在日常例会之外举行的会议。

4. 科学出版物和讲座（F类） 具体如下。

（1）科学出版物是一个或多个作者的出版物，包括书籍、行业期刊上的文章、会议记录等。作品须通过专家进行科学性评估，满足正式和实质性要求才能被接受为出版物。若要通过发表科学出版物获得继续医学教育学分,作者应在文章构思、初稿撰写、资料分析或解释数据结果等方面作出重要贡献。

（2）讲座是指参与继续医学教育活动的主持和担任继续医学教育讲师等。

5. **出诊（G类）**　指在其他医院、私人诊所、教育或研究机构担任出诊医生且不计报酬。这种方式有助于医生获取、扩大和完善专业知识和技能,改进和反思自己的工作;熟悉其他组织的形式和工作方法,有利于促进医生理解和尊重自己所属的组织。来访出诊的医生须与该机构有长期联系,且出诊时间由德国医学会管理认证。

6. **（结构化）专业培训课程和研究生学习课程（H类）**　该类别是指有明确的学习目标、内容和固定日期,并采取结构化形式的继续医学教育课程。

7. **电子学习（I类）**　电子学习是指通过数字或书面形式的学习评估证明合格,且有导师支持的在线继续医学教育活动。该类学习必须符合德国医学会的有关电子学习的质量提升标准。

8. **混合学习（K类）**　在教学方法和内容方面相互协调,在线和现场活动相互结合的继续医学教育活动。该类学习必须符合德国医学会的有关电子学习的质量提升标准。虽然医生也可以通过其他非上述形式的活动进行自主学习,获取知识、技能和能力的提升,但这些活动不能明确地用继续医学教育学分进行评估。此外,医生在医院日常工作中针对病例展开的内部讨论、决策过程以及其他不以继续医学教育为目的的活动亦不能计入继续医学教育范畴。

五、继续医学教育学分

（一）学分管理

德国医生每五年必须累积125学分并提交给各州的医师协会。没有完成任务的医生将会被处以罚款或暂时吊销执业许可证。专科医生比全科医生要严格,专科医师更注重专业实践操作,他们的认证学分与全科医生不同。

在德国,专科医师三年内每年要学习60课时,而且60%要在本州继续医学教育承办机构内学习,40%可在其他州举办的课程或其他学习活动中完成。对个体执业的医师也同样要求参加各种学习活动积累课时,授予继续医学教育证书以证明其医学水平的提高,从而有助于其在协会许可下开业行医。如果行医的医生在3年内通过继续医学教育培训获得150学分,则可向有关的医学会提出申请,获取继续医学教育证书。

（二）学分授予

德国的继续教育培训活动具有相对统一的学分授予标准,其基本单位培训点为1个学时（45分钟）,培训的形式分为七类,具体学分授予规则如下。

（1）参与讲座和讨论（A类）：每学时可获得1学分，每天最多获得8学分。根据继续医学教育衡量标准，如进行有记录的学习评估加1学分。

（2）参与国内或国际水平的多日会议（B类）：如果没有获得A类和C类认证，则每半天可获得3学分，3年内最多可获得60学分。

（3）参与研讨会或案例会议（C类）：每学时可获得1学分，每天最多获得两学分，每次活动最多获得4学分。每项继续医学教育措施每项记录的学习评估加1学分。

（4）通过纸质印刷物、视听媒介进行继续医学教育培训，并获得书面形式的学习成果证明（D类）：在学习内容获得所在州认可的前提下，每次培训获得1学分，3年内最多可获得60学分。

（5）通过专业书籍和文献等教学材料进行自主学习（E类）：5年内最多获得50学分。

（6）发表文章或担任会议主讲人（F类）：每份科学出版物获得5学分，每次演讲获得1学分，5年内最多可获得50学分。

（7）出诊（G类）：每学时可获得1学分，每天最多获得8学分，3年内最多可获得60学分。

（8）参与继续医学教育的课程培训（H类）：每学时可获得1学分。

（9）通过数字或书面形式的学习评估证明合格，且有导师支持的在线继续医学教育活动（I类）：每学时可获得1学分。

（10）参与混合学习活动（K类）：每学时可获得1学分，若满足德国医学会的电子学习质量标准，则每学时可额外获得1学分。

（三）学分审验

除了本地医师协会认可的继续医学教育证书，其他机构的学分通过审验也可以予以承认，表现为：其他医学会认可的进修课程将获得进修证书；其他医师协会颁发的培训证书得到承认；经另一医学专业协会认可的进修课程可计入医学专业协会颁发的进修证书。此外，在国外完成的进修课程，只要原则上符合本进修条例的要求，就有资格获得进修证书。但医生必须提供有关培训类型的证明，以便检查是否符合本培训条例的要求。

六、继续医学教育评估

德国继续医学教育的评估包含对继续医学教育承办机构、项目内容和项目效益及效果等多方面的评估。在评估和考核的过程中，尤其强调流程和规范。

（一）对承办单位的评估

承认继续医学教育措施的前提是：①继续医学教育单元的内容符合本继续医学教育规定；②职业守则的要求得到遵守；③内容与经济利益无关，组织者和演讲者不得有任何利益冲突;④继续医学教育措施应向所有医师开放。

《继续医学教育条例》第 6 条第 1 款所列类别的继续医学教育措施规定:必须始终指定一名医生作为主持人,出席现场活动;指定的主持人必须提交一份声明,披露任何可能的利益冲突;组织者、主持人或演讲者的任何利益冲突必须向继续医学教育活动的参与者披露。

(二) 对继续医学教育项目的评估

一是国家医师协会颁布指导方针,具体规定以下内容:申请截止日期;申请和声明的内容和形式;学习评价方法;与会者名单;参与者证书;主办机构通过在线的电子信息登记系统转发参与者名单;承认第 6 条第 1 款所列某些类别的继续医学教育措施的补充要求;上诉程序;费用。

二是主办机构如提出申请,便可获得认可。申请书必须根据第 8 条款注明联系人的姓名。

三是主办者和主持人必须提供一份声明,声明举办的继续医学教育活动符合现行规定。

(三) 对继续医学教育效益和效果的评估

继续教育措施纳入了对学习程序或学习成果进行第三方或自我评价的适当方法。这些评价方法包括:交互式协调系统(如远程对话系统)、实用考试(如客观结构临床考试)以及口头或书面考试(如多项选择考试)。此外,评分记录表还对各讲课专家的教学内容、言语组织和表达、教材结构、教学方式、引用资料等作出客观的评价,以了解其提供的继续医学教育的内容是否切合实际,是否有益于提高学员的能力,存在哪些教学上的问题等。

(四) 对评估结果的应用

表现在如下几个方面:①继续医学教育措施得到其他州医师协会的认可,将被记入继续医学教育证书;②其他州医师协会颁发的继续医学教育证书将得到承认;③其他卫生保健行业协会认可的继续医学教育措施,可获得国家医师协会的继续医学教育证书。

七、经　费　来　源

德国的继续医学教育遵循市场化原则,90% 以上的经费来自医师协会会员费和医生选择继续医学教育课程时所付费用,此外还有药厂等企业和社会慈善机构的捐赠。《关于继续医学教育的建议》规定,接受商业赞助的情况下,赞助人的服务与被赞助方的回报服务相联系,然而捐赠则不需要与回报服务挂钩。关于支持继续医学教育活动的所有协议必须以书面形式出现,特别是在赞助的情况下,必须遵守服务和回报服务之间的适当比例原则、透明原则和内容的中立性等原则。该协议仅适用于提交认可的继续教育措施;非认可的补充协议不予受理。例如德国足病医师的网上培训,会在官方网站上提前标注清楚时间、培训费用为 69 欧元(具体价格会根据培训内容等具体情形而变化),并且注明此费用是否含税。对于社会平均月收入 2 200 欧元(税后)的德国人来说,这个费用并不算低。足病医师接诊一个患者,按照相关规定过程至少 30 分钟,获取的报酬是 37.5 欧元。线下培训的费用通常更高,而且需要支付差旅费用和付出相应的时间。德国继续医学教育实行市场化运营,需要学员支付大部分的继续医学教育经费,自然就会对各种继续教育的培训内容和质量提出高要求。

八、主要特点与启示

(一)特点

德国继续教育起步较早,近年来,继续教育在解决德国高端人才培养、中低端劳动力市场就业、社会弱势群体再教育、个人能力素质提升等方面发挥了重要作用。德国的继续医学教育是继续教育的一个组成部分,具有鲜明的德国特色。继续医学教育,呈现出市场主导、主体多元、内容广泛等特点,尤其是在教育理念、运行体系、保障机制、执行效果等方面都呈现出独特的优势。德国模式的特点是法律体系下的强制性和市场主导下的自由选择相结合,整个体系清晰明确,散而不乱。德国的整体医疗水平和继续医学教育体系是不可分割的,德国继续医学教育具有以下具体特点。

1. 有法可依,体系完善 德国民众的行为都是在法律框架体系下完成的,继续医学教育也是一样。《联邦继续教育法》是基础,《州卫生专业法》和《商会法》是整体架构,《医师协会继续医学教育证书》和《关于继续医学教育的建议》等为具体的操作要求。这些法规条文清晰明确,不仅为继续医学教育的开展提供了很好的指导和可操作的规则说明,同时也为相关专业体系的建设搭建了框架。

2. 市场主导,政府参与 德国对继续教育的观点是强调市场主导、政府参与,继续医学教育也是如此。继续医学教育课程的设计既符合市场需求,又符合继续医学教育对象的学习需求,还考虑了雇主或第三方(例如项目合作方)需求。只有在三方需求同时满足的情况下才能保证继续医学教育活动的针对性和有效性。一般来说,各州医师协会要根据各地医师的工作中呈现的问题和需要,针对性地拟定继续教育课程,同时由联邦政府教育部门制定的有关继续教育的总纲和法律成为继续医学教育的重要制度保障。这样的运行机制保证了继续医学教育在政府的总体把控下直接对应市场需求。

3. 机制灵活,形式多样 德国医学会认可的继续医学教育形式多种多样,不拘一格,包括国内外大型专业研讨会、德国医师协会认可的课程、医院学习小组、专业杂志推出的在线学习等,甚至包括看书自学、参加其他区域的义务门诊(有偿不算)、讲课等。只要有助于医生的专业能力的提升,这些活动都将得到普遍的认可。对接受教育的形式的数量管理严格、明确,如参加自学的形式不能够超过 5 学分等。德国医生每五年必须累积 125 学分,并将培训内容提交给各州的医学会。没有完成任务的医生将会被处以罚款或暂时吊销执业许可证。这些多形式的课程能保证学习的需要,使教育场景不拘泥于课堂或医院。专科医生的培养方式比全科医生要严格,专科医师更注重专业实践操作,其认证学分比例与全科医生不同。

4. **行业自律,突出规范**　德国继续教育体系完善,联邦政府、州政府都有相关的继续教育法律法规,医疗行业也是如此。在实施过程中,各行业也会关注和尽力争取使自身能够获得更大权利,行业协会在政策实施、行业监督、标准制定等方面起到了桥梁作用,德国的行业协会是以市场性公司形式存在,是广大成员的真实代表,代表成员的实际利益,自然也起到了对会员利益的监督保护作用,全行业的良性规范发展,是对所有成员受益的促进。其中行业协会作用不可小觑。医师协会也是如此。各州的医师协会作为独立法人机构有盈利要求,否则机构无法正常运转。高度市场化的环境下也会对医师协会的工作提出要求,尤其是医师的继续教育项目的自主选择性很强,这就在客观上对培训主办方提出了要求。

5. **学以致用,强调实效**　德国目前的继续教育重点放在促进就业,因此强调在岗学习达到学用结合和技能提升的目的。这种实用主义原则,更侧重实际培训效果的获得。在继续医学教育领域,满足患者、医务人员和医院的需求就是培训取得成效的一种体现。另外一方面,德国相当一部分医生是个人单独执业,所以从个人职业发展的角度来看,他们也有足够的动力去选择对自己有益、能够快速在医疗实践中应用的继续医学教育活动,因此德国的继续医学教育强调实用性是必然的。

6. **与时俱进,充分利用信息技术**　远程教育作为人才培养的重要形式,具有低成本、广覆盖、高收益等优势。德国各大高校和社会组织很早就开始采用远程教育手段开展继续教育,具有较强的借鉴意义。目前对于在线教育,也有明确的指导和规范。2020 年新型冠状病毒感染疫情也对线上教育起到了极大的促进作用,很多继续医学教育项目都转到了线上开展。对于线上教育,大部分业内人士认为这是一种有益的补充,可以提供便利性和更加广泛的选择。但是在可以选择的情况下,传统线下教育依然是主流和不可替代的。

(二)启示

1. **面向市场,加强教育的针对性**　我国的继续医学教育,应当更有针对性,把对学员的培养与市场需求相结合。学员和继续医学教育承办机构在继续医学教育中遇到的问题要及时讨论、分析和解决。我国在发展继续医学教育的过程中可以进一步考虑市场的潜在需求,增强医务人员的自由选择权,依据不同地区的医疗条件或需求培养相关人才。

2. **完善机制,促进培训体系化**　目前,我国的继续医学教育处于变革状态,继续医学教育承办机构应努力规范自身,与市场需求接轨,积极建立第三方认证评估平台,保障继续医学教育的规范发展。另外,申报成为继续医学教育承办单位的主要是大型医疗机构,中小型医疗机构很难有机会申报继续医学教育活动,而且我国还有职称限制。德国有将近一半的医生自己执业,更能够激发医生的项目申报和自主参加学习的热情。

3. 取长补短,完善发展监管机制 与德国相比,中国的继续医学教育主要是由相关行政机构直接管理,这保证了继续教育的公正和透明以及执行的力度。

中国目前的继续医学教育项目对于项目承办方的要求过高,个体机构很难申请,而且国家级省级继续教育项目负责人基本要求是副高以上才可以申报。为了进一步调动更多医生和机构的参与积极性,是否可以放宽申报标准,宽进严出,借鉴德国的市场化方式,把选择权放给医生,降低对申报机构规模和申报人职称等要求,优胜劣汰,让更多优质课程脱颖而出。同时,建议把医生对所参与课程的反馈评估充分利用,以被服务对象的终端客户角色来对项目作出评议,其评议数据可以作为主管部门的参考依据,来评估审报项目的质量。

中国的继续医学教育如果在保持优势的基础上对不足之处进行补充和完善,相信能获得更好的发展。

参 考 文 献

[1] 周伟.德国继续教育创新管理的经验与启示[J].中国卫生人才,2017(12):56-61.

[2] 张玉森,郭胜伟,金路.德国医学继续教育概况与特点分析及对我国的启示[J].现代职业教育,2021(11):38-39.

[3] 韦巧红,阮奇君.我国与欧洲三国继续医学教育的比较研究及对策[J].健康研究,2009,29(02):143-148.

[4] Bundesärztekammer, Arbeitsgemeinschaft der deutschen Ärztekammern. (Muster-) Weiterbildungsordnung 2018[EB/OL].(2018-11-15)[2024-12-31].https://www.bundesaerztekammer.de/.

[5] Bundesärztekammer.Recommendations on continuing medical education[M].4th revised edition.Berlin:German Medical Association.2015.

[6] ECKEL H,ENGELBRECHT J.CME in Germany:the voluntary CME-certification of the chambers of physicians[J].Deutsche Medizinische Wochenschrift,2003,128(14):757.

[7] BUSSE R,BLÜMEL M,SCHOFFSKI O,et al.Continuing medical education in Germany:a systematic analysis of its effectiveness[J].Dtsch Arztebl Int,2013,110(37):619-625.

[8] KLEKAMP C,HOHL A,BUSSE R.Continuing medical education in Germany:the role of the chambers of physicians and the statutory health insurance funds[J].Dtsch Arztebl Int,2016,113(41):689-695.

[9] KOLB H,KOLB-MAURER W.Continuing medical education in Germany:the role of the chambers of physicians and dentists[J].Dtsch Arztebl Int,2010,107(48):835-841.

[10] Bundesärztekammer.Continuing medical education in Germany:A guide for international medical graduates[EB/OL].[2025-02-10].https://www.bundesaerztekammer.de/.

[11] Bundesärztekammer.Muster-Weiterbildungsordnung 2018[EB/OL].[2025-02-10].https://www.bundesaerztekammer.de/.

[12] SCHNEIDER M,BUSSE R.Continuing medical education in Germany:a systematic review of its effectiveness

［J］.Dtsch Arztebl Int,2014,111（47）:779-786.

［13］ENGELBRECHT J,ECKEL H.The role of the chambers of physicians in continuing medical education in Germany［J］.Dtsch Arztebl Int,2006,103（44）:2777-2782.

［14］BUSSE R,BLÜMEL M,SCHOFFSKI O,et al.The effectiveness of continuing medical education in Germany: a systematic analysis［J］.Dtsch Arztebl Int,2012,109（48）:851-858.

第四章 俄罗斯继续医学教育

继续医学教育（Непрерывное медицинское образование，НМО）的概念于 20 世纪 20 至 30 年代出现在一些欧美国家。1990 年以后，伴随着高等教育国际化的浪潮，俄罗斯联邦（以下简称俄罗斯）逐渐引入继续医学教育，以补充和取代其传统的医师进修教育。近年来，俄罗斯加入旨在促进欧洲高等教育一体化的"博洛尼亚进程"，发展继续医学教育成为俄罗斯医学教育体系中的重要内容。本章主要从俄罗斯继续医学教育的发展历程、管理、认证、内容与形式、学分、评估以及经费来源等七个方面来介绍俄罗斯的继续医学教育，分析俄罗斯继续医学教育模式的特点，为我国继续医学教育的开展带来启示。

一、继续医学教育发展历程

在 20 世纪 20—30 年代国际继续医学教育的概念形成之前，俄国就存在医生进修教育。实际上，9—13 世纪，古俄罗斯就有民间医学和修道院医学；国家对医疗事务的管理最早可以追溯到 16 世纪下半叶，1581 年第一家国家药房出现在莫斯科，后来转变为制药商会；在 1620 年提出药品法令；在 1654 年成立俄罗斯第一所医学院；1700 年初，在莫斯科、圣彼得堡等地区开设军事医学院；1858 年，俄国的军医学院设立了医生进修系；1884 年制定并形成了医生进修制度；1885 年又建立了临床进修学院，它们是医学专业人才的主要进修基地。医师进修学院和进修系是医学专门人才的主要进修基地。

20 世纪 90 年代后，随着高等教育国际化的开始，全世界掀起继续职业教育的浪潮。受全球经济一体化的影响，世界教育领域也逐步形成了一体化的教育服务市场，各国在教育领域的交流不断增多，同时教育服务领域内的国际竞争也日益激烈。为了适应教育国际化的趋势，保持在世界医学教育领域的领先地位，俄罗斯继续医学教育与国际继续医学教育接轨，并逐步完善和发展本国继续医学教育。为此，俄罗斯教育部于 2003 年 9 月正式无条件签署了《波洛尼亚宣言》，该宣言是欧洲高等教育一体化进程的重要标志，其总体目标是到 2010 年建成欧洲统一的高等教育空间。

《波洛尼亚宣言》的签署揭开了俄罗斯高等教育国际化的新篇章，高等医学教育领域发生了改革，继续医学教育也随之变革。在学位体系方面，俄罗斯高等医学院校在保持本国高等医学教育体系的历史传统的同时，还根据博洛尼亚进程的要求，加入到创建欧洲统一高等教育空间的体系中来,使俄罗斯高等医学院校毕业生的资格证书、学分和文凭等得到欧洲国家的认可。

俄罗斯教育和科学部于 2005 年 2 月 15 日发布了第 40 号令《关于在俄罗斯联邦高等职业教育体系中实施〈波洛尼亚宣言〉的规定》。该令明确了俄罗斯在高等教育体系中实施《波洛尼亚宣言》的具体措施,标志着俄罗斯开始对接欧洲高等教育区域,并推动学位认证、学分转移等方面的国际化标准。这一措施旨在提升俄罗斯高等教育的国际竞争力,并促进与其他国家,特别是欧洲国家在教育领域的合作与交流。《波洛尼亚宣言》的一项主要内容是加强学生和教师的流动,主要表现为扩大学生在欧洲范围内学习和实践的机会并为其提供相应的服务,而教师、研究人员和管理人员从事教育、研究的工作也可以在欧洲范围内得到认可。2022 年 5 月,俄罗斯科学与高等教育部部长瓦列里·法尔科夫宣布计划放弃《波洛尼亚宣言》,并表示俄罗斯将致力于发展自己的高等教育体系。

二、继续医学教育管理

(一) 政策法规

1993 年之前,俄罗斯完成医学专业教育机构课程的人员即可自动获得担任医务人员岗位资格,无须额外认证,教育背景是进入职业的唯一门槛。1993 年,《俄罗斯联邦保护公民健康立法基本原则》(第 54 条)规定,要求医务人员需持有专家证书才能独立从事医疗活动。2011 年 11 月 21 日,俄罗斯政府颁布了行业法《保护俄罗斯公民健康之原则》(第 323-3 号),规定医务人员必须按照大纲进行培训(第 73 条);非商业性行业机构可以参与医务人员培训,并参与大纲的制定(第 76 条)。2012 年 5 月 7 日,俄罗斯总统颁布了《完善卫生保健领域国家政策》的第 598 号总统令,明确提出制定现代医务人员技能提升和知识水平考核大纲的任务。根据俄罗斯卫生部 2012 年 11 月 29 日第 982 号令,明确规范专家证书的颁发条件、程序以及证书的形式和技术要求,证书获取需完成研究生教育或通过专业医学和药学协会委员会的评估。2012 年 12 月 29 日颁布的第 273 号令《俄罗斯联邦教育法》第 82 条规定,通过实施医学教育专业计划培养医务和制药人员,确保其具备必要的技能和知识。

在针对机构的法令上,2013 年 2 月 18 日,俄罗斯卫生部颁布了第 82 号法令,宣布成立俄罗斯卫生部继续医学和药物教育协调发展委员会。进而在同年 11 月 11 日颁布了第 837 号令,提出俄罗斯继续医学教育实施试点项目以制定继续医学教育的基本原则。在俄罗斯国家医学会和医学、药学教育教学协会的共同努力下,制定了《发展医学和药学继续职业教育构想草案》,该草案阐述了发展继续医学教育的基本原则,为俄罗斯发展继续医学教育体系奠定了基础。

在后续的进一步发展过程中,2016 年 6 月 2 日,俄罗斯卫生部颁布了第 334 号令,规定了医务人员定期在俄罗斯卫生部继续医学和药学教育门户网站（edu.rosminzdrav.ru）的认证要求。2017年11月21日俄罗斯卫生部颁布了第926号令，批准了继续医学和制药教育发展概念。2018—2024年批准和实施"为医疗机构配备合格人员"的联邦国家项目。

（二）管理机构

1996年以前由俄罗斯教育部和俄罗斯高等教育国家委员会两个联邦（州）机构对俄罗斯的教育系统实行管理。教育部负责制定和执行国家在学前教育、普通教育和职业教育以及相应级别的补充教育领域政策。国家高等教育委员会负责制定和执行国家在中学后教育领域政策，包括非大学和大学的一级高等教育、博士学习以及相应级别的补充教育。1996年8月，这两个机构合并后分为俄罗斯普通和专业教育部，全面负责教育事务，包括继续医学教育。

2013年2月18日，俄罗斯卫生部颁布了第82号令，据此法令，俄罗斯成立了继续医学和药学教育协调发展委员会，负责管理俄罗斯继续医学教育，其主要任务为"顺应时代要求补充职业教育体系，其特点为连续性、创新性，符合卫生实践的需求，提高医疗质量"。

2016年6月2日，俄罗斯卫生部颁布了第334号令，规定了俄罗斯卫生部继续医学和药学教育门户网站管理继续医学教育。

（三）管理流程

在继续医学教育的管理方面，俄罗斯卫生部继续医学和药物教育协调发展委员会的主要目标在于：①实现职业教育的现代化；②制定在俄罗斯引入继续医学教育的机制；③继续医学教育引进现代远程、电子、模拟教育技术；④确定激励医务和药学人员参与继续医学教育的有效方案；⑤确定医务和药学人员进行教育活动的报告程序。

俄罗斯在国家和行业医学机构及其协会之间建立了合作伙伴关系，由社会行业认证体系监督教学大纲和各类学习活动质量是否符合规定。同时，加强对专科医师的强制性、人性化考核，不仅要对专业知识和实践技能进行年度考核，还要进行5年1次的结业测评。人性化考核可以通过电子大纲实现，允许医务人员自己核算培训和年度达标情况。

三、继续医学教育认证

（一）认证组织

2019年12月17日起，继续医学和药学教育协调发展委员会网站（sovetnmo.ru）已停止注册新用户和访问专家个人账户。有关获得的继续医学教育的所有信息都已转移到了俄罗斯卫生部的继续医学和药物教育门户网站，进入继续教育系统进行专家认证，其中根据

2021 年法规：中央认证委员会至少有 33 名中央委员会成员，包括中央认证委员会主席、中央医疗保健认证委员会主席、中央认证委员会副主席等。

（二）认证管理

2016 年 6 月 1 日起，俄罗斯卫生部继续医学和药学教育门户网站投入运营。在 2016—2021 年，医务人员有两种认证方式，分别为：在教育机构获得 144 小时的培训认证以及采用继续医学模式，其中包括 108 小时的教育机构培训和 36 小时的专业团体活动（图 1-4-1）。

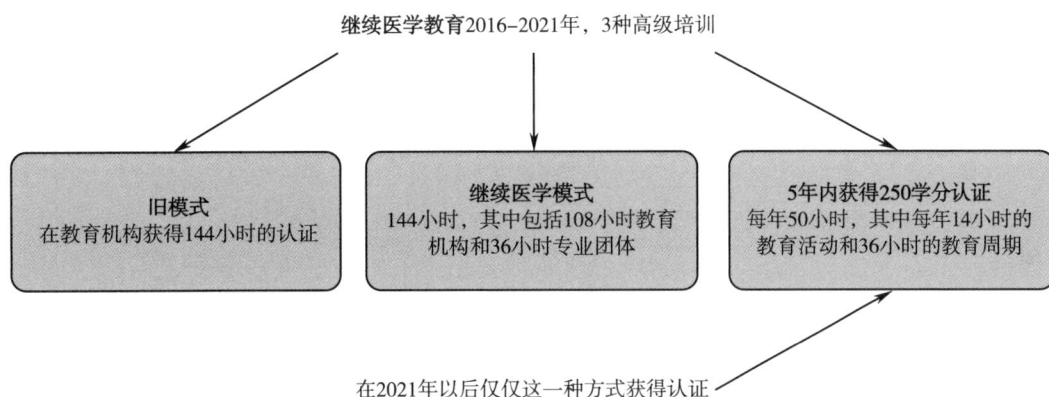

图 1-4-1　俄罗斯继续医学教育认证方式

2021 年后，医学专家通过俄罗斯卫生部继续医学和药学教育门户网站（edu.rosminzdrav.ru）进行学习，5 年内需获得 250 学分进行认证（图 1-4-2）。

俄罗斯国内医学人才培养以多层次、系统化的模式，为医疗行业输送高质量专业人员。中等职业教育着眼于培养医疗辅助人员，如护士和护理助理，为医疗机构提供基础支持；而高等职业教育以医学本科教育、专家教育为核心，旨在培养具备理论扎实、实践能力强的基础医学人才。这一阶段培训周期较长，注重知识的广度与深度，为后续研究生教育奠定重要基础。高等教育阶段是医学人才深造的关键环节，分为实习、住院医师实习和研究生学习等模块。实习阶段重点培养毕业生基本医疗技能，是进入实践工作的首要步骤；住院医师实习则侧重专业领域的深入培训，强化医务人员在复杂医疗环境中的胜任力；研究生学习则聚焦于学术研究与创新医疗技术开发，旨在培养行业顶尖医学专家。附加职业教育作为补充体系，强调教育的灵活性与实用性。通过专业再培训、总体改进和专题改进等形式，附加职业教育帮助医务人员拓展知识领域、提升实践技能，并适应新领域的挑战。此外，通过短期实习与专项培训，医务人员得以更好地应对行业技术革新与标准升级的要求。这一培养体系的层次分明、功能互补，不仅提升了医学人才的综合素质，也为医疗行业的持续发展提供了有力保障。

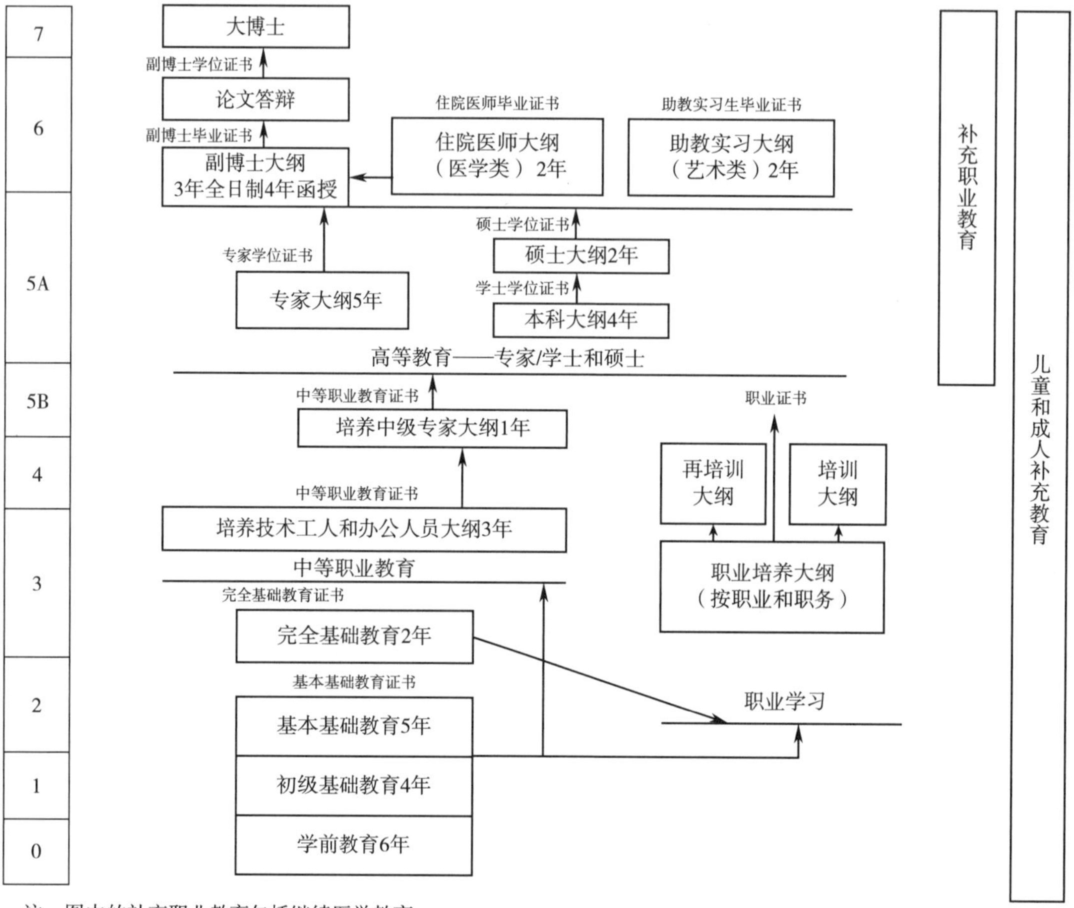

7	大博士	
6	副博士学位证书 ↑ 论文答辩 副博士毕业证书 ↑ 副博士大纲 3年全日制4年函授	住院医师毕业证书 住院医师大纲 （医学类）2年 　　助教实习生毕业证书 助教实习大纲 （艺术类）2年
5A	专家学位证书 专家大纲5年	硕士学位证书 ↑ 硕士大纲2年 学士学位证书 ↑ 本科大纲4年

高等教育——专家/学士和硕士

5B	中等职业教育证书 培养中级专家大纲1年	职业证书 ↑
4	中等职业教育证书 培养技术工人和办公人员大纲3年	再培训 大纲　　培训 大纲
3	中等职业教育 完全基础教育证书 完全基础教育2年	职业培养大纲 （按职业和职务）
2	基本基础教育证书 基本基础教育5年	职业学习
1	初级基础教育4年	
0	学前教育6年	

补充职业教育

儿童和成人补充教育

注：图中的补充职业教育包括继续医学教育。

图 1-4-2　俄罗斯教育分类

（三）认证制度

如果专家在 2016 年 1 月 1 日之前获得证书，则继续医学教育认证标准时长为 144 小时。如果专家在 2016 年 1 月 1 日后获得证书，必须从继续医学和药学教育协调发展委员会网站切换到俄罗斯卫生部继续医学教育和药学门户网站，5 年内获得 250 学分（见表 1-4-1）后，进行认证。

表 1-4-1　继续医学教育专家认证积分情况

专家	证书生效 时间	何年进行 认证	何时连接到 继续医学 教育系统	5 年内 学分	每年 学分	每年高级 培训项目 学分	每年教育 周期学分
2016 年俄罗斯大学 （专家）毕业，没有执 业医师证	无	2016 年 毕业后	2016 年	250	50	14	36

续表

专家	证书生效时间	何年进行认证	何时连接到继续医学教育系统	5年内学分	每年学分	每年高级培训项目学分	每年教育周期学分
2017年俄罗斯大学（专家）毕业,没有执业医师证	无	2017年毕业后	2017年	250	50	14	36
2018年俄罗斯大学（专家）毕业,没有执业医师证	无	2018年毕业后	2018年	250	50	14	36
执业医师	2017年	2022年证书到期后	2017年获得新证书后	250	50	14	36
执业医师	2018年	2023年证书到期后	2018年获得新证书后	250	50	14	36
执业医师	2019年	2024年证书到期后	2019年获得新证书后	250	50	14	36
执业医师	2020年	2025年证书到期后	2020年获得新证书后	250	50	14	36

（四）认证标准

在2021年前的认证标准中,医务人员可以在一个获得继续医学教育许可证的教育机构中至少进行144小时进修。后来将144小时进修时间细分为:在教育机构学习108小时,参加俄罗斯卫生部继续医学和药物教育协调发展委员会预先批准的各种教育活动至少36小时,医务人员每5年需通过认证考试以获得传统认证。

在2021年后的认证标准中,医务人员首先需要在俄罗斯卫生部继续医学和药学教育门户网站上注册为具有高等或中等职业教育的专家,在个人账户中,必须注明国家认可证书的系列和编号、考试日期及其举行地点,在5年内必须获得250学分才可以进行认证。

对于2016年及以后完成认证并进入继续医学教育系统的从业人员,需要参加考试并通过。他们将评估5年周期的专业表现,考虑以下因素:从业人员的个人成就:0~30分;不断提升知识技能:2~20分;完成进修课程和教育活动:20~40学分;报告经验:3~10学分。若要通过认证,总分不得低于70分。

（五）认证程序

2016年1月1日之前,医疗和制药从业人员的执业资格认证程序如下:大学毕业后,毕业生必须接受实习或实习培训,然后获得认证并获得5年的执业资格;在五年期间,必须接受进修培训,然后获得认证,并再次获准从事5年职业活动;为了获得新的资格,专家可以接受专业再培训,随后获得认证,并获准从事五年新的职业活动。

自 2016 年 1 月 1 日起,将实施新的专业资格认证程序。在 2016 年 1 月 1 日—2025 年 12 月 31 日这段时间里分阶段过渡。俄罗斯卫生部于 2016 年 2 月 25 日颁布第 127 号令,各阶段如下。第一阶段:自 2016 年 1 月 1 日起,根据《联邦国家教育标准》针对牙科和药学高等教育课程的大学毕业生。第二阶段:自 2017 年 1 月 1 日起针对其他高等医学教育课程的大学毕业生。第三阶段:自 2018 年 1 月 1 日起,针对如下人员:接受高等医学和制药教育、不同学历层次水平(如本科、硕士水平)、中等医学和制药教育、职业再培训人员、外国医疗和制药教育人员等。第四阶段:自 2021 年 1 月 1 日起第一至第三阶段未通过专家认证程序的其他人员。认证实现全面覆盖,所有医务工作人员都需通过认证,标志着俄罗斯医疗行业专业化管理的全面提升。

通过接受高等职业教育或者中等职业教育的专家的认证程序如下。

(1)受过高等职业教育专家。如果受过高等职业教育的专家证书是在 2016 年 1 月 1 日前获得,在 2021 年 1 月 1 日之前,可以通过以下认证程序(图 1-4-3)获得认证。

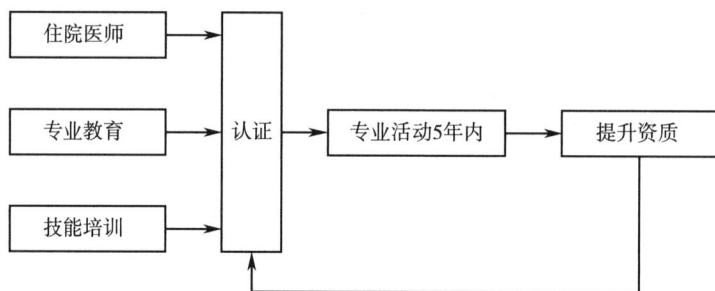

图 1-4-3　受过高等职业教育专家且 2016 年 1 月 1 日前获得证书的认证程序

如果受过高等职业教育的专家证书是在 2016 年 1 月 1 日后获得,正在分阶段引入新的认证程序,从 2021 年 1 月 1 日起,可以通过以下认证程序(图 1-4-4)获得认证。

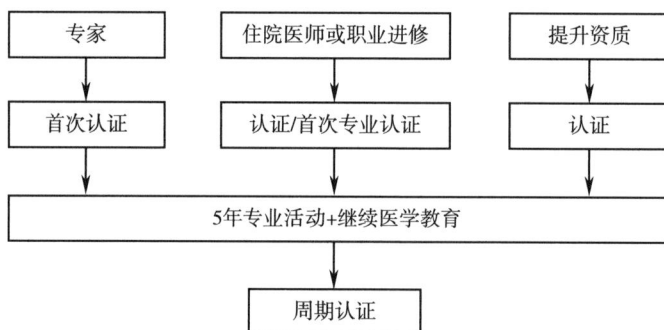

图 1-4-4　受过高等职业教育专家且 2016 年 1 月 1 日后获得证书的认证程序

（2）受过中等职业教育专家。如果受过中等职业教育的专家证书是在 2016 年 1 月 1 日前获得,在 2021 年 1 月 1 日之前,可以通过以下认证程序(图 1-4-5)获得认证。

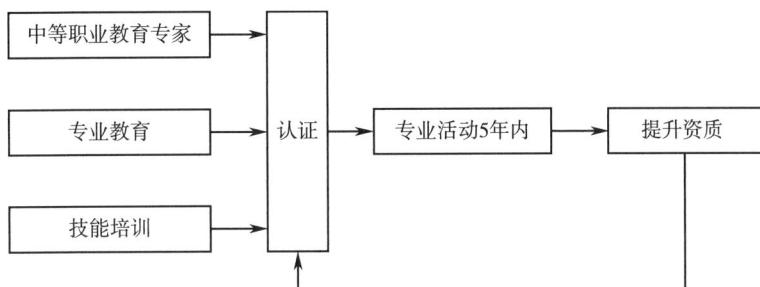

图 1-4-5　受过中等职业教育专家且 2016 年 1 月 1 日前获得证书的认证程序

如果受过中等职业教育的专家证书是在 2016 年 1 月 1 日后获得,正在分阶段引入新的认证程序,从 2021 年 1 月 1 日起,可以通过以下认证程序(图 1-4-6)获得认证。

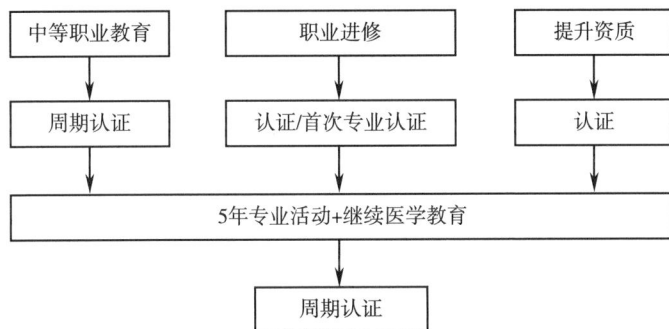

图 1-4-6　受过中等职业教育专家且 2016 年 1 月 1 日后获得证书的认证程序

在 2016 年 1 月 1 日之前通过认证的人员适用于五年周期外培训。详细地说,如果在 2016 年 1 月 1 日之前获得专家证书,则专业培训如下:通过至少 144 学时的传统集中培训;制订至少 144 学时的个人学习计划并付诸实践。五年周期外培训的信息支持可以通过继续医学和药物教育门户网站提供。参加培训的人员必须在门户网站中完成注册过程,然后登录个人账户。

2016 年 1 月 1 日之后通过最新认证或认证的专业人员的技能发展将以相关专业(以下简称个人五年周期)的五年单独培训周期的形式在门户中进行。这种培训包括:制订相关专业的个人学习计划(以下简称个人计划);在 5 年内进行学习,之后允许专家进行重新认证。

相关人员应选择一个专业,通过门户网站开始制订学习计划。此外,专家个人账户的"五年学习周期"页面提供关于制订和调整学习计划的帮助信息。个人计划需要列出个人将参加的不同类型的教育活动,这些教育活动的信息在门户网站上公开,如进一步的继续教育专业发展方案,由从事教育活动的组织实施集中学习。教育活动,指由包括专业非营利组织在内的各种机构举办的教育活动,如会议、研讨会、讲习班,以及使用远程教育技术的网络研讨会、远程互动教育模块和根据临床建议开发的电子教育课程。

继续教育活动采用计分单位制度:1 学时可获得 1 学分。个人专业学习计划的总学时数至少为 250 学时,每年通过继续教育和教育活动计划获得至少 50 学时,每年通过学习教育活动获得不超过 14 学时。网站门户中的相关文件确认了个人计划组成部分的情况。个人学习计划的完成情况通过门户进行记录。成功执行个人计划后,可以允许通过专家重新认证程序。

四、继续医学教育内容与形式

(一)目的与目标

目的:俄罗斯的继续医学教育是有目的、有计划和有组织来提升医务人员的教育活动,其目的主要表现在以下三个方面。

(1)继续医学教育的专业目的:通过继续医学教育使医务人员不断改善和提高专业知识和技能,从而提高医疗救治的质量。

(2)继续医学教育的社会目的:通过继续医学教育补充和丰富医务工作者的专业知识与技能,增强他们与社会的相互作用,使他们以更强的责任心适应社会的需求。

(3)继续医学教育的个人目的:通过继续医学教育满足医务人员的认知需求,为他们提供了获得新技能和职业发展的机会。

目标:俄罗斯继续医学教育的目标是不断完善本国教育体系,与欧洲高等医学教育标准接轨,培养出足够数量的高素质医学人才,保障俄罗斯公民在医疗机构内获得与国际标准相一致的、高质量的、安全的医疗服务。

(二)对象

继续医学教育的对象为:受过高等教育和中等职业教育的专家、医学师资人员。俄罗斯卫生部在 2017 年 6 月 15 日颁布的第 328 号令中,为一些专业制订了新的额外教育要求以保证在整个工作中继续职业发展,这些专业包括:临床医学、预防医学、医学生物化学、医学生物物理学。要求这些人担任以下职位:地区治疗师、一般卫生医生、流行病学医生、临床实验室诊断医生、功能诊断医生、统计医生、儿科医生、地区儿科医生、城市儿科医生(区)、全科医生、治疗护士、预防护士、康复护士等,医疗机构有义务确保这些专家在工作中进行持续的专业发展。

（三）原则

俄罗斯继续医学教育遵循如下原则。

1. 连续性原则 医学是一门不断发展的基础科学和实践科学相结合的应用科学,医务人员在职业发展的各阶段中需要不断积累和完善知识及专业技能的,通过继续医学教育的学习,医务人员在职业生涯中能从基础理论科学到实际应用科学中得以提升和完善,因而医学教育的连续性是必要的。

2. 多样性原则 继续医学教育根据不同医务人员的学习需要和所担任的岗位不同,为他们提供多种职业教育的学习内容和学习方式,继续医学教育的多样性丰富了职业教育的多样性,继续医学教育的多样性对提升俄罗斯的医疗水平发挥了应有作用。

3. 数字化原则 数字化在继续医学教育中起到革命的作用。继续医学教育的信息化能突破时空限制,快速共享优质资源,医务人员通过个性化学习、自主学习等新的学习模式来提升自身的知识水平和应用技能。

4. 制度化原则 制度化使继续医学教育在发展和成熟进程中进一步规范化和有序化。

（四）执行机构

俄罗斯继续医学教育由俄罗斯卫生部继续医学和药学教育协调委员会,以及基金会、劳工委员会、教育组织、监督委员会、俄罗斯卫生部与联邦行政官、公共专业协会等有关组织合作执行。

（五）教育规划

教育规划中要按以下基本原则:①在教育内容上,要求医务人员不仅要系统学习专业知识,还要学习管理、经济、沟通等方面的知识和技能,包括在培训中重视医患关系的道德原则等;②在培训手段上,强调50%的教育计划应使用创新教育技术,如电子、远程、电信、模拟等技术和现代化的教学方法支持培训过程;③在培训区域上,要求至少15%的教育计划内容是区域性的;④教育计划需要得到相关部门的批准;⑤教育计划应提供各种类型的教育活动;⑥如果教育组织在示范实施框架与俄罗斯的多个主体进行互动,则需要为每个主体分别制订教育计划;⑦教育活动的核算以教育学分进行(1学时,即45分钟,可获得1学分)。

（六）内容

继续医学教育分为临床医师继续教育、医学师资继续教育和卫生干部培训三种。

1. 临床医师继续教育 临床医师继续教育以培养医生的创造性为目标,训练医生速读文献能力,提高医生判断问题和抓住主要问题的能力,使医生学会运用批评的态度分析自己的工作。教育内容上选择一些发展迅速的学科,如信息学、心理学、卫生经济学等,也选择一些医学热点问题,帮助医生不断更新知识,补充知识。具体主要包括以下几个方面:①专门化训练制度,对象为实习医生,时间1~2年;②专科医师制度的临床训练,对象为成绩优秀的实习医生,时间两年;③医师专修班,对象为具有3年以上工作经验的专业人员,时间为4~5个月;④公共卫生医师进修班,对象为具有5年以上公共卫生工作经验的专业人员,时间为2~9个月;⑤高级医师短期再培训,学习新兴的或尖端的医学科学技术,时间为1~3个月。

2. 医学师资继续教育　医学师资继续教育是向普通医学院校和医师进修学院教师提供的进修教育。时间为1~2个月,学习内容广泛,除讲课外,常常采用讨论式教学。医学师资继续教育的目的是让教师学习教育科学和新技术,提高教育素养和教学能力,适应科技发展和教学的需要。

3. 卫生干部培训　卫生干部培训是向卫生行政部门领导、医院院长、门诊部主任等提供的进修教育,主要学习管理科学、新知识、新技术等。

(七) 方式

在保持原有医师进修体系和国立医师进修学院的基础上,俄罗斯医务工作者将参与行业医疗机构举办的、符合规定的继续医学教育活动,如会议和研讨会等。

为筹备实施继续教育制度,俄罗斯卫生部于2013年11月发布第837号令:批准《关于在公共专业组织参与下为地区治疗师、地区儿科医生、全科医生(家庭医生)制定继续医学教育基本原则模式的规定》。该模式的目的是提高初级保健医生的技能,由医学院与专业非营利组织合作进行,远程学习的比例至少为50%。根据俄罗斯卫生部2015年6月9日第328号令,在这种模式下,学习时间将延长5年。这种进修计划并不包含继续教育制度,在2021年1月1日之前,只有在学员本人同意并允许其获得最后一次认证的情况下,该认证才能取代传统进修周期。作为继续医学教育基本原则模型的一部分,进修周期内的学员可以访问远程互动模块,如继续医学和药学教育协调发展委员会网站页面以及本门户网站上的"五年周期外学习"页面(http://edu.rosminzdrav.ru/specialistam/)。

关于预防、诊断和治疗社会重大疾病,对人口的发病率和死亡率有重大影响的其他疾病的最紧急问题的教育计划,由教育和科学组织专门开发用于继续医学教育培训。

五、继续医学教育学分

2019年12月17日起,继续医学教育和药学发展协调委员会网站停止新用户注册以及专家访问个人账号。有关继续医学教育信息转移到俄罗斯卫生部继续医学教育和药学门户网站,在该网站中进行学分管理。如果用户使用继续医学教育和药学发展协调委员会网站需要在俄罗斯卫生部继续医学教育和药学门户网站同步个人账户。系统更换操作步骤如下:①在继续医学教育和药学发展协调委员会网站上登录个人账户;②菜单栏中选择"我的个人资料";③点击"设置"选项卡;④点击链接"将账户与sovetnmo.ru关联"。

俄罗斯继续医学教育非常重视培训形式的多样化。在培训管理过程中,采用学分模块体系,即用学分核算各类学习活动(1 学时 =1 学分)。俄罗斯卫生部建立的继续医学教育门户网站,旨在提高在职人员的专业技能,医务人员可以参加线下课程、网络研讨会和远程学习课程,按要求完成任务后,会获得继续医学教育学分并获得证书。

(一) 学分管理

2021 年起,所有医务人员加入俄罗斯卫生部的继续医学教育和药学系统并获得积分,成为获得从业资格证书的先决条件。此前,医务人员通过每 5 年接受一次培训(144 学时)的方式来延长其专业资格证书的有效期。如果没有该证书,任何医疗活动都将被视为非法,并会受到管控。俄罗斯卫生部鼓励医务工作者积极参与会议、研讨会、远程学习课程等活动。医务人员参与在俄罗斯卫生部继续医学教育和药学门户网站上列出的项目和活动才能获得继续医学教育学分,并且要求在 5 年之内获得 250 学分,平均一年需要获得 50 学分,个人将获得认证并获得合法从业资格证书。如果一年中获得的分数超过 50 学分,额外的分数将结转到下一年。

(二) 学分获取

俄罗斯继续医学教育中学分获取的技术步骤如下:①在俄罗斯卫生部继续医学和药学教育门户网站注册;②在个人账户中根据俄罗斯卫生部继续医学和药学教育门户网站中提供的活动以及教育周期数据制订个人培训计划;③个人培训计划书需要所在机构相应负责人签字;④以任何方便的形式向教育机构发送签字后的申请书;⑤个人和教育机构签订培训合同;⑥在个人账户的计划部分输入指定代码;⑦单击"确认代码"后等待激活;⑧完成任务后个人学分将在系统中。

在 2016 年 1 月 1 日之前获得证书的人员,需要在资格证书有效期内制订并完成至少 144 学时的个人培训计划,个人计划的组成部分可以为:①一项或多项提升技能、16 学时的项目,总学时不少于 108 学时的高级培训项目;②一项或多项全日制或非全日制教育活动,总时数不超过 36 学时;③根据继续医学教育基本原则制订个人计划。

(三) 学分授予

只有在俄罗斯卫生部继续医学和药学教育门户网站上列出的项目和活动才能获得学分。学分授予和执业资格证书认证相关,认证时间为 5 年一次。每接受 1 学时培训,将获得 1 学分,一项活动的最高学分为 12 学分,在 5 年内,必须在继续医学教育系统投入至少 250 小时获得 250 学分才能认证(如果在 2016 年 1 月 1 日之前获得证书,则为 144 小时)。

(四) 学分审验

从 2021 年开始实施继续医学教育强制性学分。学分审验在俄罗斯卫生部继续医学和药学教育门户网站上进行。医务工作者需要在 5 年内在继续医学教育系统中累计至少 250 学分。其中每年需要获得 50 学分,在学分中有 2 种类型,分别为高级培训项目活动学分和教育周期学分。

高级培训项目活动积分为每年 14 学分,5 年共计 70 学分,要获得高级培训项目活动积分,需要参加会议、远程学习课程、线上学习项目。

教育周期学分为每年 36 学分,5 年共计 180 学分。这些教育周期学分可以在俄罗斯卫生部继续医学教育门户网站上通过远程学习获得。一个教育周期为 36 学时,完成 36 学时后可以积累 36 分。比如选择一门 36 学时的课程获得 36 学分,也可以选择 2 门不同的课程,每门课程 18 学时,每门课程将获得 18 学分。对完成学习的医务人员承办单位将颁发证书。

在 5 年内,必须获得 70 个高级培训项目活动学分以及 180 个教育周期学分。如果在不同专业领域接受职业培训,比如妇产科学加超声医学、肿瘤学,这一类人员必须在每个领域获得教育周期积分。如果放射科医生、计算机核磁共振成像专家、超声波医生、耳鼻喉医生有相关教育证明,可以在每个专业中获得 1 个教育周期的积分,即 36 学分。

六、继续医学教育评估

(一)对承办单位的评估程序

俄罗斯继续医学教育承办单位主要分为教育机构、专业非营利性组织、医疗机构 3 种。

1. **教育机构评估**　承办继续医学教育的教育机构前提条件为:教育机构条件(应用技术、实现技术手段)符合申报条件。比如,符合以下 4 个标准之一:①能够通过网络模拟学习提供实践环境;②部分或全部课程以实习形式进行;③支持远程教育,确保学员在任何地点都能接受教育;④或能够提供网络课程平台,便捷地为学员提供学习资源。这些条件为继续医学教育的顺利实施提供了技术和实践支持,有助于提升医务人员的专业能力。

在俄罗斯卫生部继续医学和药学教育门户网站上申请教育机构个人账户,在个人账户中填写相应的表格,如果填写表格内容符合俄罗斯卫生部继续医学和药学教育门户网站的内部规定,将对教育机构进行评估,技术评估时间最多需要 20 个工作日。

2. **非营利性专业组织评估**　非营利性专业组织准备开展全日制教育活动,要将教育活动纳入俄罗斯卫生部继续医学和药学教育门户网站,需要提交教育活动评估申请。评估申请应在教育活动计划开始前 12 周提出,如果教育活动符合要求,需要在俄罗斯卫生部继续医学和药学教育门户网站"非政府组织教育活动"部分发送 13 位字符组成的确认码。

3. **医疗机构评估**　承办继续医学教育的医疗机构前提条件包括:医疗机构在联邦医疗组织登记处登记注册以及向联邦医疗登记处提供有关雇员的信息的医疗机构。需要在俄罗斯卫生部继续医学和药学教育门户网站上下载申请表,并由单位负责人签证加盖单位公章并将扫描件、医疗机构在税务机关中的注册证明复印件上传至申请系统中,医疗机构的申请将在 14 个工作日审核。

(二) 对继续医学教育项目的评估

继续医学教育项目的评估是必要的,继续医学教育的推行提高了医务人员的技能;降低了医疗失误或错误的概率;通过信息化技术继续医学教育在俄罗斯卫生部继续医学和药学教育门户网站上运行,使医务人员不受地域影响,且能根据自身需要和时间安排自由选择适合自己的主题形式进行学习。

继续医学教育的学分累积办法的实施,被部分私营公司利用,通过学分规则开展有偿培训或达到营销目的,造成教育活动质量参差不齐。俄罗斯劳动法与教育法之间存在一定冲突,补充教育与职业培训的界限上。根据《俄罗斯联邦劳动法》第 196 条,雇主有义务为员工提供职业培训和额外的专业教育,但这些教育活动必须符合正式的教育计划。继续医学教育活动,如研讨会和互动教育模块,不属于正式教育项目,不属于该法规定的额外专业教育。雇主没有义务为员工提供参与这些活动的机会。由于继续医学教育活动未被纳入正式的教育计划,医务人员的参与,特别是在非工作时间,完全依赖于个人意愿和自主决定。这种情况会导致继续教育的强制性和可获得性方面的缺失。

(三) 对继续医学教育效益和效果的评估

对从业人员开展继续医学教育,由于从业人员所在地区以及单位性质不同,会有一定的差异。比如:公立医院的人员,管理层要求从业人员利用业余时间进行学习获得学分;私人医院管理层不愿意支付员工的培训费用,大部分员工会选择费用较低但不实用的课程。

对于学分制度化,许多从业人员在培训活动中选择的不是专业所需的教育活动,而是学分较高的教育活动。一些专业教育活动较少,无法使从业人员获得足够学分。一些偏远的农村地区,网络以及设备不发达,但大部分从业人员还是能够根据自己的情况和兴趣选择适当的项目或活动。调研发现,通过参加培训课、研讨会等活动积累经验以及学习新知识和新方法,获得继续医学教育学分,能显著提高从业者的自我教育动力和专业能力。

(四) 对评估结果的应用

俄罗斯继续医学教育的评估,可以发现现存的不足,继而为改进继续医学教育提供现实依据。比如对于制定规则的高层人员进行优化,以改进继续医学教育运行体系;对于承办机构开展的教学活动的质量进行核查,以确保开展教学活动的教学质量;鼓励并支持承办机构增加专业课程的培训模块,以满足不同医务人员对不同专业知识的需求;加大俄罗斯联邦地区的互联网覆盖范围,加大宣传力度,争取所有医务人员都能进行继续医学教育。

七、经费来源

继续医学教育的承办单位经费来源,以教育机构为例:原教育部资助了90所大学、88所学院和2 270所职业教育机构,前国家高等教育委员会资助了240所大学和研究所以及313所学院。教育机构的资助水平是根据国家和地方规范(标准)规定的,由各类教育机构每个学生的费用决定。上述这些资助资金的主要来源是联邦和地方预算。此外,国家继续医学教育机构有权使用其他资金来源,包括:在相关教育方案和国家教育标准框架之外,由于提供额外教育服务(额外教育方案、特别课程、深入课程学习等)而获得的收入;向学生(含外国学生)收取的费用(部分教育机构允许向一定数量的学生收取教育费用);非国家继续医学教育机构在获得国家认证后,有权从联邦政府和地方政府获得资金,而且非国家教育机构筹措的教育经费不得低于国家教育机构。

继续医学教育的学员经费来源于联邦预算、联邦强制医疗保险基金和地区强制性医疗保险基金或其他途径。根据俄罗斯卫生部2021年3月15日的法令,开展继续医学教育中,联邦医疗组织的医务人员可以通过联邦强制医疗保险基金,地方医疗组织的医务人员可以通过地区强制医疗保险基金支付课程费用。地区强制性医疗保险基金可以根据高级培训计划,支持医务人员进行额外的职业教育,帮助医务人员提升专业技能和知识,以适应不断发展的医疗需求和标准。此举不仅促进了医务人员的持续职业发展,还增强了医疗系统的整体服务质量。根据《俄罗斯联邦劳动法》第323号第72条规定,雇主必须为雇员提供培训时间和机会;支付活动和差旅费用;工作场所需要提供对传统文献数据和电子图书馆的访问权限。

八、主要特点与启示

俄罗斯继续医学教育获得了包括我国在内的许多国家的高度关注,俄罗斯现行的继续医学教育有如下特点。

医学教育数字化转型。继续医学教育在数字化转型方面取得了显著进展,尤其是引入了国家数字化继续医学教育平台。数字化平台为医务人员提供了便捷的学习方式,通过互联网门户,学员可以在任何地方进行自学,消除了地域限制。通过数字化学习,利用现代技术手段提升了教育的可获取性,还确保了教育内容的合规性与有效性。认证和验证程序进一步增强了学习的正规性和规范性,确保医务人员获得经过认证的、符合行业标准的教育内容,有效弥合农村地区的差距,进一步促进教育公平。

医学教育终身学习理念。继续医学教育的核心理念之一是终身学习。医学领域发展迅速,新的技术和治疗方法不断涌现,因此医务人员需要不断更新知识和技能。继续医学教育提供的学习机会帮助医务人员与时俱进,及时掌握最新的医学进展。通过终身学习,医务人员能够保持专业竞争力,确保提供高质量的医疗服务,特别是在面临复杂和快速变化的医疗环境时,持续学习显得尤为重要。

医学教育可持续优化。继续医学教育是中等教育和高等教育的补充,也成为医务人员继续提升专业技能的重要组成部分。通过补充教育,医务人员能够掌握更新的治疗方案、医疗法规和技术,确保他们能够及时适应新的治疗方法和诊断标准。补充教育使医务人员可以在工作之余进行专业知识的提升,增强了他们的应对能力,确保提升医疗服务质量。在医学实践中,持续优化临床思维至关重要。继续医学教育发挥了重要作用。通过提供最新的医学知识和临床技能培训,继续医学教育帮助医务人员提升疾病诊断、治疗、预防和康复的专业能力。根据医学进展和行业需求持续更新,确保学习内容的时效性和长久有效性。无论是新晋医生还是经验丰富的资深医务人员,都能够从中获益,确保其专业知识和技能持续得到提升,进而提高医疗服务的整体水平。

尽管俄罗斯在发展继续医学教育方面刚刚起步,许多地方有待完善,但其在医师继续医学教育领域的良好经验必将为其发展继续医学教育提供强有力的支撑。因此,研究俄罗斯发展继续医学教育的方针、政策和实践经验,对深化我国继续医学教育改革具有启示和借鉴作用。通过对俄罗斯继续医学教育的研究,可以得到如下启示。

完善医学教育法律政策体系。考虑到劳动活动、教育和医疗活动在国家立法体系中的差异,继续医学教育的相关政策和法律框架亟待加强整合和优化。通过完善现有法律框架,解决机制漏洞,制定明确的政策要求,确保继续医学教育的实施既符合法律法规,行业标准,又能够切实满足医务人员的实际需求,进而提升医疗服务质量。

持续推行医学教育数字化转型。建立完善的制度体系和机制,确保数字教育的规范化与持续推进;提升医务人员和教育管理者的数字素养,促进观念转变,推动医学教育模式的数字化转型;因地制宜地推广数字化应用,根据不同地区和医院的实际需求提供定制化的教育内容;支持前瞻性研究和技术创新,开发优化符合医学教育特点的智能平台,保证教育质量与安全性;推动国际合作与交流,借鉴全球先进经验,提升我国医学教育的国际影响力。

推动医学教育终身学习。应进一步落实终身学习理念,应该鼓励医务人员不断提升专业技能和知识储备。通过建立长效机制和灵活的学习途径,支持医务人员在不同职业阶段持续学习,确保其能够跟上医学领域的最新发展,提升医疗服务质量。积极参与持续开发和建设国家终身教育智慧教育平台,为医务人员提供更加便捷的终身学习平台,促进其专业成长与教育资源的有效整合,为医疗行业的持续优化奠定基础。

总而言之,我国应该不断改革和完善继续医学教育制度,促进继续医学教育制度健康发展。应该坚持以政府为领导,以企业、单位、医疗机构为依托,以从业人员个人学习为主体,充分发挥个人学习的积极性,将继续医学教育与个人职业发展相结合,提高医生个人的职业水平,为我国卫生事业发展和全民健康服务。

参 考 文 献

[1] 孟群 . 中外住院医师 / 专科医师培训制度概况［ M］. 北京：中国协和医科大学出版社，2010.

[2] 马华，孙殿军，肖海，等 . 俄罗斯继续医学教育改革现状研究［ J］. 中华医学教育杂志，2017，37（06）：956-960.

[3] 马真，佟赤，朱滨海，等 . 金砖国家继续医学教育制度比较研究［ J］. 中华医学教育杂志，2019（02）：140-146.

[4] 马华，王红，李艳华 . 博洛尼亚进程中的俄罗斯高等医学教育［ J］. 中华医学教育探索杂志，2011（08）：903-906.

[5] 张文彭，杨宇洋，宋春生，等 . 俄罗斯医学学历后教育概况［ J］. 国际中医中药杂志，2015（09）：776-781.

[6] 柴祎超，吕毅，吴小健，等 . 俄罗斯医学教育的研究与探讨［ J］. 中国高等医学教育，2016（3）：3.

[7] 刘楠 . 俄罗斯高等医学教育体系与学位层次分析［ J］. 西北医学教育，2016，24（2）：242-245.

[8] 马华，梁冬雪 . 博洛尼亚进程框架下的俄罗斯高等医学教育改革［ J］. 中华医学教育杂志，2009，029（006）：155-157，159.

[9] 马华，王红，李艳春 . 博洛尼亚进程中的俄罗斯高等医学教育［ J］. 中华医学教育探索杂志，2011，10（8）：4.

[10] МОШЕТОВА，Л.К.，СЫЧЕВ，Д.А.，ЗАПЛАТНИКОВ，А.Л.И ДР.Непрерывное профессиональное развитие врачей：факторы мотивации и экономические аспекты［ J］.РМЖ.Медицинское обозрение，2019（03-08）：3-6.

[11] УЛУМБЕКОВА Г.Э.，БАЛКИЗОВ З.З.Непрерывное медицинское образование в России：Что уже сделано и пути развития［ J］.Образование，2016（03-04）：37-49.

[12] Министерство образования и науки российской.о реализации положений болонской декларации в системе высшего профессионального образования российской федерации［ EB/OL］.（2005-02-15）［ 2024-12-26］.https://normativ.kontur.ru/document?modu-leId=1&documentId=85662.

[13] Медпазона.Путин подписал указ об отмене Болонской системы образования в шести вузах в качестве пилотного проекта［ EB/OL］.（2023-05-12）［ 2024-12-26］.https://zona.media/news/2023/05/12/sistema.

[14] Федеральный закон.Федеральный закон от 21 ноября 2011 г.№ 323-ФЗ "Об основах охраны здоровья граждан в Российской Федерации"［ EB/OL］.（2011-11-21）［ 2024-12-26］.https://minzdrav.gov.ru/documents/7025.

[15] Федеральный закон.Федеральный закон от 29 декабря 2012 г.N 273-ФЗ "Об образовании в Российской Федерации" （с изменениями и дополнениями）［ EB/OL］.（2012-12-29）［ 2024-12-27］.https://zakonobobrazovanii.ru/zakon-ob-obrazovanii.pdf.

[16] Федеральный закон.Указ Президента Российской Федерации от 07.05.2012 № 598［ EB/OL］.（2012-

05-07）［2024-12-27］.https：//dzhmao.admhmao.ru/ispolnenie-ukazov-porucheniy-prezidenta-rf/informatsiya-o-realizatsii-ukazov/7642875/ukaz-ot-07-05-2012-598/.

［17］Министерство здравоохранения российской федерации приказ.утверждении условий и порядка выдачи сертификата специалиста медицинским и фармацевтическим работникам，формы и технических требований сертификата специалиста［EB/OL］.（2012-11-29）［2024-12-27］.https：//normativ.kontur.ru/document?moduleId=1&documentId=219654.

［18］КУЗНЕЦОВ，М.Ю.，ЛИШКО，Т.Н.Некоторые аспекты дистанционного обучения в системе непрерывного медицинского образования врачей в России［J］.Здоровье мегаполиса，2022（03-02）：65-71.

第五章　荷兰继续医学教育

在荷兰,继续医学教育是强制性的,荷兰医生必须依法按时进行再注册,以确保能在荷兰合法行医。而必要的继续医学教育——专业知识提升活动是再注册的硬性要求之一,且有每年平均最低小时数要求和完备的认证制度。

一、继续医学教育发展历程

荷兰的继续医学教育由荷兰皇家医学会(Koninklijke Nederlandsche Maatschappij tot bevordering der Geneeskunst,KNMG/Royal Dutch Medical Association,RDMA)主管。荷兰皇家医学会是荷兰医生的专业组织,成立于 1849 年,自 1999 年以来已成为医生专业协会的联合会。荷兰皇家医学会一直指导着荷兰医生和荷兰医疗卫生行业的发展,确保医生可以提供最好的治疗,通过培训和再注册来提高医生的职业素质。

20 世纪初,荷兰有专家提倡对医学专家进行培训和监督,并将实践能力与文凭挂钩,但推行遭到了很大阻力。直到 1930 年,荷兰医学促进会(Nederlandsche Maatschappij tot bevordering der Geneeskunst,NMG)中央委员会决定成立专科医生注册委员会(Specialisten Registratie Commissie,SRC)。专科医生注册委员会实际成立于 1932 年 2 月 10 日,由专科协会提名的 15 名专科医生组成,主席由专科医生组织主席担任。专科医生注册委员会的成立为荷兰皇家医学会的培训和注册功能奠定了基础。应专科医生注册委员会的要求,荷兰医学促进会在 1933 年决定修改内部法规(*Huishoudelijk Reglement*,*HR*),以将 5 年来没有从事其专业工作的医生从注册记录中删除,该决定可以被视为专科医生再注册制度的奠基石。

自 1991 年起,荷兰的所有专科医生(specialisten/specialists)必须每五年重新注册一次,以保留其在医疗注册记录中的位置。通过实施再注册,荷兰确保了专科医生队伍的质量,如通过明确医生在到 65 岁应停止执业来避免专科医生的老龄化,增加了继续医学教育和同行评估等活动,适应了医学知识和技术的快速发展,并满足日益增长的外部需求。最初,再注册只有量化标准,与专科医生参加专业实践实际花费的时间相关,后来逐渐引入了定性标准。

1997 年 12 月 1 日,荷兰颁布《个人医疗保健专业法》(*De Wet op de Beroepen in de Individuele Gezondheidszorg*,*Wet BIG*)。该法以法律制度取代了当时的执业保护,为医生提供了所有权保护的可能性。随后,荷兰皇家医学会还建立了专业培训和注册制度,并生成《医学专家条例》,于 1998 年 10 月 1 日生效。医学专科学院(College Geneeskundige Specialismen,CGS)成立于 2010 年,由中央医学专科学院(Centraal College Medische Specialismen,CCMS)、全科医学、疗养医学和医学院和社会医学学院(College voor Sociale Geneeskunde,CSG)组成。随后,医学专家注册委员会(Registratiecommissie Geneeskundige Specialisten,RGS)于 2013 年 1 月 1 日成立。

二、继续医学教育管理

(一) 管理途径

荷兰的医生可分为三个类别:第一类别包括全科医生、特殊领域医生和老年医学专家;第二类别由专科医生(de medisch specialisten)组成;第三类别为社会医生(de sociaal geneeskundigen)。

荷兰有明确的政策法规对继续医学教育和医生再注册做出了具体的规定。在荷兰,所有医生都必须在 BIG-register(https://www.bigregister.nl/)上注册后才能执业。BIG-register 提供了医疗保健专业人员执业资格的明确信息,从而为公众、医疗机构等提供了验证医生资质和合法性的依据。医生在 BIG-register 上的登记具有时效性,每五年要进行一次再注册,再注册的标准是工作经验或教育要求,以确保专科医生的个人能力与其头衔相符,即在其工作领域有足够的专业知识,在受专科医生的专业知识和个人或团队职能影响的范围内尽可能提升诊疗质量。

(二) 政策法规

《医学专科学院框架决策》第四章第 8 条中有关再注册的要求指出:专科医生在进行再注册时,要在现行登记期满的前 5 年内满足以下要求:充分且定期地进行专业工作,充分参与经认可的专业知识提升活动,充分参与对个人表现的定期评价和参与外部质量评估。《医学专科学院框架决策》第四章第 10 条指出专家培训(Deskundigheidsbevorderende,DKB)应当包括经认可的以分数或以小时计算的提升专业知识的活动,目的是维持和获得《医学专科学院框架决策》中确定医生所需要具备的能力。

(三) 管理机构

荷兰政府主管继续医学教育的部门是卫生、福利和体育部(Ministry of Health,Welfare and Sport),其目标是让每个人尽可能长时间保持健康,让患者尽快恢复健康,支持并帮助有身体或心理缺陷的人恢复社会功能。卫生、福利和体育部下设有卫生保健监察局(Health Care Inspectorate),就卫生保健的组织方式和提供的卫生保健质量对公共卫生进行监督。监察局向这一领域的卫生保健机构报告并提供咨询意见,是政府监督公共卫生的一部分。荷兰皇家医学会是荷兰继续医学教育的核心管理机构,发布继续医学教育指南、推动跨学科教育、维护医生职业道德标准。

三、继续医学教育认证

(一)认证途径及流程

荷兰所有的继续医学教育活动都需要得到认证,这些认证可以通过通用认证网络应用程序(Gemeenschappelijke Accreditatie Internet Applicatie,GAIA)来完成。医生可以在 GAIA 中激活个人文件,所有的专业知识提升活动就可以清晰而数字化地组合在一起。荷兰认定的培训课程会自动添加到医生的文件中,医生还可以自行添加其他专业知识提升活动。在申请再注册时,医生可以把 GAIA 个人文件直接提交给医学专家注册委员会。医学专家注册委员会通过 GAIA 来接收专业知识提升相关信息。继续医学教育的提供者也通过 GAIA 来获得科学学会(Wetenschappelojke Vereningen)的认可,科学学会通过 GAIA 接收供应商的认证申请,并根据认证规定对培训进行评估,学会可以将所有的培训课程列入会议议程,以便医生从经认证的进修课程中进行选择。在培训结束后,供应商通过 GAIA 输入培训参与者名单,培训的时间将以数字化的方式计入医生的 GAIA 文件。流程见图 1-5-1。

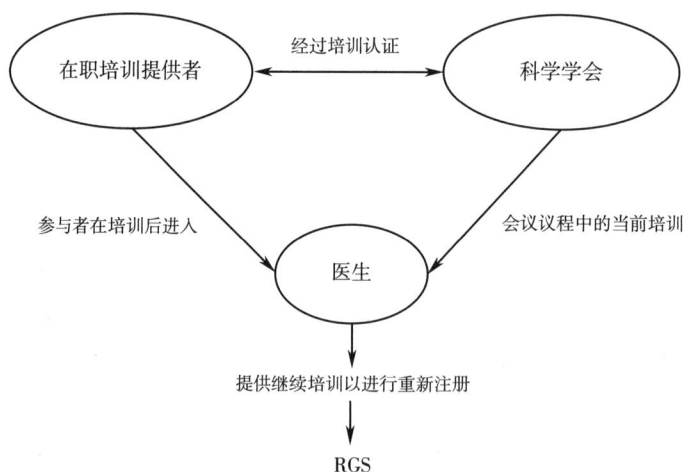

图 1-5-1　通用认证网络应用程序认证流程

(二)认证标准

继续医学教育提供者提交的每个认证申请都将基于以下五个标准来进行认证。

1. 项目内容质量 / 专业知识提升活动　项目 / 专业知识促进活动的内容符合评估专业认可的(科学)标准;促进专业知识的方案 / 活动的内容符合评估专业对于适当专业实践的

普遍见解;提交的相关文件涉及教育。

2. **计划的客观性 / 专业知识提升活动** 仅向参与者提供客观信息,即对主题客观和均衡的描述,特别是有关诊断和治疗选择的内容;促销活动和促销计划的组成部分无法获取认可;在可能的情况下用物质名称或通用名称(如设备)代替商标名称;在会议上发言的每个人都必须在发言前提供一张幻灯片,说明他 / 她与制药、医疗器械或医疗食品行业的关系。

3. **课程和教师的教学质量** 这些教学方法适合达到既定的学习目标;教师在专业和教学上都是合格的;该项目鼓励参与者完成一个学习周期;考虑到参与者吸收信息的能力,已经安排了足够的学习时间。

4. **计划的相关性** 该计划与评估认证申请的专家的专业实践有关,并且与评估专家的专业简介和 / 或基本任务保持一致;该方案符合所设想的参与者在评估专业的知识水平和 / 或技能水平。

5. **评估及测试** 最好由参与者以书面形式评估课程和教师的质量;每一项获认可的会议服务均由认可委员会免费提供,供认可计划评审部分的访客使用。如果访客代表认证委员会免费参加认证项目,他们将不会获得这些项目的认证时间;最好对参与者的学习进度进行评估。

四、继续医学教育内容与形式

(一)内容

荷兰继续医学教育可分为一般培训和专业在职培训。一般培训是指非专业性的进修课程,如健康法规、医学伦理、沟通管理技能和医疗保健系统等。专业在职培训是针对特定专业群体进行的在职培训,由科学学会和专科协会来负责评估和授予认证,不同专业可能有着不同的认证规则。

荷兰继续医学教育活动内容非常丰富。除课程进修外,担任指导委员会成员、担任科学期刊编辑委员会成员,担任培训师,撰写和发表科学论文,发表学位论文以及在经过认证的会议上发表经过认证的演讲(准备活动得到认证)均可获得专家培训的学时。学时授予的标准由专业协会来制定,不同的协会可能有着不同的标准。

在荷兰,继续医学教育要求必须结合个人发展计划(persoonlijk ontwikkel plan,POP)中制定的发展目标来充分促进专业知识的提升。POP 是指由专家制定的可验证计划,包括与评估其个人职业发展相关的目标和活动。基于 POP 的专业知识提升活动需要符合加拿大医师能力框架(Canada Medical Education Direction System,Can MEDS)的要求,即在医学实践的过程中需要具备的各个领域的能力,能力的提升不局限于医学相关内容。

（二）形式

除传统继续医学教育模式外,荷兰也支持经过认证的在线学习,并对其认证提出了要求。自 2020 年 3 月以来,一般培训认证局(Accreditatie Bureau Algemene Nascholing,ABAN)、第一类别资格认证委员会(Accreditatie Bureau Cluster 1,ABC1)的继续教育培训提供商经常要求将继续教育培训转换为在线版本(同时保持认证),或者直接在线提供继续教育培训。以在线全体会议为例,其需要保证参与者的参与情况和学习效果。培训提供者需要保证能向参与者提出互动问题,以检查参与者的参与情况,参与者能在会议上向演讲者提出问题,而演讲者也能回答。此外,在线培训的时长需要符合观众的正常注意力范围,确保参与者有足够的休息时间。

（三）具体案例

以荷兰麻醉学协会为例,若要在荷兰从事麻醉师的工作,必须在医学专家注册委员会(RGS)的登记册中注册为麻醉师。注册的最长期限为五年。在每个注册期结束时,麻醉师必须证明前一个时期已满足再注册要求,确保麻醉师在各自领域具有足够的专业知识。每隔 5 年,麻醉师必须重新注册一次,麻醉师至少需要获得 200 学分才能进行再注册。其中一般培训认证局(ABAN)在职培训最多为 50 学分,在相关的科学学会进行的培训最多为 50 学分。

麻醉师的继续医学教育活动可分为以下三类。

一是不需要申请认证的活动,包括讲座、在同行评审的杂志上发表文章等。

二是国外继续教育培训,麻醉师可自行提议类活动,前提是由荷兰麻醉学协会相关组织认证,麻醉师需要拥有参与证书。

三是担任讲师或演讲者,分两种情况。

讲师认证:每位讲师每年不论教过多少次该课程,只可以为每门课程申报一次已完成的继续教育学分。

演讲者认证:如果演讲是在 RGS 注册的某一专业的科学学会认证的会议期间举行,则自动认证。演讲是指在专题讨论会或会议期间进行的、基于大量实质性准备的口头陈述(有时也可能以海报或摘要的形式呈现)。医生每做一次独特的演讲就会得到固定的 5 学分。如果一名医生既是参与者又是演讲者,那么作为参与者的认证积分和作为演讲者的认证积分都要计算在内。

五、继续医学教育学分

为有效评估医生参加继续医学教育的效果,荷兰对医生参加继续医学教育的最低时间标准作出了要求,并与医生的再注册相关,具体体现为医学专家再注册的要求之一为充分参与了经认可的专家培训。其中,对于第三类别的社会医生来说,再注册的要求之一是参加同行评审,且是其专家培训的一部分。

如果医生满足再注册所需的所有要求,则可以再注册5年;如果不完全满足,则有可能在有限的时间内无法进行再注册。荷兰继续教育活动的时间要求详见表1-5-1,需要特别注意的是,当参加专家培训时间在100~199小时范围内时,医生可以在有限的时间内进行一次性再注册,但在下一次的评估中必须完全遵守专业知识提升活动的要求并参与评估,完全满足要求才有资格进行再注册。此外,若社会医生5年内完成了40小时的同行评审,但没有做到在过去5年内至少有3年参与了同行评审,也只能进行一次性2.5年的再注册,在下一次评估中必须完全达到要求才有资格进行再注册。

表 1-5-1　继续教育活动的时间要求

类别	时间要求
专家培训的时间要求	DKB≥200小时—完全再注册(5年)
	DKB为150~199小时—2.5年再注册
	DKB为100~149小时—1年再注册
	DKB为0~99小时—无法再注册
同行评审的时间要求	达到40小时(5年中每年平均8小时)—完全再注册(5年)
	20~39小时—按比例再注册(一次性)
	0~19小时—2.5年再注册(一次性)

六、继续医学教育评估

(一)评估管理

荷兰的继续医学教育由荷兰皇家医学会主管。荷兰皇家医学会通过培训和(再)注册医生来保证医疗质量,荷兰皇家医学会已经建立了两个独立的机构来保证医疗专业的质量:医学专科学院和医学专家注册委员会。其中,医学专科学院负责制定规则、规定培训和专业实践的要求,医学专家注册委员会负责定期审核医生和培训课程是否符合医学专科学院制定的规则。ABAN、电子学习格式认证局(Accreditatie Bureau Format E-learning,ABFE)、ABC1、专科医生认证委员会(de accreditatiecommissies van de medisch specialisten)以及社会医生认证委员会(Accreditatiebureau Sociale Geneeskunde)也参与到继续医学教育的管理和认证中。其中一般培训认证局和电子学习格式认证局是其他三所机构之间的合作组织。

（二）认证机构简介

1. 一般培训认证局 一般培训认证局是申请一般进修课程认证的中心。一般进修课程是非专业性进修课程，例如健康法，医学伦理，沟通，管理技能和医疗保健系统。

2. 电子学习格式认证局 电子学习格式认证局负责对在线学习的格式进行认证。在线学习认证的有效期为 2 年。

3. 第一类别资格认证委员会 第一类别资格认证委员会是全科医生、特殊领域医生和老年医学专家的认证机构，ABC1 还为 ABAN 和电子学习格式认证局提供秘书处。ABC1 的机构认证分为两种形式：全面机构认证（Volledige Instellingsaccreditatie）和有限机构认证（Beperkte Instellingsaccreditatie）。

4. 专科医生认证委员会 医学专家认证委员会负责对专科医生的继续教育活动进行管理和认证。

5. 社会医生认证委员会 社会医生认证委员会对第三组别的医生（包括社会医学和保健医生等），即社会医生的继续教育活动进行认证。

（三）远程继续教育评估

对于远程（在线）继续医学教育，荷兰也对其认证做出了相应的规定。在线学习的审批分为两步，首先是格式审批，然后是内容审批。格式和内容的审批由不同的机构分别进行。电子学习格式认证局负责评估在线学习的格式质量，"格式"是指包含课程内容（技术和教学）的格式、结构、布局或设计。课程所选择的格式必须与内容和学习目标相匹配。电子学习格式认证局只评估在线学习的技术和教学方法，而不评估（医学）内容。继续医学教育供应方须先将认证申请提交给电子学习格式认证局，完成格式认可后，才可以向 ABAN 或相关科学学会的认证机构提交电子学习内容评估。对于一般进修课程，其内容由 ABAN 进行认证，对于专业课程，其内容由打算进行在线学习的专业的认证委员会进行认证。认证有效期为两年，认证到期后需要重新认证。若在线学习内容有所更新，必须向相关科学学会的认证机构报告，并在项目中注明。认证机构需要能够随时免费访问在线学习的每一个项目，此外，供应商还应该按照要求将课程评估和学员进度的结果提供给电子学习格式认证局。

七、费 用 标 准

（一）一般培训认证局

一般培训认证局对普通继续教育和培训会议的认证费率采用以下标准：A 类，非赞助的非营利组织，200 欧元（不含增值税）；B 类，赞助或营利组织，300 欧元（不含增值税）；C 类，制药行业，400 欧元（不含增值税）。

一般培训认证局对电子学习的内容采用以下费率来认证:A 类,非赞助的非营利组织:175 欧元(不含增值税);B 类,赞助或营利组织,400 欧元(不含增值税);C 类,制药行业,475 欧元(不含增值税)。

(二)第一类别资格认证委员会

第一类别资格认证委员会的两种形式:全面机构认证和有限机构认证的收费标准有所不同。其中全面机构认证的年度费用是 675 欧元(不含增值税),该费用包括多个组成部分,其中涵盖对第一类别资格认证委员会 3 年的访问和支持权限。此外,有限机构认证的年度费用取决于组织的性质,同样包括不同的组成部分,其中涵盖包括由第一类别资格认证委员会提供的 1 年或 2 年访问和支持权限。

(三)电子学习格式认证局

ABFE 在线学习格式的认证费率为每门课程 375 欧元,收费标准与 ABFE 进行格式评估所需的时间相关。如果 ABFE 预计其评估格式的所需时间大大超过平均水平,则可商定一个定制的价格。例如,如果在一份申请中提交了不同的格式,那么工作量就会大大增加。在线学习认证的有效期为 2 年。

八、主要特点与启示

荷兰对继续医学教育活动有着严格的标准和要求,体现了荷兰对医疗质量的重视。荷兰的继续医学教育活动认证机构分工细致,认证标准十分明确,整体结构较为完善,通过控制再注册的方式提升医生参加继续医学教育活动的积极性,确保医生参加了足够时长的继续医学教育活动,为我国进一步推进继续医学教育提供了参考。

荷兰继续医学教育内容丰富,形式灵活,不拘泥于传统形式,有较多的课程可供医生选择,各类课程质量较高。荷兰的继续医学教育注重提升医生各方面的能力,促进医生的全面发展,以确保医生的现有能力能达到职称标准,真正做到对患者负责,值得我国进一步借鉴。

参 考 文 献

[1] Government of the Netherlands.Accessing the BIG register[EB/OL].(2025-01-17)[2025-02-20].https://www.government.nl/topics/working-in-health-care/accessing-the-big-register.

[2] KNMG.Royal Dutch medical association[EB/OL].[2025-02-20].https://www.knmg.nl/opleiding-herregistratie-carriere/cgs/regelgeving.htm.

[3] Government of the Netherlands.Ministry of health,welfare and sport[EB/OL].[2025-02-20].https://www.government.nl/ministries/ministry-of-health-welfare-and-sport.

［4］Government of the Netherlands.Services and institutions［EB/OL］.［2025-02-20］.https://www.government.nl/ministries/ministry-of-health-welfare-and-sport/services-and-institutions.

［5］KNMG.Accreditatieregelgeving［EB/OL］.［2025-02-20］.https://www.knmg.nl/opleiding-herregistratie-carriere/gaia/regelgeving-en-faq.htm.

［6］KNMG.Vakinhoudelijke nascholing［EB/OL］.［2025-02-20］.https://www.knmg.nl/opleiding-herregistratie-carriere/gaia/regelgeving-en-faq/vakinhoudelijke-nascholing.htm.

［7］KNMG.ABEF［EB/OL］.［2025-02-20］.https://www.knmg.nl/opleiding-herregistratie-carriere/abfe.htm.

［8］Voor leden.(Her)registratie anesthesioloog［EB/OL］.［2025-02-20］.https://www.anesthesiologie.nl/voor-leden/registratie-accreditatie/her-registratie-anesthesioloog/.

［9］Voor leden.Nascholing anesthesiologie［EB/OL］.［2025-02-20］.https://www.anesthesiologie.nl/voor-leden/registratie-accreditatie/nascholing-anesthesiologie/.

［10］KNMG.Kwaliteit van de beroepsuitoefening［EB/OL］.［2025-02-20］.https://www.knmg.nl/opleiding-herregistratie-carriere/kwaliteit.htm.

第二篇

美洲地区继续医学教育

第六章 美国继续医学教育

美国的医学界十分重视医生的继续医学教育,认为是医生医疗服务质量的保证。作为医生,不仅需要不断学习最新知识,而且还要不断地回顾和评价基本医学概念,因此,继续医学教育是不可或缺的。

作为世界上最早开展继续医学教育的国家之一,美国至今依然走在了世界继续医学教育发展的前沿。本章主要从美国继续医学教育的发展历程、管理、认证、内容与形式、学分、评估以及经费来源等七个方面来介绍美国的继续医学教育,分析美国继续医学教育模式的特点,以期为我国继续医学教育的开展带来启示。

一、继续医学教育发展历程

20 世纪初期,美国出现了一些自发的继续医学教育活动,不过与毕业后医学教育(Graduate Medical Education,GME)很难区分。1906 年美国医学会(American Medical Association,AMA)通过了一项计划,鼓励县医学学术团体每周提供基础医学和治疗的课程。大多数医学专业团体为了提高成员的继续教育而开展此类课程。到 1909 年,已有 29 个州的 350 个县学术团体加入此项计划。

20 世纪 30 年代,继续医学教育的重点从弥补医疗从业者受教育不足转向了督促医生更新日益进步的医学知识,这意味着继续医学教育具有了现代概念的基本内涵。同时,围绕继续医学教育展开的探索不断进行。1932 年,美国医学会开始强调继续医学教育的重要性,并将其视为提高医疗实践质量的关键组成部分。1935 年,约翰·尤曼斯在获得联邦基金资助研究继续医学教育后,以小镇医生为调查对象,探索有效的继续医学教育课程及其影响因素,发现针对患者的实践课比理论课效果更好。1938 年,为了方便医生选择,美国医学会开始出版继续医学教育活动目录。但继续医学教育一直没有得到充分发展,如 1940 年哥伦比亚大学医学院院长威拉德·拉泊莱(Willard C.Rappleye)指出,医学院校未能较好地使医生树立参与继续医学教育的观念。

现代意义上的继续医学教育在第二次世界大战后才出现。对于二战前的医生——大多是全科医生——来说,只能通过医学杂志,例如《美国医学会杂志》(*Journal of the American Medical Association*,*JAMA*)或者《新英格兰医学杂志》(*The New England Journal of Medicine*,

NEJM）来掌握新方法和新药物疗法，但这些杂志的更新速度很慢。伴随着第二次世界大战，美国医疗实践由于战争获得了极大的技术进步，尤其是一些专攻特定器官和器官系统的医学亚专科，这导致从战争中返回的全科医生面临着不容小觑的职业挑战。由于医生学习专科知识的需求愈加迫切，由医院、专业学术团体、医学院、商业公司提供的正式继续医学教育活动开始激增。1947 年，美国家庭医学学会，也就是现在的美国家庭医生学会（AAFP）要求其成员每三年参加 150 小时的继续医学教育活动，这一创举是继续医学教育向制度化迈进的第一步。美国医学会越来越重视毕业后医学教育（此时继续医学教育与毕业后医学教育的界限还很模糊），并于 1955 年发起一项针对 5 000 名执业医师的调查，结果有三分之一的医师称在过去的 5 年内没有参加过正式的毕业后医学教育，医学教育委员会随后宣布毕业后医学教育缺乏方向性以及明确定义的目标。该报告最终使美国医学会在 20 世纪 60 年代采取了不少措施来支持继续医学教育，截至 1962 年，美国医学会关于继续医学教育的目录已经涵盖了 38 个州及华盛顿哥伦比亚特区的 208 个组织机构（主要是医学院、医院和专业学会）提供的 1 146 个活动。1967 年，美国医学会成立继续医学教育指导委员会，并且开展了全国性的继续医学教育承办机构的认证活动。1968 年，美国医学会建立了医师继续医学教育认可制度，并确定了相关的 AMA PRA（The American Medical Association，Physician's Recognition Award）学分授予体系，对医师参加的继续医学教育活动进行学分认定。该体系对继续医学教育的内容、形式以及学分授予办法作出规定，并根据医师个人、医疗行业和医师认证委员会的需求不断进行调整。这一时期，政府也在 1967—1973 年发起地方性医疗计划，目的是将实验室的新进展应用于心脏病、癌症、脑卒中患者的临床诊疗中，该计划虽然以失败告终，但是成功激起许多学校开展继续医学教育培训的热情，积极主动举办继续医学教育活动，并成为继续医学教育的主力。

从 20 世纪 70 年代开始，继续医学教育的定义和目标逐渐确立。根据终身教育思想，美国医学会于 1972 年提出了医学教育连续统一体的概念，把医学教育全过程区分为本科医学教育、毕业后医学教育和继续医学教育三个阶段。继续医学教育由教育活动组成，这些教育活动能够保持、发展和增强医生的知识、技能、职业素质及人际关系，使其能够满足患者、公众和医疗行业的需要。至此，医学教育连续统一体的阶段范畴界定清晰。

鉴于医学院在继续医学教育中发挥越来越大的作用以及局部地区医生对评估继续医学教育活动的要求，美国医学会同意正式开展对继续医学教育活动的评估检查和认证。早在 1967 年时，美国医学会和医学教育委员会开始对继续医学教育承办机构进行认证。但在 1981 年，美国医学会成立了继续医学教育认证委员会（Accreditation Council for Continuing Medical Education，ACCME）以专门负责认证工作。ACCME 的成立意味着美国的继续医学教育不断深化，走向成熟。为规范认证和许可过程，ACCME 制订了一系列的标准与指南。1984 年，ACCME 完成了继续医学教育准则的雏形，并且定期更新。1998 年，ACCME 使用了新的认证标准，包括认证基本领域及要素、认证政策、许可要求。由于继续医学教育活动数量的增加，其经费问题随之凸显。1998 年，ACCME 正式实施了对继续医学教育的商业援助。2004年,ACCME制订了商业援助的标准,对继续医学教育项目举办的独立性、利益冲突等问题进行了规定。ACCME对继续医学教育的规范管理作出了重要的贡献,为美国继续医学教育的健康发展奠定了坚实的基础。

进入21世纪,美国的继续医学教育日臻成熟。2003年,世界医学教育联合会提出继续职业发展(counting professional development,CPD)概念,美国医学会也成立了医生继续职业发展委员会,致力于研究从继续医学教育活动中获得知识到医生真正落实的转变过程。

二、继续医学教育管理

(一) 政策法规

美国是要求强制性实现继续医学教育的国家,因此高度重视继续医学教育法规建设,至今已经形成了相对完备的政策法规体系。

1. **法律层面** 有关继续医学教育的法律条文最早可以追溯到1966年美国颁布的《成人教育法案》,该法案对整体继续教育的经费、组织等作了相关规定。1972年,美国新墨西哥州首先立法,把参加继续医学教育活动作为医生再注册的条件。到20世纪80年代末,陆续有22个州和波多黎各的卫生主管当局通过医师执业执照的再注册制定了要求医师参加继续教育的法律。虽然目前联邦政府没有制定专门的全国性继续医学教育法律,但美国大多数州都依据各州的具体情况出台了有关继续医学教育的州法案,州政府及其卫生部门通过法律对继续医学教育设置标准。

2. **规章层面** 美国有关继续医学教育的部门规章,较之于继续医学教育法律更加详细完备,用以规范继续医学教育活动的实施。规章可以大致分为两类,一类是认证机构提出的认证规则,另一类是参与继续医学教育管理的相关机构提出的管理政策。

首先是认证规则,由ACCME制订。ACCME自成立后,陆续出台了一系列的标准和政策以促使继续医学教育的认证制度和认可过程更加规范。1984年,ACCME的政策法规初具雏形,1992年针对商业援助问题专门制订了《商业赞助标准》,进入21世纪后,ACCME逐渐形成以《认证基本领域及要素》(1998年)、《商业赞助标准》(1992年)和《认证政策》(1982年)三份文件为主的政策体系。近十年来,为了更好满足患者和大众的需求、满足医师个人和医疗卫生行业对继续医学教育的要求,ACCME不断调整和更新相关的政策法规。截至2020年12月,ACCME的认证规则由三部分组成:《认证标准》《认证继续教育的完整性和独立性标准》和《认证政策》。

(1)《认证标准》。其前身是制定于1998年的《继续医学教育认证委员会认证基本领域及要素》,该文件提供对继续医学教育举办单位进行资格认证的主要依据。在2006年版本的继续医学教育认证委员会认证要求中,这部分内容更名为《认证标准》。《认证标准》为计划、实施和评估继续医学教育活动提供了一个框架,指出继续医学教育活动旨在提高医师的能力、实践表现或医疗成效。经认证的继续医学教育活动提供单位必须遵守核心认证标准,其主要内容分为三部分,分别是:①宗旨,继续医学教育活动承办机构需要提交一份说明,陈述其所举办的继续医学教育活动项目在改善医师的胜任力、行为表现和医疗效果等方面的预期目标;②项目分析,承办机构需要自行统计其开展的继续医学教育项目的数据或信息,并在此基础上分析通过这些活动/教育干预,其预期目标已经完成至何种程度;③项目改进,承办机构应识别在规划和实施整个项目的过程中,规划人员、教师、基础设施、方法、资源、设备和干预活动须做出的改进,以提升项目达到预期目标的可能性。

此外,获得认证的继续医学教育承办机构可以选择继续申请荣誉认证。ACCME 的认证和表彰标准用于表彰继续医学教育活动承办机构在促进专业间协作实践、解决公共卫生优先事项、创造行为改变、展示领导力、利用教育技术以及展示教育对医疗保健专业人员和患者的影响方面所取得的成就。

(2)《认证继续教育的完整性和独立性标准》。发布于 2020 年 12 月,旨在确保认证继续教育能够满足患者和公众的需要;只向学习者提供准确、全面、科学合理的建议;确保认证继续教育值得学习者信赖,以最佳实践和证据为基础,帮助学习者提供安全、有效、经济节约和富有同情心的患者照护;并在通过认证的继续教育活动和营销销售之间建立清晰、不可逾越的界线。该部分内容主要包括 5 项应达到的标准,分别是①确保继续医学教育活动内容是有效的,经过认证的继续医学教育活动承办机构有责任确保他们的教育是公平和均衡的,任何临床内容都支持安全、有效的患者照护;②保护继续医学教育活动不受商业偏见和市场营销的影响;③识别、减少和披露相关的财务关系;④正确管理商业赞助,该标准仅在当已获得认证的继续医学教育接受未取得赞助资格公司的财务或实物资助时适用;⑤管理与已经获得认证的继续教育相结合的辅助活动,该标准仅在当已经获得认证的继续医学教育与未取得赞助资格的公司或未取得认证的继续教育承办机构有商业交易时适用。

《认证继续教育的完整性和独立性标准》用于监督继续医学教育活动与商业赞助的关系,确保继续医学教育活动承办机构不受商业利益的影响,维护继续医学教育活动的完整性和独立性。所有经过认证的继续医学教育承办机构需要遵守《认证继续教育的完整性和独立性标准》中与其相适应的条目。此标准已经得到多个医学专业认证机构的采用,标准中的原则也已纳入医学领域继续职业发展的国际准则。

(3)《认证政策》。是对《认证标准》和《认证继续教育的完整性和独立性标准》的补充。获得认证的继续医学教育活动举办机构不仅要遵守《认证标准》和《认证继续教育的完整性和独立性标准》中与其相关的条目,还应遵守与其自身组织相关的认证政策。2020年 12 月更新的《认证政策》将其中有关继续医学教育临床内容有效性的政策和商业赞助政策移至《认证继续教育的完整性和独立性标准》,保留有关认证管理、继续医学教育项目和活动管理以及联合举办继续医学教育活动等三个方面的内容。认证管理部分由"继续医学教育活动承办机构应公开和保密的信息"和"规则制订政策"两部分构成。继续医学教育项目和活动管理部分则对认证和荣誉认证标志的管理、认证声明、管理期限、参与继续医学教育活动记录的保留、继续医学教育内容和 AMA PRA 学分授予、继续医学教育活动的定义及示例、继续医学教育项目的商业部分及管理流程、内容有效性和持久性材料、英语作为 ACCME 官方语言、认证费用、遵守《医疗保险可携性和责任法案》(*Health Insurance Portability and Accountability Act*,*HIPAA*)、ACCME 认证宣传、豁免和让步协议等方面给出详细具体的规定。联合举办继续医学教育活动部分明确指出允许未经认证的单位与已经取得认证的单位共同举办继续医学教育活动,但前提是继续医学教育活动的主要负责单位必须为已经通过认证的单位。

除了有关认证的一系列规则以外,参与继续医学教育管理的机构——主要为政府机构和医学专业团体——也通过颁布政策法规来保证继续医学教育活动的实施和质量。如前文所介绍,美国大部分州政府通过立法,强制医师履行参加继续医学教育的义务。而医学专业团体,如美国医学会、州医学会和医学专科学会等则通过部门规章来推进继续医学教育工作的开展,具体做法为将保持会员资格,或再注册条件与参加继续医学教育挂钩。美国医学会提出相对简明的总要求,规定为取得医师许可证,在 3 年内医师应取得 150 学分,且这些学分中至少有 60 学分属于参与比较正规的继续医学教育活动取得的学分。其余专科学会和州医学会也纷纷在美国医学会的总要求上对其成员参加继续医学教育的内容和时长给出更加符合专科特点或学会目标的具体规定。如 1947 年,家庭医学学会,也就是现在的美国家庭医生学会(AAFP)率先要求成员每三年必须参加 150 小时的继续医学教育活动,以此来维持成员资格;1965 年,俄勒冈医学会为了再注册目的,对医师提出了继续医学教育要求。截至 2021 年 1 月,美国有 47 个州及华盛顿哥伦比亚特区的州医学会都针对继续医学教育出台了专门的规章,只有科罗拉多州、蒙大拿州和南达科他州等三个州的医学会没有对继续医学教育提出要求。

(二)管理机构

在 20 世纪初,继续医学教育的概念还没有正式形成,因此也没有专门负责继续医学教育的机构,只有 AMA 鼓励医学专业团体为其成员提供一些类似于继续医学教育的基础课程。二战后,正规的继续医学教育活动正式出现,美国继续医学教育从散在、自发型逐渐过渡为制度型,继续医学教育管理机构也随之增多,如今大致可以分为继续医学教育认证机构和参与继续医学教育管理的机构。

1. 继续医学教育认证机构 在美国,继续医学教育认证机构主要是指 1981 年成立的 ACCME 以及后来由 ACCME 认可和授权的州医学会和相应的医学专科学会。

ACCME 是一个非政府的、独立的机构,由 AMA 联合美国专科医师委员会(American Board of Medical Specialties)、美国医院协会(American Hospital Association)、医院医学教育协会(Association for Hospital Medical Education)、美国医学院协会(Association of American Medical Colleges)、医学专科学会理事会(Council of Medical Specialty Societies)和州医学会联

合会（Federation of State Medical Boards）等 6 个国家级医学组织于 1981 年在芝加哥成立，ACCME 具有法律效力，负责制定认证标准和指南，引导和控制承办机构开展继续医学教育活动的过程，确保继续医学教育质量。

随着各地区的继续医学教育认证需求不断增加，ACCME 一方面为了分摊工作量，另一方面为了保障认证质量，将部分认证职能下放给州医学会和相应的医学专科学会。这些认证机构只有在得到 ACCME 认可和授权后，才有权进行继续医学教育认证和管理。

此外，全国所有经过认证的继续医学教育活动承办机构，都需要遵循 ACCME 上级机构 AMA PRA 的规定，AMA 保留单方面取消任何继续医学教育承办机构第 1 类学分授予资格的权利。

2. 参与继续医学教育管理的机构 除了专门负责继续医学教育认证的机构，还有一些参与继续医学教育管理的机构，分为政府机构和医学专业团体两类。

美国联邦政府并没有制定全国性继续医学教育法规，因此参与继续医学教育管理的政府机构主要为州政府，通过地方性法律把医师参加继续医学教育定为一项强制性要求。自从 1972 年美国新墨西哥州最先立法把参加继续医学教育作为医生再注册的条件后，大多数州的卫生主管部门也纷纷出台有关继续医学教育的法规。

此外，在美国继续医学教育发展的许多阶段，医学专业团体也起到了重要作用。全国性医学专科学会以及许多州的医学会对其会员做出了要定期参加继续教育的要求，并以此作为保持会员资格的条件。

（三）管理流程

美国的继续医学教育在 20 世纪 70 年代末期实现制度化，其管理在 AMA PRA 下，由多方管理机构之间相互合作而实现。

ACCME 或其授权的州医学会和相应的医学专科学会负责对有权举办继续医学教育活动的单位进行认证。继续医学教育活动承办机构向认证机构提出申请以获取认证，认证机构通过评估和审核承办机构的继续医学教育活动从提出到实施的全过程是否符合 ACCME 制定的标准和要求，以及学员参加继续医学教育活动的学习效果等方面来决定是否给予认证。未被认证的承办机构开展的继续医学教育活动归于 2 类学分活动，而通过认证的承办机构开展的继续医学教育活动属于 1 类学分活动，这也是承办机构参加认证的主要动力之一。认证是保证继续医学教育质量的一种有效的管理制度，美国继续医学教育认证委员会引导继续医学教育承办机构在计划、实施和评估活动项目时符合其制定的相关认证规则，从而保证了继续医学教育的质量。

政府机构以及医学专业团体，如州卫生主管部门、州医学会以及全国性医学专科学会等，对医师提出定期参加继续医学教育的要求，并将获取一定数量的继续医学教育学分作为再注册或保持会员资格的条件，从而使医师参加继续医学教育的动机更强。

政府机构及医学专业团体和认证机构之间相互合作，承认并接受 AMA PRA 体系，以达到促进医师保持医疗质量,及时更新医学知识和技能的目的。

美国继续医学教育管理基本流程如图 2-6-1 所示。

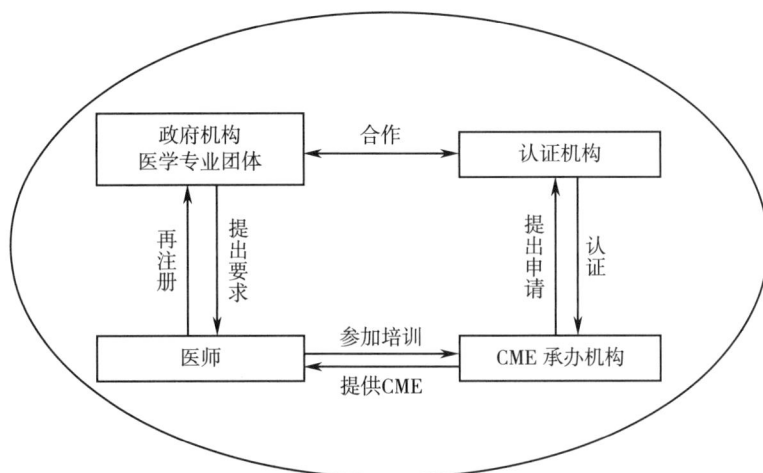

图 2-6-1　美国继续医学教育管理基本流程——AMA PRA

三、继续医学教育认证

(一) 认证组织

AMA 曾在 1967 年成立过继续医学教育指导委员会(Advisory Committee on Continuing Medical Education),但专门负责认证且具有法律效力的认证组织是 1981 年成立的 ACCME。此外,ACCME 认可和授权的州医学会或相应学会也负责一部分认证工作。

ACCME 的主要职责有 7 方面,分别是:①负责认证提供继续医学教育的单位;②负责授权州一级的继续医学教育认证机构和组织;③制订 ACCME 和州一级认证机构在进行认证工作时可以参考的教学项目和活动评估标准,并负责确保这些标准得到遵守;④开发衡量继续医学教育效果及继续医学教育认证的方法,特别关注 ACCME 自身在支持高质量的患者照护和保证医学教育连续性这两方面之间的作用;⑤鼓励并带头开展继续医学教育相关研究,改进继续医学教育组织形式和继续医学教育认证程序;⑥评估继续医学教育在提高公众健康质量方面所取得的进展;⑦定期反思 ACCME 在继续医学教育中的职能,确保能够对社会和医学行业不断变化的需求作出及时且积极的反应。

ACCME 的愿景是医学教育界能够支持医师为所有人提供最佳医疗保健。ACCME 的宗旨是确保和提升医疗专业人员的学习质量,从而推动患者照护的改善。

为实现愿景和履行使命,ACCME 建立了一套完备的自我监管体系来认证继续医学教育活动承办机构,通过同行评审来确保能够正确且及时地应对来自外部(如医学教育和医疗保健服务体系)的变化。

在 ACCME 内部,实行董事会制。董事会是 ACCME 的最高管理部门,负责制定发展战略,引领 ACCME 发现、发展和制定高质量的继续医学教育标准。目前董事会成员共有 20 人,其中 18 人来自 ACCME 的 7 个成员机构、附属的认可机构和公众,还有 2 人是政府代表。每一届董事会成员的任期是 3 年,不得连任超过两届。董事会每年至少召开 3 次大会,总结近期开展的认证工作,讨论重大的政策决议和事务,并对下一步工作作出部署。每年最后一次例会是董事会年会,用以商讨 ACCME 重要的人事变动和整体安排。在董事会例会间隔期,执行委员会将代表董事会管理 ACCME 的所有工作,在下一次例会时向董事会汇报。除了董事会之外,ACCME 还设有执行管理部门、认证和认可部门、财务运转部门、数据信息服务部门、教育及外展服务部门和沟通部门,这些部门分工明确,彼此之间相互协作和监督,从而提高 ACCME 认证的质量和效率。

(二)认证管理

为了使继续医学教育符合相关标准,保证继续医学教育活动质量,ACCME 会审核申请认证的机构所主办的继续医学教育活动计划从提出阶段到实施阶段的整个过程是否符合标准要求,同时学员学习效果也是重要的认证内容。认证采取自评、面谈(包括远程面谈)和现场调查等方式来核查所开展的继续医学教育活动是否符合标准,一旦不符合标准则不予认证。

对继续医学教育举办单位的认证、对各州医学会认证资格的认可和授权,由 ACCME 的评审认证委员会负责整理资料、形成认证结果建议报告和授权建议报告,提交董事会以供其作最终决定。

为了方便管理,ACCME 还借助互联网开发了项目和活动报告系统(Program and Activity Reporting System,PARS)。获得认证的继续医学教育活动举办机构在该平台中注册账号,记录平时的继续医学教育活动和学员学分,年终时还需要在此系统中完成年终报告。报告需要包含继续医学教育活动的类型、学时数、举办继续医学教育活动的次数和参与人次以及财务状况等信息。ACCME 使用各机构的年终报告来核验平时与各机构联系时获得的信息是否准确,并基于各机构年终报告汇编《美国继续医学教育年度报告》。

如果各继续医学教育活动承办机构有人员变动或组织变更,应及时告知 ACCME,ACCME 会根据情况做出相应处理。州医学会认证了一家继续医学教育举办单位后,应在 4 周之内登录 ACCME 的在线系统记录认证相关信息,以确保信息的持续性和时效性。ACCME 还建立了投诉调查制度,利用外部监控手段保证继续医学教育的质量。继续医学教育举办单位若被投诉,须在 30 天内作出回应,否则,ACCME 有权降低其认证等级,甚至取消其认证资格。

(三)认证制度

四十年来,美国的继续医学教育认证制度施行一套双轨体系:ACCME 认证面向全国开展继续医学教育活动的承办机构,面向州内开展继续医学教育活动的承办机构则由 ACCME 认可和授权的州医学会和相应医学专科学会来认证。

　　在美国,只有 ACCME 或其认可的州医学会和相应的医学专科学会有权开展继续医学教育认证工作。只有得到 ACCME 认证的全国性机构,以及得到经 ACCME 认可和授权的州医学会或相应医学专科学会认证的州一级机构有权举办继续医学教育活动。美国继续医学教育认证制度架构如图 2-6-2 所示。

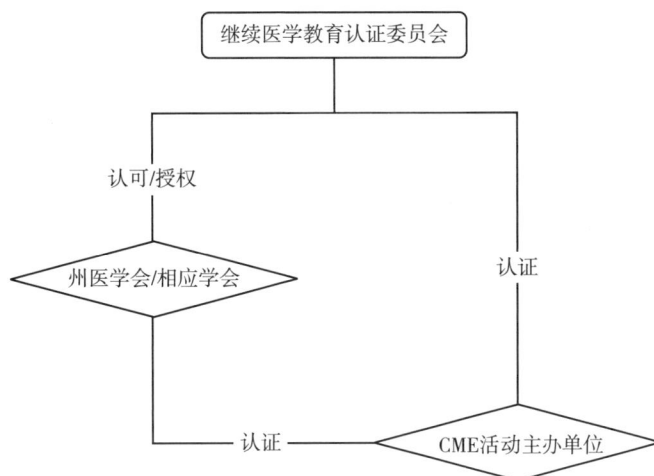

图 2-6-2　美国继续医学教育认证制度架构

（四）认证标准

1. 初次申请的机构寻求获得为期两年的临时认证　必须达到核心认证标准,分为以下两部分。

　　（1）宗旨、项目分析与改进。①宗旨,承办机构需要提交一份说明,陈述其所举办的继续医学教育活动项目在改善医师的胜任力、行为表现和医疗效果等方面的预期目标;②项目分析,承办机构需要自行统计其开展的继续医学教育项目的数据或信息,并在此基础上分析通过这些活动 / 教育干预,其预期目标已经完成至何种程度;③项目改进,承办机构应识别在规划和实施整个项目的过程中,规划人员、教师、基础设施、方法、资源、设备和干预活动须做出的改进,以提升项目达到预期目标的可能性。

　　（2）教学规划和评估。①教学需求,承办机构将教育(即知识、能力或表现等方面的)需求整合到继续医学教育活动中,这些需求是基于学习者自身专业实践的差距;②活动规划,承办机构根据其任务和目标,设计和举办旨在改进医师胜任力、行为表现和医疗效果的活动 / 教学干预措施;③适当的形式,承办机构根据环境、目标和预期结果为继续医学教育活动 / 教育干预选择适合的教学形式;④胜任力,承办机构应根据理想的医师素质(胜任力)开展继续医学教育活动 / 教育干预;⑤分析变化,承办机构分析学习者(包括其胜任力、行为表现和医疗效果）的变化，作为整个项目中活动 / 教育干预的结果。

2. 寻求为期四年认证的继续医学教育活动承办机构 同样须达到所有的核心认证标准。已经获得认证的继续医学教育活动承办机构还可以选择申请荣誉认证，为期六年，含五部分。

（1）推动基于团队的教育。①团队参与，跨专业团队的成员参与跨专业继续教育（IPCE）的规划和实施；②患者 / 公众参与，患者 / 公众代表参与继续医学教育活动的规划和实施；③学生参与，医疗卫生专业学生参与继续医学教育活动的规划和实施。

（2）解决公共卫生首要问题。①推进数据的使用，承办机构推进健康和实践相关数据的使用，以改善医疗服务；②解决公众健康问题，举办的继续医学教育活动能够考虑到如何处理临床照护之外影响公众健康的因素；③有效合作，承办机构与其他组织合作，以更有效地解决公众健康问题。

（3）提升技能。①优化沟通技能，承办机构设计能够提升学习者沟通技能的继续医学教育活动；②优化技术型 / 操作型技能，承办机构设计能够优化学习者技术型 / 操作型技能的继续医学教育活动；③制订个性化学习计划，承办机构为学习者制订个性化学习计划；④使用支持性策略，承办机构使用支持性策略来强化继续医学教育活动带来的提升效果，作为对活动的补充。

（4）展现教育领导力。①参与调查和学术研究，承办机构参与继续医学教育调查和学术研究；②支持继续职业发展，承办机构支持其继续医学教育团队的继续职业发展；③展现创造力 / 创新能力，承办机构在其继续医学教育项目的发展进程中展现出创造力和创新能力。

（5）取得成效。①提高执业能力，承办机构证明继续医学教育学习者执业能力得到提高；②提高医疗服务质量，承办机构证明学习者所提供的医疗服务质量得到提高；③改善患者 / 社区群众的健康，承办机构证明继续医学教育项目对患者或其社区整体的健康状况有改善作用。

所有的继续医学教育活动承办机构必须遵守维护继续教育认证完整性和独立性的适用标准以及适用政策。

（五）认证程序

ACCME 认证有三类，分别是对初次申请者的认证、维持认证和经过认证的举办单位的重新认证，种类不同，认证的程序也有所不同。

1. 初次申请认证 如果一个继续医学教育举办单位在预申请中被视为合格，那么该单位可以进行初次申请认证。初次认证过程主要分为四步，前两步是申请者提交《自评报告》和《活动评审表》。申请认证的机构需要提供材料（包括对所举办的继续医学教育活动的介绍等）以证明自己满足 ACCME 的认证要求。ACCME 在收到申请材料后，会以书面形式告知是否接受申请。第三步和第四步分别是认证面试和活动评审。如果 ACCME 接受申请，则会委派专家或调查人员到申请机构实地调查,了解其管理机制和继续医学教育活动开展状况。申请者除了承担认证过程中评审专家的开支外,还需要缴纳 1 600 美元预申请费用和 9 000 美元初次认证费用。初次申请者的认证过程一般持续 12~18 个月。

2. **维持认证** 对于已经获得认证的继续医学教育承办机构,需要在保持符合认证要求方面发挥积极的、持续的作用,履行以下 5 项职责:①遵守认证规则;②在项目和活动报告系统(PARS)中提交年终报告;③根据 ACCME 的政策,及时支付认证费用;④及时报告组织或人员的变动;⑤提供证据,证明 ACCME 的认证要求得到持续遵守。

维持认证需要缴纳的费用是可变的,取决于继续医学教育承办机构所提供的继续医学教育项目的规模。

3. **重新认证** ACCME 每年做出三次认证决定,通常在 3 月、7 月和 12 月。ACCME 会向申请重新认证的继续医学教育举办单位发出通知,开始为期 13 个月的重新认证过程。若举办单位不能满足认证的最后期限,可以申请延长有效期,经 ACCME 同意,可延后 4 个月,参加下一轮的重新认证过程。申请延长需要缴纳费用 1 800 美元。

申请重新认证的机构需要在 13 个月内完成 7 项任务:①接收 ACCME 发出的时间表通知(第 1 个月);②在 PARS 中完成确认表格,更新继续医学教育项目的数据(第 2 个月);③ ACCME 选出需要评审的项目;确认提交的自评报告已经可以在 PARS 系统中获得(第 3 个月);④确认面试的时间(第 4 个月);⑤再次提交自评报告和活动报告(第 6 个月);⑥接受 ACCME 调查员的面试(第 8~10 个月);⑦在 PARS 系统中查看认证结果(第 13 个月)。

ACCME 的认证结果有五种:①临时认证;②认证;③荣誉认证;④延期认证;⑤不予认证。只有结果为认证或荣誉认证才被视为认证合格者,ACCME 在其认证有效期内实施管理和监控,督促其开展的工作符合 ACCME 的标准和要求,保证继续医学教育的质量。认证周期一般为 4 年,荣誉认证周期为 6 年,在有效期即将结束时(离终止日期还有 13 个月)就开始重新认证。认证合格者每年根据 ACCME 新发布的《认证费用》规定缴纳相关费用,各州医学会则代 ACCME 收取其认证的继续医学教育举办单位的费用并上交。维持认证需要缴纳的费用是可变的,取决于继续医学教育承办机构所提供的继续医学教育项目的规模。

四、继续医学教育内容与形式

继续医学教育的内容是在基础医学、临床医学和为公众提供保健服务的学科中,得到专业人士普遍认可和接受的知识和技能。

(一)目的与目标

AMA 在对继续医学教育做出的定义中指出,继续医学教育由教育活动组成,这些教育活动旨在维持、发展或提高医生的知识、技能、各种职业素质及人际关系,以更好地为患者、公众和医疗行业提供服务。

美国医学会提出的继续医学教育目标是：①及时交流医疗实践及生物医学研究的技术、科学和伦理道德观念方面的信息；②交流安全而有效地进行临床和技术改革的信息；③鼓励对开展继续医学教育方法和技术的革新改进；④促进开展对本专业内部的继续医学教育；⑤鼓励和促进临床、护理与其他学科之间的团队继续医学教育；⑥帮助其他组织发展和提高继续医学教育的成效；⑦激励医生参加高质量的继续医学教育活动；⑧帮助医生更有效和更高效地履行其专业职责；⑨使医生意识到他们在认识和帮助水平欠佳方面的责任。

(二) 对象

虽然 AMA 规定继续医学教育的对象主要指临床医生，也包括不是医生的对象，如护士、药师等。但是美国各州有关医学教育的法律均主要以医师为对象，至于医师以外的其他卫生人员的继续医学教育，政府主管部门还没有从法律上做出明确的规定。

(三) 承办机构

在美国，继续医学教育的开展和执行是多层次、多渠道的，通过各种机构实现。包含的机构如下。①职业团体或行业协会：由从事医疗科研工作的个人及从事医疗教育的团体自愿结成专业性的非营利性社会组织；②医学教育代理机构：这些机构是专门提供教育服务的机构，根据 ACCME、继续医学教育学会（Society for Academic Continuing Medical Education，SACME）的指导原则开展继续医学教育项目，为继续医学教育课程的承办机构提供服务；③医院：医院是开展继续医学教育的主要机构，体现在其数量最多，提供的继续医学教育项目 / 活动也最多，如 2019 年，1 724 家承办机构中，医院数量为 897 家，占比 52%；④医学院校：美国的医学院也是继续医学教育活动的主要提供机构之一。早在 20 世纪 60 年代初，医学院校提供的课程数曾占总数的 55%，目前虽然比重下降，但是医学院仍然积极参与继续医学教育，努力开设各种专题课程，为继续医学教育发展做出自己应有的贡献（如哈佛医学院每年开设 300 多种课程），各大院校均以此作为提升学校知名度的重要方面之一。

ACCME 每年都会针对所认证的承办机构开展的继续医学教育情况汇总成年度报告。根据 ACCME 年度报告的统计，2019 年，美国继续医学教育活动的承办机构主要有医院 / 医疗保健机构、出版 / 教育公司、医生学术团体、医学院校、政府或军队、其他非营利性组织、保险公司 / 健康管理公司和其他组织。医院 / 医疗保健机构举办的继续医学教育活动最多，其次是出版 / 教育公司，医生学术团体和医学院校提供的继续医学教育活动数量相近，位于第三和第四。可见继续医学教育的承办机构来自不同层次，继续医学教育活动通过多种渠道提供。

(四) 内容规划

根据美国医学会在医师学分认可授予和继续医学教育学分体系手册中对继续医学教育内容的规定，从总体层面上来说，继续医学教育活动应该以新知识和新技术为主，也包括非临床内容(如办公室管理、医患沟通、教师发展等),只要这些内容适合医生受众,有利于职业发展、患者照护和公众健康,并且被基础医学、临床医学和公共卫生等专业接受即可。

与院校医学教育和毕业后医学教育这两个阶段的阶段性和计划性相比,贯穿一名医生整个执业生涯的继续医学教育除了规模更大,持续性更强之外,还更加灵活,需要发挥医生的自主性;而且由于不同医生的受教育程度、沟通能力、领导能力和科研水平等不尽相同,每位医生需要学习的内容也不同。

在美国医学会提出的总纲领之下,部分州医学会一方面为了防止医生的学习内容过于泛化,另一方面认为一些医生不一定会自主选择某些医生必须具备的知识,因此提出了一定比例的必修内容要求作为医师执照再注册的继续医学教育内容,如必须学习艾滋病防治的相关知识、医疗风险管理、临终关怀、慢性疼痛管理、传染性疾病相关方针政策等内容的培训。半数以上的州制定了相关规定,不同州的规定各有侧重,例如马萨诸塞州要求必修10学分的风险管理、3学分的阿片类药物教育疼痛管理、2学分的临终关怀等内容;佛罗里达州要求第一次再注册的医师必修1学分的艾滋病防治、2学分的预防医疗差错、2学分的风险管理等内容;康涅狄格州要求医师每两年完成特定领域的必修课程,包括感染性疾病、风险管理和文化素养等内容。但也有一些州,如阿拉斯加州、亚利桑那州、乔治亚州等16个州和关岛、维尔京群岛对继续医学教育内容没有特殊要求。

(五) 内容

AMA 对继续医学教育的定义较为宽泛,侧重于医学教育的整体框架,而 ACCME 则提供了更加详细和具体的指导。ACCME 认为继续医学教育的内容应该是广泛的,包含能够帮助医生更有效地履行其专业职责的继续教育活动。ACCME 重点关注包括医疗管理、患者安全、质量改进、临床实践等多个领域的内容,强调各类教育活动应能够帮助医生提高专业能力、提升临床技能、改进患者护理质量以及加强医疗服务管理等。

当医生参加的继续教育活动与他们的专业工作不直接相关时,那么这些活动就不属于 ACCME 定义下的继续医学教育内容。尽管这些继续教育活动可能对医生是有意义的,但与医生的非专业教育需求或兴趣相关的继续教育活动(如个人财务规划、文学或音乐鉴赏)并不被 ACCME 认定为继续医学教育内容。

(六) 方式

美国继续医学教育承办机构积极开展形式多样的继续医学教育活动,同时大力开展科学研究,不断完善继续医学教育,使其更符合医生的实际需要。2019 年继续医学教育认证委员会年度报告显示,继续医学教育活动主要有 13 类,分别是课程、定期系列活动、网络直播活动、试题编写、委员会学习活动、行为表现提升活动、网络检索和学习活动、使用持久性资料的网络学习、使用其他持久性资料的学习、在教学中学习、期刊继续医学教育、杂志审稿和其他活动等。以前,医生们往往由于无法空出大段的空闲时间而无法参加继续医学教育,如今在互联网和手机、平板电脑等电子设备的帮助下，医生们可以利用在病房和门诊的碎片化时间进行学习，而且学习过程中遇到的问题也可以随时通过网络寻求解答。对于大部分工作繁忙的医师来说，通过自我学习与研究、医疗报告会、科研讨论、同行交流以及越来越频繁地与制药公司及其员工接触来获得必要的信息已成为开展继续医学教育的便捷途径。

本节重点介绍美国继续医学教育活动非传统继续医学教育形式中的远程继续医学教育形式和循证医学继续医学教育形式。

1. 远程继续医学教育形式　远程继续医学教育又称在线继续医学教育，是远程教育与继续医学教育的结合，即采用现代信息网络技术为支持平台的继续医学教育。虽然远程教育最早起源于19世纪40年代英国创立的函授教育，但美国因其发达的计算机和信息网络技术成为当今远程教育规模最大的国家，拥有5.4万余种远程教育课程，其中远程医学教育占比高达10%。20世纪末，一些商业团体开始尝试远程继续医学教育，如今一些医院也通过网络对医护人员进行在职训练，召开讲座和进行病例分析。

在美国，虽然目前传统类的继续医学教育活动（课程和定期系列活动）最多，但是基于网络的在线继续医学教育活动（如网络直播活动）的举办数量在2019年已上升至第三位，这是因为远程/在线继续医学教育更加灵活、方便，且不受时间和空间限制，所以逐渐受到医生们的青睐。

（1）远程继续医学教育的准入制度。在ACCME列出的13类继续医学教育活动类型中，属于远程继续医学教育的有网络直播课程（Internet live course），持久性在线资料学习活动（Internet enduring material activity）和网络检索与学习活动（Internet searching and learning activity）。AMA和ACCME没有就远程继续医学教育出台专门的规章制度，但ACCME官网上有对三类在线继续医学教育活动的明确定义：①网络直播课程是指在某天某时进行的在线课程，并且只能实时参与，就像在报告厅里举行的课程一样；②持久性在线资料学习活动是一种不受时间限制的在线活动，学习者可以在任何时候选择完成它；③网络检索与学习活动是指医师利用数据库，自主在线学习与其临床实践相关的知识。AMA PRA也在其手册中针对不同类型的远程继续医学教育活动给出详细的学分授予方法，如学习15分钟网络直播课程可以获得0.25个1类学分，学习60分钟获得1个1类学分。除此以外，远程继续医学教育举办单位与其他继续医学教育活动举办单位一样，选择与自身实际情况相符合的认证类型（即初次申请认证、维持认证和重新认证）进行申请，按照不同类型认证的要求提交材料，接受审查和评估等。

（2）远程继续医学教育的质量管理。美国远程继续医学教育机构由ACCME或ACCME授权的州医学会或医学专科学会等认证组织管理，AMA学分授予机构或与其有学分互换协议的机构也会对远程继续医学教育机构进行监督和管理。因此，美国远程继续医学教育机构举办的在线继续医学教育活动不仅要达到ACCME对继续医学教育的要求（即《认证标准》《认证继续教育的完整性和独立性标准》和《认证政策》），还要达到AMA PRA学分授予系统或与其有学分互换协议的机构的继续医学教育相关要求。为保证参与在线继续医学教育活动的学员能够在 AMA PRA 系统中成功申请学分,远程继续医学教育机构需定期向 ACCME 和学分授予机构提交教育活动开展情况的报告,接受不定期检查和教育评估。

AMA PRA 学分授予系统不仅给出了远程继续医学教育学分的授予细则,还对医师每年参与不同类型的在线继续医学教育活动获得的学分设置了上限,例如医师每年通过参与在线即时临床诊断活动(Internet point of care activity)获取的 1 类学分不得超过 20 学分。

2. 循证医学继续医学教育形式　循证医学(evidence-based medicine,EBM),意为"遵循证据的医学",指将目前最好的科学研究证据应用于临床治疗、医疗指南、政府机构的医疗卫生决策等等。以证据为基础的继续医学教育(evidence-based continuing medical education,EBCME),包括关键的实践建议(一些旨在改变医生行为的要领),这些建议由已获得许可的原始循证资料证实。在这些原始循证资料中,有关联的所有试验都已根据预先确定的标准系统地鉴别、评估和总结。尽管医生不需要获得指定数量的 EBCME 学分,这种类型的继续医学教育活动将为医生学习者提供额外的价值,因为这可以保证他们通过某一 EBCME 活动得到的实践建议是对所有可获得的最佳证据的一项系统性回顾研究。

在医学实践中,在继续医学教育中融入循证医学方法是极具挑战性的。某些医学专题可能没有可获得的系统性证据回顾。这些医学专题将不具备获得 EBCME 学分的资格,但也不会被排除在继续医学教育项目之外。与往常一样,医生学习者必须使用批判性思维技能来确定什么是对患者最有利的。

尽管证据的质量和可使用性可能会引起担忧,继续医学教育承办机构和教师应该有一个目标,即提供尽可能优质的临床信息 / 证据,让医生对患者的照护做出知情的决定。通过在继续医学教育中使用循证医学方法,可以找到临床研究的差距,从而刺激在充分证据不足的领域的进一步研究。

五、继续医学教育学分

(一) 学分管理

为了便于统一管理全国的继续医学教育活动,使继续医学教育拥有一个可以衡量与比较的标准,美国医学会于 1968 年创建了 AMA PRA。医院的资格认证机构、州的医师执照委员会(Medical Licensure Boards)及专科医师认证委员会(Medical Specialty Certifying Boards)承认并接受 AMA PRA 学分。学分分为 1 类学分和 2 类学分,总的来说,大部分 1 类学分由获得认证的继续医学教育活动承办机构根据 AMA PRA 相关规定颁发,或者直接由美国医学会授予。只有具有医学博士或其他国家的同等学位,或通过特定认证程序的医师有资格获得 AMA PRA 1 类学分。2 类学分由一些符合 AMA 关于继续医学教育的定义、遵守 AMA 伦理观点、被医师认为与其临床相关但却未被授予 1 类学分的其他学习活动授予,如指导住院医师、医学生或其他卫生专业人士,非结构性的网上检索和学习、阅读权威医学文献,或参加未指定授予 AMA PRA 1 类学分的现场活动(如咨询同行和医学专家、小组讨论、自评活动、医学写作、教学活动、研究等)。医师个人确定这些活动的教学价值,自己记录,并向 AMA 申请 AMA PRA 2 类学分。每 60 分钟可以获得 1 学分。

学分是医生参加继续医学教育的记录,州医学会或相应的医学专科学会通过对医生规定必须获得学分的要求,实行对医生参加继续医学教育的宏观控制。

前文已经介绍,美国的 50 个州中只有科罗拉多州、蒙大拿州和南达科他州三个州不要求继续医学教育,其余 47 个州以及华盛顿哥伦比亚特区都对医师参加继续医学教育及继续医学教育学分获取作出明确要求。各州的继续医学教育要求基本上都是由应取得的继续医学教育学分数、继续医学教育学分的有效期(即医师执照有效期)、必修的继续医学教育内容等方面构成,但各部分的具体内容差异很大,如威斯康星州要求医师每 2 年获取 30 个 1 类学分,而马萨诸塞州却要求医师每年获取 50 个 1 类学分。此外,一些州医学会或医学专业学会为了保证继续医学教育的质量,防止出现使用较容易获得的学分凑数的现象,要求不同专科的医师在进行执照再注册时所需的学分必须是与本专业有关的学分,并规定所须取得的 1 类学分的比例。为了符合各州的规定,美国医学会根据医师的申请,提供 1 年、2 年、3 年的 AMA PRA 证书,并规定完成毕业后医学教育住院医师计划也可以折算成继续医学教育学分。1 年证书要求 20 个 1 类学分和 30 个 1 类或 2 类学分(共 50 学分),或完成美国继续医学教育委员会住院医师一年培训。2 年证书要求 40 个 1 类学分和 60 个 1 类学分或 2 类学分(共 100 学分),或完成美国毕业后医学教育委员会住院医师 2 年培训。3 年证书要求 60 个 1 类学分和 90 个 1 类或 2 类学分(共 150 学分),或完成美国毕业后医学教育住院医师 3 年培训。

学分授予权的资格是给医院的而不是各学科,各州审定学分资格应上报备案。医学会及各州审定的学分互相承认。继续医学教育承办机构是否有学分授予权,一般由学分资格审定委员会根据下述七个方面进行审定:①本单位承办继续医学教育项目是经过哪一级权威机构认可的;②继续医学教育活动的内容所能达到的质量标准;③办班的目标是否明确,是否符合参加者的要求;④所使用的教学方法,教学手段;⑤继续医学教育活动参加者知识更新及能力提高的情况;⑥继续医学教育档案文献资料的整理及保存;⑦与其他有关部门的协调配合。

大部分州要求获得一定比例的美国医学会认可的 1 类学分或其他学术组织的同等学分,还有一些州也接受美国骨科协会(AOA)、美国医学专业委员会(ABMS)、州医学会(SMS)、国家专业协会(NSS)、加拿大内科和外科医师皇家医院能力建设项目(MOCOMP)、美国急诊医师学院(AAFP)认可的学分。除了罗德岛,各州并不是接受全部上述所列学术组织认可的学分证明,只是接受其中一个或多个学术组织学分证明,如路易斯安那州、田纳西州、威斯康星州只接受美国医学会的学分证明。

（二）学分授予

1. AMA PRA 1 类学分的授予　根据美国医学会的规定，AMA PRA 1 类学分通过三种渠道授予参加继续医学教育活动的医师，这三种渠道分别是由获得 ACCME 认证的继续医学教育承办机构授予、直接由 AMA 授予以及通过参加国际继续医学教育活动申领。

（1）由获得 ACCME 认证的继续医学教育承办机构授予：无论是面向全国开展继续医学教育活动的单位还是面向州内开展继续医学教育活动的单位都授予同样的学分，即 AMA PRA 学分授予系统中的继续医学教育 1 类学分。

AMA 授予获得认证的继续医学教育承办机构根据 AMA PRA 相关规定授予 AMA PRA 1 类学分的权力。继续医学教育活动的内容必须符合 AMA PRA 的质量标准，才能被指定为 AMA PRA 1 类学分。AMA PRA 学分授予体系的有关规定与 ACCME 的基本要求和商业赞助标准相互补充，共同为继续医学教育承办机构和医生的教育需求服务，努力保证 AMA PRA 1 类学分体系的完整性和有效性。

AMA PRA 鼓励承办机构开展有效和透明的继续医学教育活动，对可以授予 AMA PRA 1 类学分活动的教学内容、类型、授予规则等方面给出明确要求。一方面，获得认证的承办机构应该尽可能与他们的教师合作，确保他们指定授予 AMA PRA 1 类学分的教学活动的内容准确、新颖，并客观地展示给学员。另一方面，继续医学教育活动策划者应该根据学习者的需求来指导活动设计开发以及学习目标制订。教学内容应该有科学依据，符合行业普遍接受的安全性和有效性标准，可以是非临床主题，例如管理、医患沟通等，只要适合医生受众，且有利于医疗服务改善和公众健康即可。具体而言，继续医学教育承办机构也必须确保活动满足以下条件：①符合 AMA 对继续医学教育的定义；②继续医学教育活动必须满足一定的教学需求（如知识、能力或表现上的不足），从根源上解决该活动学习者专业实践方面的差距；③继续医学教育活动内容的广度和深度必须适合医生受众；④在适合学习者以及活动内容允许的情况下，得到认证的继续医学教育承办机构应传达明确的教学目的和／或目标，并就如何成功地完成活动提供明确指导；⑤继续医学教育活动必须使用一种或多种与教学目的和／或目标相适应的教学方法；⑥继续医学教育活动必须为学习者提供评价机制，以衡量该活动的教学目的和／或活动目标的实现情况；⑦继续医学教育活动的计划和实施必须符合 ACCME 商业赞助标准，即《认证继续教育的完整性和独立性标准》。

在满足教学内容和类型要求的前提下，第 1 类学分授予规则具体如下。

● 每一项继续医学教育活动（不论形式），必须符合上述 7 项核心要求；符合特定格式要求；在举办活动之前获得 AMA 1 类学分认证；参考继续医学教育学分活动材料中的 AMA 学分指定声明；记录每个参加活动的医生申请的 AMA PRA 1 类学分数。这些记录必须由继续医学教育活动承办机构保留，每个活动至少保留 6 年。

● 现场活动。学分通过测量授课教师和医生之间的正式互动时间来确定；60 分钟等于 1 学分 AMA PRA 1 类学分，以 15 分钟获 0.25 学分递增，并四舍五入至 0.25 学分。医生按参与时间申请积分。一个活动中同时举行的部分,时间只能计算 1 次,即授予的学分数不能超过一个医生最多可以申领的学分。只有符合 AMA 核心要求的活动部分才可以通过 AMA PRA 1 类学分认证,并包含在此活动指定的最大学分授予值中。认证的部分必须在活动材料中明确标出。此外,获得认证的继续医学教育承办机构还可以向授课的医生教师颁发 AMA PRA 1 类学分,作为认可其为了提供此现场学习活动(比如备课和现场教学)而进行的相关学习。授课医生的学分以 2 比 1 的比例计算,四舍五入到 0.25 分。

●持久性材料。持久性材料的学分授予是根据目标受众中不同组的人完成材料内容学习所需的平均时间确定的。如果结果相同,那么继续医学教育活动承办机构可以建立一套适用于该活动的学分授予机制。学分按照每 15 分钟 0.25 学分记录,并四舍五入至 0.25 学分。成功完成该活动的医生将获得该活动指定的学分。

●基于期刊的继续医学教育活动。在同行评审的专业期刊上投稿,在期刊正式出版之前,一篇文章可以获得 1 个 AMA PRA 1 类学分。

●试题编写活动。每项试题编写活动最多可授予医生 10 个 AMA PRA 1 类学分。

●杂志审稿活动。医生承担期刊论文的评审工作,该期刊必须在 MEDLINE 索引目录中,且拥有多位审稿人。每篇被期刊编辑接受的审稿最多可以授予医生 3 个 AMA PRA 1 类学分。

●临床执业行为提升活动。完成临床执业行为提升活动最多可授予医生 20 个 1 类学分。医生完成该类活动的第一阶段可以获得 5 个 1 类学分,完成第一阶段和第二阶段可以获得 10 个 1 类学分,完成全部三个阶段才可以得到 20 个 1 类学分。

●针对性的网上医疗学习活动。医生就临床实践中遇到的问题有针对性地利用网络资源进行学习,可以申请 0.5 个 AMA PRA 1 类学分。

●其他活动。获得认证的继续医学教育承办机构,使用最合理的方式估计完成其举办的活动所需的时间,以每小时 1 个学分的方式授予 AMA PRA 1 类学分。每位医生通过参加这类活动获取的学分数是有上限的。

(2)直接由 AMA 授予:有些活动并不由获得认证的继续医学教育承办机构举办,但 AMA 医学教育委员会仍然认可通过完成这些活动而进行的学习,并允许医生根据规定直接向 AMA 申领 AMA PRA 第 1 类学分。若要在这些活动中获得学分,医生应向 AMA 申请证书,表明完成每项活动后将获得 AMA PRA 第 1 类学分。

相关信息和直接学分申请可以在“向 AMA 申请继续医学教育学分”网页(https://edhub.ama-assn.org/)上找到,网站同时也给出了可以直接申请学分的活动类型,主要有以下几种。

●在现场活动中教学。在已通过 AMA PRA 1 类学分认证的现场活动中为教学做准备并进行原创性展示,可以在获得认证的继续医学教育承办机构尚未为此授予学分的情况下,直接向 AMA 申领学分。每 1 个小时的展示时间可以申领 2 个 AMA PRA 1 类学分。

●发表文章。以第一作者身份在 MEDLINE 索引目录上的期刊发表经过同行评审的文章,每篇文章授予 10 个 AMA PRA 1 类学分。

● 壁报展示。在已通过 AMA PRA 1 类学分认证的活动中,以第一作者身份准备一场学术会议壁报展示,且该壁报被已出版的摘要集收录。每场壁报展示可以申领 5 个 AMA PRA 1 类学分。

● 医学类高级学位。获得与医学相关的高级学位,如公共卫生硕士学位可以直接向 AMA 申领 25 个 1 类学分。但如果该学术项目是已被指定 AMA PRA 1 类学分的个人课程,则不再额外授予学分。

● 获得 ABMS 成员委员会的认证或维持认证。成功获得 ABMS 成员委员会的认证或维持认证可以申领 60 个 AMA PRA 1 类学分。

●ACGME 认证的培训。成功参加毕业后医学教育认证委员会(ACGME)认证的住院医生或研究员项目每年可以申领 20 个 AMA PRA 1 类学分。

(3)通过参加国际继续医学教育活动申领:医生通过参加 AMA 认可的国际会议项目获取一定的 AMA PRA 1 类学分。此外,AMA 还与欧洲医学专科医生联合会、加拿大皇家内科及外科医生学院和卡塔尔医疗保健从业者委员会达成了国际继续医学教育学分转换协议。

2. AMA PRA 2 类学分的授予　符合 AMA 关于继续医学教育的定义,遵守 AMA 伦理观点,并且医生认为与其临床相关的、不被授予 1 类学分的其他学习可以被授予 2 类学分。这类活动包括但不限于指导住院医生、医学生或其他卫生专业人士,非结构性的网上检索和学习、阅读权威医学文献,或参加未指定授予 AMA PRA 1 类学分的现场活动,咨询同行和医学专家、小组讨论、自评活动、医学写作、教学活动、参与研究等。

医生个人确定这些活动的教学价值,自己记录,并向 AMA 申请 AMA PRA 2 类学分。每 60 分钟可以获得 1 学分。

(三)学分审验

州医学会接受学术组织的学分证明,实质上是将学分学时的验证工作委托给各个学术组织,简化工作程序,节约用于学分验证的大量人力和财力,最终节省工作成本。

1. 1 类学分审验　AMA PRA 1 类学分的审验工作分别由学分授予单位(即获得认证的继续医学教育承办机构和美国医学会)承担。

获得认证的继续医学教育承办机构必须确保已经通过 AMA PRA 1 类学分的认证,所举办的继续医学教育活动符合 AMA 的所有要求,包括核心要求、特定格式要求以及指定和授予 AMA PRA 1 类学分的要求,之后可以根据 AMA 根据活动类别给出的学分记录规定和授予要求,进行考核和审验。

由 AMA 直接授予的 1 类学分则由医生在 AMA PRA 在线系统中进行申请。医生在官方学分授予系统网站上注册账号之后,填写并提交"直接学分申请表",同时提供活动记录、缴纳适当的处理费用,等待 AMA 审验。

2. 2 类学分审验　AMA PRA 2 类学分活动是指医生参与的不属于 AMA PRA 1 类学分

活动范畴的活动,需要满足:①符合 AMA 对继续医学教育的定义;②遵守相关的 AMA 伦理观;③非推销性活动;④被医生认为是一段与其执业实践相关的有价值的学习经历。

医生参加满足要求的 AMA PRA 2 类学分活动后,需要自行申请相应学分,记录活动名称、描述活动的主题或内容、参与活动的日期和申领的学分数,向 AMA PRA 系统提交申请,等待审验。对于已经申领 AMA PRA 1 类学分的活动,医生不能再次申领 AMA PRA 2 类学分。AMA PRA 2 类学分的记录由医生个人负责保存。

六、继续医学教育评估

评估是保证继续医学教育质量的重要环节,美国对继续医学教育的评估大体从承办机构、继续医学教育项目、继续医学教育效益和效果这三个方面展开。

(一)对承办机构的评估

对于继续医学教育承办机构,ACCME 或其授权的州医学会和医学专科学会定期对这些承办机构的培训计划,从培训内容、授课人员、教学条件等方面进行检查评估。学分授予资格不是永久性的,每 2~4 年重新认可一次,凡不符合条件的继续医学教育承办机构,则取消其资格。美国医学会要求经它认可的继续医学教育承办机构每隔四年将其开展的继续医学教育活动的所有情况以书面报告形式上交审查,而州医学会或医学专科学会在此基础上也会对其管理的承办机构提出更高的要求,例如加利福尼亚州的州医学会每年都会对承担继续医学教育教学任务的医学院进行评估和检查。

(二)对继续医学教育项目的评估

对继续医学教育项目进行评估,目的是检验开展的教学活动是否使医生进行了有意义的学习,能否获得期望的结果,能否最终改善医生的临床实践水平和能力,因此有必要评估继续医学教育活动的开展情况。

美国继续医学教育活动的评估从低到高分为七个水平:①参与度,参加某一继续医学教育活动的医生人数;②满意度,学习者对某一继续医学教育活动的满意程度;③陈述对知识的学习/了解,即学习者对学习内容的了解程度;④程序性知识的学习(知道怎样做),学习者通过学习了解到如何进行某项操作;⑤能力的学习(如何表现),学习者通过学习能够进行某项操作;⑥表现(做),学习者能够在临床实践中应用所学的知识;⑦患者健康,学习者通过学习临床水平有所提高,带来了患者健康的改善;⑧社区健康,学习者通过学习临床执业水平有所提高,提升了其所在社区患者的整体健康水平。

承办机构通过各种方法评估其活动的质量和效果,包括医疗事故索赔数据的变化、反映参与/学习者做出改变意愿的数据、活动举办后的调查以及对执业实践行为变化的现场评审。承办机构基于数据审查对项目进行分析,并报告学习者能力和表现的变化,从而为其正在进行的教学计划提供改进建议。

此外,承办机构还通过案例研究和技能研讨会的反馈来收集关于学习者能力变化的数据,并利用这些数据研究继续医学教育课程/项目对学习者能力提升的影响。

ACCME 在其颁布的《认证标准》中,给出了关于评估的详细规定,如表 2-6-1 所示。

表 2-6-1　评估过程概述

内容	要求	期望
评估机制	所有的活动,包括现场活动,必须包括综合评估这一组成部分,以评价学习者个人的能力,知识和/或技能	这种评估衡量的是学习者个人的能力或表现,而不是活动本身。使用的评估方法应当能够鉴别每个人(非匿名)的学习效果
参与门槛	承办机构决定并传达学习者获得维持认证学分的参与门槛,也称为及格标准	参与门槛必须在活动前清楚地告知学习者。学习者必须达到承办机构设定的参与门槛,才能报名该活动
反馈	所有活动必须包括反馈机制,用合理的方法评价学习者的学习效果以保证其掌握相关知识和技能,需要借助适当的相关例证进行鉴别	只有在对学习者的评估和反馈完成的情况下,才能授予学分

(三) 对继续医学教育效益和效果的评估

除了对承办机构的评估和对继续医学教育项目的评估,继续医学教育的效益和效果也需要进行评估,可以分为参加者评估自己对某一继续医学教育活动的满意程度和外部评估医生参加继续医学教育活动的效果。

1. **参加者对继续医学教育活动满意程度的评估**　继续医学教育活动参加者通过多种多样的方法评估自己对某一继续医学教育活动的满意程度,如在参加过一个讲习班之后,承办机构立即以问卷形式让参加者对讲课内容、方法等方面进行评估,以优、良、中、差打分。

2. **对医生参加继续医学教育活动效果的评估**　医生参加某项继续医学教育活动的效果由继续医学教育活动的承办机构进行评估。各个机构的评估方法不尽相同,本节以南加州大学开展过的一次评估工作为例,介绍如何对医生参加继续医学教育活动的效果进行评估。

(1) 先明确医生对继续医学教育的需求。随机抽取 94 位执业医师为调查对象,请每位医生填写一张表格,并抽取每人 200 张处方。通过计算机对他们的用药特点、疗效和副作用、处方的修订及随访患者等情况进行分析,从而了解医生的水平及存在的问题,然后根据不同情况分别向每个人指出其问题和应加强学习的方面,并以此作为他们需要进行有针对性的继续医学教育的依据。

(2) 当医生根据这一要求参加继续医学教育后,再以问卷形式调查他们对参加培训必要性的看法(71% 的人认为有必要,7% 的人认为没有必要)。

（3）经过一段时间之后，再收集每人的 200 张处方，对每个项目进行再分析，发现有 30% 的医生水平有了提高（对照组改进率为 3%）。

（四）对评估结果的应用

对继续医学教育活动的承办机构、继续医学教育项目以及继续医学教育效益和效果的评估有利于保障继续医学教育活动的质量，对提出改进意见以及决定一个继续医学教育承办机构是否有学分授予权都是很有意义的。

七、经 费 来 源

据 ACCME 年报显示，2015—2019 年，年度总收入呈现逐年递增的趋势，2019 达到了 30.59 亿美元。继续医学教育的经费有 5 大来源，分别是注册费用、商业赞助、广告和展览收入、私人捐款、政府拨款，其中注册费用最多（如 2019 年高达 16.75 亿美元），其次是商业赞助、广告和展览收入以及私人捐款，而政府拨款最少（如 2019 年为 0.39 亿美元）。

ACCME 的经费来源主要是继续医学教育举办单位、各州医学会缴纳的费用以及社会捐助。董事会例会或特别会议期间，成员机构各董事的开支由各成员机构负担，其他董事的费用由 ACCME 负担。其他会议及日常管理开支则全部由 ACCME 承担，ACCME 在认证过程中的开支则由继续医学教育举办单位支付。

各个继续医学教育承办机构自负盈亏，略有节余。许多医药企业都为继续医学教育提供可观的经费。早在 20 世纪 90 年代时，继续医学教育的经费来源中，商业赞助和基金的金额快速增长，在 2008 年达到峰值 14.85 亿美元。这一现象很大程度上是因为制药公司开始资助继续医学教育活动。

继续医学教育很容易受到商业赞助的影响，因此美国医学会伦理与司法事务委员会也不断敦促州参议会，如果不能完全禁止继续医学教育的商业支持，那么至少要对其进行限制。ACCME 在 1992 年发布商业赞助标准，2004 年进行了修订。美国医学会伦理与司法事务委员会在 2008 年、2009 年、2010 年分别提交更新的立场，但每次都被退回要求进一步细化。在各方努力之下，如今没有商业赞助的继续医学教育活动已经成为主流。2010 年，五分之四的继续医学教育活动没有商业赞助，培训了大约 80% 的医生和卫生技术人员；五分之一的继续医学教育活动有商业赞助，培训了大约 20% 的医生和卫生技术人员。

八、主要特点与启示

（一）美国继续医学教育模式的特点

美国的继续医学教育已经走过了一个多世纪，至今已形成了一个相对完备的体系，管理机构分工明确,各司其职,有条不紊地维护该体系的正常运作。

在该模式下,认证机构、政府机构和医学专业协会三方参与继续医学教育管理,医生的继续医学教育的学习内容和程度等也越来越多地被专业机构、立法机构和行政机构所发布的自愿或非自愿的政策法规规范。如本章第二节"继续医学教育管理"所述,政府机构(主要是州政府)通过立法参与继续医学教育管理,规定州执照委员会在医生执照再注册时将医生是否定期参加继续医学教育纳入考核,并且承认美国医学会的继续医学教育学分授予系统。认证机构和医学专业组织通过制定规则或标准来确保继续医学教育教学的质量,通过创建指标对医生接受继续医学教育活动的数量和类型进行规定。各管理机构也很重视监督工作,通过评估继续医学教育承办机构、继续医学教育项目以及继续医学教育效益和效果来维护继续医学教育的质量。

美国的继续教育制度从 20 世纪初医生的自发学习,到如今颁布了由医学组织制定的继续医学教育标准,多家学会联合起来开展认证,相关制度被州和地方委员会认可,已经实现了从散在、自由、自愿到制度化和系统化的转变,继续医学教育的目的不仅包括不断更新知识、完成终身教育的职业责任,还包括维持医师执照、专业资格和医院的声誉。

总的来说,在医生的主观努力,专业组织的强制标准、政府的要求三者共同作用下,美国继续医学教育不断进步与完善,能够更好地满足医生职业能力发展、患者利益最大化以及维护公众健康这三方面的需求。本小节主要从管理、认证、形式、继续医学教育承办机构、学分管理和经费来源等六个方面总结美国继续医学教育的特点。

1. 美国继续医学教育管理特点 情况如下。

(1)实行继续医学教育与医师执照再注册挂钩:美国实行联邦制,有 50 个州,每个州有较高的自治权,各州与联邦政府均有司法权。美国医师执照由各州医学委员会负责,相关制度由各州分别制定,仅在本州内适用。医学委员会与我的医学学术团体不同,是由州议会建立的,代表政府行使职能。医学委员会通常由医生和非医生组成,体现了行业控制与外部监管的潜在统一。医学委员会除了证明申请者的资格,还需要保持州内医生的供给平衡。医学委员会通过 3 种机制监督医生资格:①第一次申请执照需要培训证明、其他相关证明以及现有的学科活动证明等;②定期执照更新需要提供专业声望自我认定;③审查投诉。州医学委员会一直致力于开发能够证明医生能力的机制。1971 年,美国新墨西哥州第一个把参加继续医学教育作为医生再注册的条件。新墨西哥州的医生只有参加继续医学教育活动才能申请医师执照再注册,标志着美国医生参加继续医学教育活动从自愿转向强制,开始走向制度化。在此之后,其他州也陆续出台了类似规定。截至 2020 年,美国只有科罗拉多州、蒙大拿州和南达科他州 3 个州没有针对继续医学教育提出要求,其余各州和特区都规定医生在进行执照再注册时,必须有继续医学教育的学分。

(2)规定医生参加继续医学教育的必修内容:美国继续医学教育发展初期,参加继续医学教育更多是出于医生的自主性,因为每位医生的具体情况和学习需求不同。但后来州医学委员会和医学专科学会发现一些医生必须具备的知识,部分医生不一定会自主选择,因此提出了一定比例的继续医学教育必修内容作为医师执照再注册的要求,如必须参加艾滋病防治的相关知识、医疗风险管理、临终关怀、慢性疼痛管理、传染性疾病相关方针政策等内容的培训。

半数以上的州制定了相关规定,不同州的规定各有侧重、不尽相同。比如马萨诸塞州要求必修 10 学分的风险管理、3 学分的疼痛管理、2 学分的临终关怀等内容;佛罗里达州要求第一次再注册的医师必修 1 小时艾滋病防治、2 小时预防医疗差错等内容;康涅狄格州把感染性疾病、风险管理和文化素养等内容作为必修内容。有些州,如阿拉斯加州、亚利桑那州、乔治亚州等 16 个州和关岛、维尔京群岛对继续医学教育内容没有特殊要求。

（3）医学专业学会在继续医学教育中发挥重要作用:美国的医学专业学会也对继续医学教育提供了极大的支持,是继续医学教育管理体制中不可或缺的一环。1931 年,美国泌尿学会就提出会员必须参加继续医学教育活动的要求,这是最早对会员提出继续医学教育强制性要求的专科学会。在接下来的继续医学教育发展的许多阶段,美国各医学专业学会都发挥了重要作用。20 世纪 50 年代,美国医学会开展继续医学教育研究,在此基础上采取了诸多措施,改善和促进了继续医学教育的发展。在州医学委员会对继续医学教育提出要求前,许多医学学术团体已经要求会员必须参加继续医学教育作为维持会员资格的必备条件。20 世纪 70 年代,当参加继续医学教育逐渐成为医师再注册的必要条件后,许多医学学术团体为了使会员顺利完成执照再注册,采取规定继续医学教育必修内容、调整相应学分要求等措施,以最大限度地满足不同州的再注册要求。假设所有(对继续医学教育有要求的)州医学委员会对其医师执照再注册所需的最低继续医学教育学分从 16 到 50 学分不等,那么相应的医学学术团体就会对要求会员的继续医学教育学分是每年 50 学分,这样会员无论在哪个州行医,都能够满足所在州的相关要求。

2. 美国继续医学教育认证特点　美国继续医学教育的认证工作分工明确,由非政府机构 ACCME 主导开展,形成双轨制模式:ACCME 负责认证面向全国开展继续医学教育活动的承办机构,其认可的州医学会和相应的专科学会认证面向州内开展继续医学教育的承办机构。

ACCME 及 AMA 通过制定认证指南和认证规则来引导和控制承办机构开展继续医学教育的过程,保证继续医学教育的质量。对具体继续医学教育活动的评估和管理融合在对承办机构的认证过程中,主要通过审核其主办的继续医学教育活动,从继续医学教育活动计划的提出到实施的全过程是否符合标准要求、学员学习效果等都是用来认证承办机构的条件。通过提供自评报告、办公室面谈或远程面谈、现场调查等方式来核查开展的继续医学教育活动是否符合标准,一旦不符合标准,则不予认证。

自 ACCME 成立以来,美国继续医学教育的极大进步证明这是一个有效的认证管理模式。政府的规章制度在某种意义上说容易导致继续医学教育承办机构重视那些不能提高课程价值的细枝末节。然而,ACCME 引导的认证过程要求提交申请的机构必须提供大量的准备材料,用以证明符合 ACCME 的认证标准。继续医学教育承办机构在认证标准的引领下,在策划、实施和评估项目时遵循合理的教学原理,从而保证了继续医学教育的质量。

3. 美国继续医学教育形式特点 呈现出多样化的特点。为了满足医生的实际需要,继续医学教育承办机构根据申请认证过程中的评估结果,提供形式多样的继续医学教育活动,如课程、定期系列活动、网络直播活动、持久性资料的网络学习、其他持久性资料(音像资料)学习、期刊继续医学教育、试题编写、参加审议会、技能培训、网络检索和学习、杂志审稿等。医生可以根据自身情况灵活选择。尽管传统的课堂讲授型教学方式仍然是数量最多的美国继续医学教育活动,但已经呈现下降趋势。

这一趋势出现的原因可以归纳为两点。第一,由于工作和学习之间突出的矛盾,大部分医生只能利用业余时间进行继续医学教育的学习,这无疑导致他们的选择范围大大受限,无法参加很多与其工作时间相冲突的传统定期课程。第二,自第三次科技革命以来,互联网及手机、iPad等移动设备迅猛发展,为医生提供了许多传统课堂之外的选择。医生不再需要等到有大段连续的空闲时间才能开始学习,而可以在病房、门诊或遇见问题的任何地点,拿出手机或iPad查找资料,学习专为移动终端设计的微课,这种借助互联网的学习方式被称为远程继续医学教育,可以使医生实现不受时间和空间限制,因此很多医生更愿意选择这种方式而非传统的课堂讲授型继续医学教育活动。

除了上述远程继续医学教育形式以外,非传统继续医学教育形式还包括循证医学继续医学教育形式,第六节"继续医学教育内容与形式"已经介绍过,此处不再赘述。总而言之,美国继续医学教育的形式丰富多样,供医生自由选择。非传统继续医学教育形式对医生专业知识和技能的影响不容忽视,尤其是远程继续医学教育形式,得益于灵活便捷的特点而逐渐受到许多工作繁忙的医生的青睐。

4. 美国继续医学教育承办机构特点 美国继续医学教育承办机构向多元化发展,虽然其总数呈现下降趋势,但提供的继续医学教育活动数量却在上升。

根据ACCME最新年度报告,2019年ACCME及其授权的认证机构在全国范围内共认证继续医学教育承办机构1 724家,范围极广,包括医院/医疗保健机构、出版/教育公司、医生学术团体、医学院校、政府或军队、其他非营利性组织、保险公司/健康管理公司和其他组织等。可见美国的继续医学教育承办机构不仅局限于医院、医学院校和医生学术团体,凡是符合要求并通过认证的机构都有权承办继续医学教育活动。以2019年为例,提供继续医学教育活动数量最多的机构依次是医院/医疗保健机构、出版/教育公司、医生学术团体和医学院校。其中,由医院提供的继续医学教育活动数目为49 815项,占2019年活动总数的26.4%,而由出版/教育公司提供的继续医学教育活动居然位居第二,数目高达39 075项,超过了医生学术团体提供的继续医学教育活动数目(33 734项)和医学院校提供的继续医学教育活动数目(32 236项),占2019年活动总数的20.68%。

虽然承办机构越来越多元化,但根据ACCME统计的数据,2005—2019年,ACCME体系内认证的继续医学教育承办机构总数呈波动下降趋势,2005年有2 322家,2006年到达最高峰2 413家,随后逐年下降,2010年2 144家,直到2019年1 724家。与这个趋势恰恰相反的是,这段时期举办的继续医学教育活动数量却呈现波动上升趋势,2005 年共举办 134 721 项,虽然自 2007 年(共举办 162 869 项)开始直到 2012 年(共举办 133 620 项)都是下降的,但 2013 年之后回升,2019 年到达最高峰 188 992 项。医师和非医师参加培训的互动次数从整体来看也呈波动增长的态势,医师参加培训的互动次数在 2005 年为 10 354 460 次,2019 年则达到 17 318 795 次,非医师参加培训的互动次数也从 2005 年的 5 321 448 次升到 2019 年的 19 696 421 次。

总的来说,获得认证继续医学教育活动承办机构的数量在减少,但是提供的继续医学教育活动数量在增加,临床医生和其他医疗卫生专业人员参与的人次也在增加。

5. 美国继续医学教育学分管理特点　美国医生参与继续医学教育需要获得的学分或学时有详细而具体的要求。三分之二以上的州接受美国医学会 AMA PRA 学分证书以及其他学术团体类似的学分证书,而且要求医生获得一定比例的 1 类学分或其他学术组织授予的同等学分。一些州也接受美国骨科协会(AOA)、美国医学专业委员会(ABMS)、州医学会(SSMS)、国家专业协会(NSS)、加拿大内科和外科医师皇家医院能力建设项目(MOCOMP)、美国急诊医师学院(AAFP)授予的学分,同样,完成毕业后医学教育住院医师计划也可以折算成继续医学教育学分。不过只有罗德岛接受上述所有学术组织认可的学分证明,大多数州只是接受其中一个或几个学术组织的学分证明。

不同州按照每 1 年、每 2 年或每 3 年为界,要求医师必须参加一定小时数的继续医学教育活动,或者获得一定量的继续医学教育学分(美国参加 1 小时继续医学教育活动授予 1 学分,所以学时与学分可以混用),平均每年需要获得的继续医学教育最低学分数从 15~50 学分不等。可见,不同州之间的学分要求差别很大,威斯康星州和佛蒙特州等州规定每 2 年 30 学分,而伊利诺伊州、马萨诸塞州等要求每年 50 学分。为了符合各州的规定,美国医学会根据医师的申请,提供 1 年、2 年、3 年的 AMA PRA 证书:1 年证书要求 20 个 1 类学分和 30 个 1 类或 2 类学分(共 50 学分),或完成美国继续医学教育委员会住院医师一年培训。2 年证书要求 40 个 1 类学分和 60 个 1 类学分或 2 类学分(共 100 学分),或完成美国毕业后医学教育委员会住院医师 2 年培训。3 年证书要求 60 个 1 类学分和 90 个 1 类学分或 2 类学分(共 150 学分),或完成美国毕业后医学教育住院医师 3 年培训。

6. 美国继续医学教育经费来源特点　据 ACCME 的年报显示,近五年来,其年度总收入呈现逐年递增的趋势,2019 年更是达到了 30.59 亿美元。继续医学教育的经费主要来自医师注册费用、商业赞助、广告和展览收入、私人捐款以及政府拨款等,其中注册 / 认证费用最多(如 2019 年高达 16.75 亿美元),其次是商业赞助、广告和展览收入以及私人捐款,而政府拨款最少(如 2019 年为 0.39 亿美元)。这一点与俄罗斯完全由政府出资参与继续医学教育培训活动截然不同,而我国医师参加的继续医学教育项目活动受到所在单位、企业不同程度的资助。

美国最初的继续医学教育活动是免费的或者收费很低,进入 20 世纪 80 年代,随着继续医学教育制度化的迅速推进,将其与医生执照再注册相挂钩的州越来越多,对继续医学教育的需求也越来越大,继续医学教育活动开始收费且需要由医生个人支付。商业赞助的介入使得培训费用有所降低,因此受到医生的欢迎,继续医学教育活动得到的商业赞助日益增加。在整个20世纪90年代,商业赞助的金额迅速增长,2008年达到峰值14.85亿美元。为了防范医药企业对继续医学教育乃至医生医疗行为的影响,1984年,继续医学教育认证委员会发布了商业赞助指南,1992年发布了商业赞助标准,2004年进行了修订。相关调查结果显示,继续医学教育很容易受到商业赞助的影响。美国医学会伦理与司法事务委员会也不断敦促州参议会限制继续医学教育活动中的商业支持。根据2019年美国继续医学教育认证委员会年度报告的统计数据,2019年接受商业赞助的医学教育活动仅占8%,与2015年的11%、2010年的20%相比,呈现明显下降趋势;2019商业赞助费用占总收入的25%,与2015年的28.1%相比,同样呈现下降趋势。

(二)美国继续医学教育模式的启示

1. 继续医学教育应当与医生执业资格挂钩　美国继续医学教育与医生执照再注册挂钩,从根本上解决了医生参加继续医学教育的内在动力问题。美国的医生自主管理和安排参加的继续医学教育活动,按时向美国医学会或其他学术组织申请继续医学教育学分证明,作为医师执照再注册的条件之一。在我国,卫生部于1991年颁布的《继续医学教育暂行规定》对继续医学教育进行扩大试点,1996年卫生部继续医学教育委员会成立,其后各省(自治区、直辖市)也纷纷建立了相应的继续医学教育委员会,全国继续医学教育工作全面铺开,将医生参加继续医学教育作为晋升职称的必备条件。但是,在实际执行过程中,出现了即使学分不达标也照样晋升职称的情况;同时,即使严格执行此项规定的单位,管理人员纷纷反映对于已经升至正高级职称的医生,继续医学教育的强制性失灵。如果效仿美国,将继续医学教育与医生执业资格挂钩的话,将会不断提升医生的职业素养,有力地促进卫生事业的健康发展,最终更好地满足广大群众的卫生保健需求。更为重要的是,这将从根本上激发医生参加继续医学教育的主动性。以往当医生继续医学教育学分不达标时,继续医学教育管理人员比医生本人更急迫,因为上级卫生主管部门采用医生继续医学教育学分达标率作为考核管理部门的工作指标之一。如果达标率低,说明该单位的继续医学教育工作做得不够好。而在与医师执业资格挂钩后,继续医学教育成为医生自己的事情,关乎其能否继续执业,这将会彻底转变现有的管理模式,继续医学教育管理人员则可以真正成为辅助和支持角色。

因为我国幅员辽阔,区域差异大,建议采取分步走的方式实施此项举措。根据不同区域经济社会和卫生健康事业的发展水平,部分省(自治区、直辖市)如果时机成熟,可以先制定地方的继续医学教育法规,推动本地区继续医学教育的制度化。等到大多数省(自治区、直辖市)都有了相关立法,再考虑国家层面的相关立法。

2. 具有公信力的第三方参与继续医学教育质量管理　美国继续医学教育认证委员会的工作就是规范继续医学教育管理和质量,它是非政府性质的机构,对于美国继续医学教育的健康发展起到了关键作用。我国对继续医学教育工作的管理主要由各省（自治区、直辖市）继续医学教育委员会办公室负责，办公室大多只有几名管理人员，只能完成基本的继续医学教育管理工作，对于评估和检查等需要更多人力物力开展的现场工作则很难实施。为此，可以借鉴美国委托第三方承担相关工作的做法，如将项目评审、工作评估、质量监控等工作委托第三方承担。第三方可以是医学院校、学术团体等机构。在选择第三方时，从专业性、中立性、公信力等方面审核其资质尤为关键，否则评估结果很难令评估对象信服，反而不如不做。

3. 防范商业贿赂对继续医学教育的影响　美国的经验表明，来自制药厂等企业的商业赞助会对继续医学教育项目活动的内容产生一定的影响甚至误导。因此继续医学教育认证委员会对商业活动在继续医学教育中的参与加以诸多限制，诸如赞助商与授课教师的财务关系、商业标志的大小、出现的位置、时间等等均有严格要求，目的在于避免授课人因商业赞助的影响而传达出带有导向性的结论，从而对临床诊疗行为做出错误指导。随着我国社会经济的不断发展，继续医学教育活动也越来越多地得到药品、器械等企业的商业赞助，这对继续医学教育的发展普及无疑起到了一定促进作用。然而，受商业赞助的影响，许多继续教育活动在组织上或授课内容上也存在一定的导向性。

就我国相关情况而言，2008 年 11 月，卫生部在有关意见中规定："要规范捐赠经费的使用范围，抵制商业贿赂行为对继续医学教育活动的干扰。社会各界的资助经费只能用于继续医学教育活动，不得附加其他条件。"2013 年出台的《卫生部关于加强"十二五"期间继续医学教育工作的指导意见》进一步完善，明确指出要"坚持继续医学教育公益性质，防范商业利益影响培训内容科学性"。

上述规定为我国继续医学教育接受捐赠经费提供了政策依据，规范了我国继续医学教育使用社会各界资助经费的行为。但这些规定相较于 ACCME 的《认证继续教育的完整性和独立性标准》，内容偏于简单，缺乏对商业赞助行为的统一管理细则，在实际工作中难以落实，有不少间接的商业赞助采用诸如支付场地费和教师讲课费等方式来规避相关管理。

从美国继续医学教育商业赞助逐渐受到限制的历史趋势来看，我国也需要制定严格的管理办法，限制商业赞助进入继续医学教育领域，谨防商业赞助对继续医学教育教学内容的影响，并且明文规定间接的商业赞助也是商业赞助。医药公司的商业赞助直接进入承办机构账户，具体如何使用由承办机构决定，赞助方不得干涉继续医学教育项目的内容和形式等。

综上，美国继续医学教育已走过了百年发展历程，其管理体制和运行模式对我国继续医学教育的发展具有良好的启示和借鉴意义。但美国的政治制度、社会环境和医疗管理体系都与我国有很大差异，因此未来如何汲取和使用美国在继续医学教育方面的经验，完善我国继续医学教育管理机制，更好地发挥继续医学教育的作用，提升医疗服务水平，是医学教育工作者今后需要继续努力的方向。

参 考 文 献

［1］马真.美国继续医学教育模式的特点与启示［J］.中华医学教育杂志,2016,36(04):637-640.

［2］American Medical Association.The AMA physician's recognition award and credit system［EB/OL］.［2025-02-20］.https∶//www.ama-assn.org/sites/ama-assn.org/files/corp/media-browser/public/cme/pra-booklet_0.pdf.

［3］Accreditation Council for Continuing Medical Education.ACCME accreditation requirements［EB/OL］.［2025-02-20］.https∶//accme.org/resource/accme-accreditation-requirements/.

［4］Accreditation Council for Continuing Medical Education.Accreditation Rules［EB/OL］.［2025-02-20］.https∶//accme.org/rules/.

［5］Accreditation Council for Continuing Medical Education.Accreditation Criteria［EB/OL］.［2025-02-20］.https∶//accme.org/rules/criteria/.

［6］Accreditation Council for Continuing Medical Education.Standards for Integrity and Independence in Accredited Continuing Education［EB/OL］.［2025-02-20］.https∶//accme.org/wp-content/uploads/2024/05/881_20220623_Standards-for-Integrity-and-Independence-in-Accredited-CE-Information-Package.pdf.

［7］Accreditation Council for Continuing Medical Education.ACCME Policies［EB/OL］.［2025-02-20］.https∶//accme.org/rules/policies/.

［8］Accreditation Council for Continuing Medical Education.Mission and Responsibilities［EB/OL］.［2021-01-26］.https∶//accme.org/about-accme/mission-responsibilities/.

［9］American Medical Association.Call for Candidates for AMA Nomination for the Accreditation Council for Continuing Medical Education Board of Directors［EB/OL］.［2025-02-20］.https∶//www.ama-assn.org/system/files/2021-01/accme-bod-position-description.pdf.

［10］Accreditation Council for Continuing Medical Education.Initial Accreditation［EB/OL］.［2025-02-20］.https∶//accme.org/accreditation-process/initial-accreditation/.

第七章 加拿大继续医学教育

在加拿大,医生实行终身教育制度,每年必须通过学术交流、外出进修等多种方式完成一定的继续医学教育学分,才能保证继续从事专业工作的资格。

一、继续医学教育发展历程

1823 年,来自苏格兰爱丁堡的医生在加拿大建立了蒙特利尔医疗机构,标志着加拿大的正规医学教育的开始。到 20 世纪初,加拿大已经有了 8 所教学质量参差不齐的医学院。与此同时,美国也出现了许多质量有问题的专科医学院校,这一现象引起了社会广泛关注,并促成了 1910 年的弗莱克斯纳报告,该报告对美国和加拿大的医学教育都产生了重大影响。1912 年加拿大医学委员会的成立和 1914 年美国国家医学考试委员会的成立,标志着北美医疗执照颁发统一标准时代的到来。

当代加拿大医学教育体系分为多个阶段,包括医学院校教育(3~4 年),毕业后医学教育(4~7 年)和继续医学教育(终身)三个阶段。1975 年,加拿大皇家内科及外科医师学院(The Royal College of Physicians and Surgeons of Canada,RCPSC)主席委员会受美国专科医学委员会的影响,推荐将强制性考试作为重新认证的理想方式,但并没有被 RCPSC 理事会采纳。理事会作为政策制定委员会和最终决策机构,建议 RCPSC 与国家专科医师协会合作,为医师提供继续医学教育项目。在接下来的 10 年里,RCPSC 将继续医学教育课程的重点放在帮助医师维持临床实践能力上。1988 年,通信出版和继续医学教育委员会(Communications Publications and Continuing Medical Education committee,CPCME)通过了一项决议,要求 RCPSC 建立一套体系,确保专科医师的执业能力能够保持在一定水平。这促使了“能力保持计划”(Maintenance of Competence Program,MOCOMP)的启动,该计划在 1991 年进行试点,于 1994 年成为 RCPSC 的正式计划。

2000 年,加拿大皇家内科和外科医师学院(Royal College of Physician and Surgeon Canada,RCPSC)同加拿大各医学专科学会及医学院校的继续医学教育部门,制定了继续职业发展(CPD)项目,为后期的“资质保持项目”(Maintenance of Certification Program,MOC 项目)奠定了基础。MOC 项目是针对专科医师的终身学习计划,旨在确保医师在临床实践中的专业能力获得持续发展,从而保障所有专科医疗水平处于最高标准。参加 MOC 项目是医师申请成为 RCPSC 会员的必要条件。MOC 项目是基于已经进行了 8 年的 MOCOMP 的进一步发展,并逐渐取代了 MOCOMP。

与专科医师类似,家庭医生通过"水平保持项目"(Maintenance of Proficiency Program, Mainpro 项目)来参加继续医学教育,由加拿大家庭医师学院(the College of Family Physicians of Canada,CFPC)负责实施。

二、继续医学教育管理

(一)政策法规

RCPSC 负责开发和实施除全科医学以外的各个专业的全部认证考试。加入 RCPSC 的专科医生会员,需要通过参加 MOC 项目来更新知识和技能,维持良好的胜任力和执业能力。在每一个五年周期中,RCPSC 的会员必须获得 400 学分,每一年至少获得 40 学分。根据所参与的学习活动的类型,医生每小时可获得 1~2 学分。CFPC 则通过 Mainpro 项目,要求其会员在每一个五年周期内获得 250 学分,每一年至少获得 50 学分。为了获得并维持 RCPSC 或 CFPC 的会员资格,医生每个学习周期还需要进行更高水平的学习以获得额外的 24 学分。同样,加拿大的每个省、地区都需要医师提供持续参与继续医学教育的证明以准许其行医。

(二)管理机构

加拿大的继续医学教育主要由皇家医师学院(如 RCPSC 和 CFPC)、医学院校和医学专科学会开展。CFPC 强制性要求其成员参加继续医学教育活动,并和加拿大学院协会共同对加拿大所有大学的继续教育开展状况进行调查和评审。提供继续医学教育项目的机构或组织通常是大学的继续医学教育办公室(或同等机构)、全国医学专科学会及其他国家级或省级医师组织。

三、继续医学教育认证

(一)认证组织

承办继续医学教育项目的机构和单位,需要通过加拿大继续医学教育委员会(Committee on Accreditation on Continuing Medical Education,CACME)的认证,认证过程有全国统一的步骤和标准。CACME 是在 6 个加拿大医疗组织支持下成立的全国性委员会,其成员包括各个组织提名的医疗机构从业人员和教育工作者。这 6 个组织分别为加拿大医学院协会、魁北克医学院、加拿大家庭医师学会、加拿大医疗管理局联合会及加拿大皇家内科和外科医师学会。

（二）认证管理与制度

加拿大的认证制度旨在促进学科内部和学科之间的交流和协作，重视医师各方面能力的提升，以更好地满足患者和社区的健康需求，并最终使患者获益。

虽然承办继续医学教育项目的机构在背景和性质上可能有所差别，但在全国统一的认证标准要求之下，都致力于通过提供各种各样的教育活动、评价策略和评价工具来促进医师的终身学习。CACME 要求，所有经过认证的继续医学教育承办机构都应持续关注继续职业发展干预、知识转换策略或实践有效性的证据评估，并体现出学术性。医学院内的学术部门应通过从事教育研究，为继续医学教育学科的发展作出贡献。

总的来说，认证制度中的标准、准则、调查主题、文件要求和认证过程，构成了加拿大继续医学教育认证体系的基础，该体系是透明且负责任的，能及时回应医疗行业和公众的需求。

（三）认证标准

根据 CACME 官方网站显示，其认证标准包括 4 大领域，分为 13 条细则。

1. 制度化管理　具体如下。

标准 1.1：机构的 CPD 任务。大学继续医学教育办公室（或同等机构）必须有一份经过正式批准的 CPD 项目战略计划，该计划要考虑到社会需求，并写明目标受众、总体宗旨和可测量的目标。在每个完整的认证周期内，战略计划必须由该组织的管理委员会、大学继续医学教育办公室、教务委员会或其他授权的教务机构至少审查一次并获得正式批准。

标准 1.2：运作。经认证的 CPD 承办机构须有书面形式的运作目标，以支持其达成使命。机构能对其运作目标的完成情况进行监测，并有足够资源保证完成。

标准 1.3：教育独立与利益冲突。通过以受认可标准为基础的书面程序，CPD 承办机构认证活动的教育独立性得以确保。现存的或可预见的利益冲突均应被公开披露并得到妥善处理。现行认可的标准有：《魁北克省举办已认证的 CPD 项目和其他活动的国家支持标准》《职业道德守则》。

标准 1.4：专业及法律标准。经认证的 CPD 承办机构通过书面程序，以确保其管理、运作、规划过程和记录符合相应的专业标准和法律规范，包括但不限于隐私保护、保密和版权。

2. 教育规划　具体如下。

标准 2.1：需求评估。经认证的 CPD 承办机构应评估目标受众个体的需求。无论是已被觉察到还是未被觉察到的需求，都能对 CPD 的整体规划和单项活动产生促进作用。对于单项教育活动，在需求评估中要考虑目标受众的执业范围。

标准 2.2：学习目标制订。经认证的 CPD 承办机构应为每一项活动制订学习目标，且要与目标受众的专业实践需求相适应。

标准 2.3：内容开发和教学。经认证的 CPD 承办机构开发的教育活动（项目 / 独立研讨会），内容要满足：①能响应实践需求；②能响应病人和社区的需求；③以出处和质量均可靠的科学证据为依据；④处于 CANMED/CANMED-FM 能力框架体系之中。

标准 2.4：促进终身有效学习。经认证的 CPD 承办机构利用各种课程资源（即策略、服务或工具），帮助学员确定学习目标，建立个人发展计划，并记录、反思和评估他们在实践中的学习结果，从而促进卫生专业人员在实践中获得有效的终身学习技能。机构鼓励在正式或非正式的社区医疗团队中学习。

标准 2.5：医学教育学术活动。经认证的 CPD 承办机构的工作应以学术为遵循，通过使用教育干预的有效性证据或创新手段来指导其教学活动的设计、开发和实施。

大学 CPD 办公室（或同等机构）须显示出其持续参与医学教育、继续职业发展或医疗专业教育等领域的学术或原创性研究。

3. 项目组织　具体如下。

标准 3.1：项目外部审查。经认证的 CPD 承办机构须已实施书面政策和程序（包括质量控制措施），以审核其他机构为授予 CPD 学分而举办的各项教育活动。

标准 3.2：遵守上级要求。大学 CPD 办公室或经认证的 CPD 承办机构在授予学分时，须遵守 CFPC 和 RCPSC 的学分授予要求。

4. 领域 4 持续改进　具体如下。

标准 4.1：项目质量与效果。经认证的 CPD 承办机构通过以下方式确保其整体课程的质量和效果：监测项目计划与其持续发展方案目标之间的联系；监测总体规划目标的实现情况；采取策略，以减少项目质量或效果方面的不足。

标准 4.2：单项活动评估。经认证的 CPD 承办机构评估其单项教育活动，并评估 CanMEDS/CanMED-FM 能力框架中特定学习目标的实现情况，方法不限于自我报告。评估数据用于未来学习活动的计划。

（四）认证程序

CACME 对于 CPD 承办机构的认证程序包括以下步骤。

1. 考察前准备　主要是完成数据收集工具报告（The Data Collection Instrument Report）。建议报告中对问题作 1~2 段的简要回答，并提供必要的信息说明。大学 CPD 办公室应将考察前的资料直接提交给访问小组成员和 CACME 秘书处，并保存一份副本。

发送给考察小组的材料（小册子、会议记录、课程报告等）应是精选示例范本，而不是详尽的全套资料。在现场考察时要准备佐证以供检查。

2. 实地考察　CACME 秘书长将指定两名人员进行现场考察。继续医学教育承办单位至少提前 8 周向实地考察人员提供 DCI 报告。通常，现场考察人选是根据其在继续医学教育和医学院事务方面的背景和经验来确定的。

现场考察为期两天。在此期间,考察人员将会见医学/健康科学学院的全体教师(包括院长)、继续医学教育办公室工作人员和相关医院及社区的职工,因为他们都属于利益相关角色。考察者按照上述各项认证标准收集信息。

3. 考察报告　实地考察结束后,考察人员根据收集到的所有信息,向 CACME 提交一份报告,并根据认证标准对每个标准进行评级。实地考察报告将在 CACME 会议上予以充分讨论,并作出适当的认证决定。

4. 认证结果　CACME 的认证结果基于现场考察报告。在正常情况下,CACME 不会审查继续医学教育办公室提交的任何原始文件,而只审查现场考察报告。但在讨论过程中,CACME 仍有审查任何文件的权力。值得注意的是,认证的最终结果完全由 CACME 负责,现场考察者则不能对此提出任何建议。

四、继续医学教育内容与形式

(一)目的与目标

最初,MOCOMP 计划的目标包括 3 个,分别是:设立继续医学教育的标准;鼓励、发展、提供继续医学教育活动的有效方法;鼓励、发展、提供继续医学教育活动的创新方法。为了实现这些目标,MOCOMP 项目建立了一个创新的框架和学分体系,以协助学员的继续职业发展。该项目建立了自主继续职业发展标准,为参与者提供每年的学习活动档案袋和纸质日记本,记录他们在实践中提出的问题。1997 年专门创建的 RCPSC 问题库,是一个匿名的、可搜索的数据库,记录了研究人员使用 PCDiary 时记录的问题。

后来,在 MOCOMP 基础上发展的 MOC 计划致力于为所有 MOC 项目的参与者提供支持,加强和促进他们的 CPD 活动。MOC 计划的目标包括加强和支持医师终身学习和继续职业发展,以提高为患者提供的护理质量。促进医师透明地了解参与继续医学教育活动对更新知识、提升能力和表现的作用,从而为患者提供更好的医疗照护。承办单位提供参与 CPD 的证明,作为医生执照重新注册和获取其他执业权利的条件之一。

(二)对象

MOC 项目面向两大群体。一是 RCPSC 会员,指已经被 RCPSC 接纳成为会员的人,而且符合参与 MOC 项目的要求。二是指非皇家医学会成员的医疗工作者,包括医学专家,执业医师,国际医学研究生、博士生,医学遗传学家以及在加拿大执业的卫生领域的每一位 RCPSC 成员。

(三)承办机构

加拿大的继续医学教育承办机构有医学院校的继续医学教育/CPD 办公室(或同等机

构)、全国的医学专科学会及其他国家或省级医师组织。

（四）内容规划

2001 年实施的 MOC 计划框架在 2011 年 5 月被改为以下三部分。

1. **团体学习** 包括线上线下的会议、课程、巡讲、文献俱乐部和小组学习。

2. **自我学习** 包括为解决特定需求、增强对与实践潜在相关新证据的认识或提高多个系统质量而计划的活动。

3. **评估** 向医生或医疗小组提供数据和反馈的评估活动，有助于确定在知识、技能、能力和表现领域的需求。

（五）方式

无论在哪个国家或地区，继续医学教育都可以采取多种形式。Kamran Ahmed 等人总结了提供继续医学教育的方式，包括：①现场参与；②基于互联网 / 计算机的学习；③视频；④音频；⑤手持材料；⑥教育出版物。具体见表 2-7-1。

表 2-7-1 继续医学教育方法概览

方法	定义
学术细节探讨	由本行业、医疗管理机构或医院提供的对外教育服务
受众响应互动	一种与受众响应系统相关的互动形式，针对知识目标，通常与现场讲座或讨论组一起运用
基于案例的学习	一种以案例为导向的教学模式，涉及高阶知识和技能（创建临床案例以突出学习目标）
临床经验	临床经验涉及技能、知识、决策和态度目标（与专家一起通过知识或观察获得经验）
展示	通过展示如何做或使用某些工具来进行教学或解释，涉及技能和 / 或知识目标，可以采取直播、视频或音频媒体等方式
讨论组	专注知识，特别是应用层次或更高层次的知识（阅读或其他经验）
反馈	专注知识和决策（向学习者提供有关个人表现的信息）
讲座	专注知识内容，可以采取线下、视频和音频等方式
督导	经验丰富的临床医生帮助经验不足的临床医生发展其个人技能。该形式主要用于学习更高层次的认知和技术技能，也可用来教授一套新的技术技能
基于问题的学习或基于团队的学习	PBL 是一种以临床为中心的教学策略，临床医生协作解决问题并反思他们的经验。它解决了更高层次的知识目标、元认知和一些技能（小组工作）目标（临床场景 / 讨论）
程序化学习	它指在受控条件下管理临床医生的学习。解决知识目标（按顺序步骤教授内容）
阅读	阅读专注目标的知识内容或背景（期刊、新闻通信和在线搜索等）

续表

方法	定义
角色扮演	角色扮演专注技能、知识和情感目标
模拟	专注知识,团队合作,决策和技术技能目标(全面模拟、部分任务模拟、计算机模拟、虚拟现实、标准化患者和角色扮演)
标准化患者	专注技能和一些知识和情感目标,通常用于沟通和体格检查技能的培训和评估
写作和创作	专注知识和情感目标,通常用于评估

此外,MOCOMP 项目还鼓励临床医师充分利用日常工作中的能够接受继续医学教育的学习机会。

MOCOMP 从自我评估和客观信息两方面来评估临床医生的能力,它的三个主要特征是:日记、年度总结和继续医学教育学分制。自我导向学习(阅读期刊、教学、研究等)和小组活动(出席会议等)均为 MOCOMP 所承认。自我导向式继续医学教育的关键是 MOCOMP 日记。医生记录自我导向学习和参加继续医学教育会议的项目,回顾自己的学习情况,并每月提交一次。最开始医生们以纸质形式将日记提交给学院,很快 MOCOMP 团队设计了自己的计算机软件——PCDiary,医生们需要每月将文件传输到位于渥太华的 RCPSC 总部的中央数据库。无法使用计算机的医生,仍可使用纸质版本记录。

MOC 项目对于继续医学教育的形式,有更为详细的说明,并为各类活动规定了相应学分,具体如表 2-7-2 所示。

表 2-7-2　继续职业发展活动框架

主题	内容	示例	学分
第 1 节:团体学习	已认证的团体学习活动:符合 RCPSC 标准的会议、巡讲、文献俱乐部或小组活动,可在线下或线上进行	已认证的会议、巡讲、文献俱乐部、小组活动	每小时 1 学分
	未经认证的团体学习活动:尚未申请认证的巡讲、文献俱乐部、小组活动或会议(没有行业赞助)	未经认证可的巡讲、文献研读会、小组活动或会议	每小时 0.5 学分(每个周期最多 50 学分)
第 2 节:自我学习	计划学习:由医生发起的学习活动(独立的或与同行或导师合作),以解决与专业实践相关的需求、难题、问题和目标	加入学会	每年 100 学分
		参与正规课程	每门课程 25 学分
		个人学习项目	每小时 2 学分
		实习项目	每小时 2 学分

续表

主题	内容	示例	学分
第2节: 自我学习	检索阅读:医师用于增强与其专业实践潜在相关的新证据、观点或前沿知识的学习活动	阅读书籍	每本书10学分
		阅读章节	每章2学分
		阅读期刊卷	每卷2学分
		阅读期刊文章	每篇文章1学分
		广泛文献阅读与笔记	每篇文章1学分
		播客,音频,视频	每次活动0.5学分
		互联网搜索(Medscape,UpToDate,DynaMed)	每次活动0.5学分
		POEMS	每次活动0.25学分
		海报查看	每张海报0.5学分
		参与临床实践指南制定	每年20学分
第3节: 评价	系统学习:在实践标准、患者安全方面持续质量改进,在课程开发、评估工具等方面作出的贡献	质量护理/患者安全委员会	每年15学分
		课程开发	每年15学分
		考试开发	每年15学分
		同行评审	每年15学分
	知识评价:由RCPSC认可的机构批准或满足CPD/MOC认可协议的课程。该程序可根据当前的知识库向个体医生提供数据反馈,并可帮助确定与他们的实践有关的未来学习机会	认证的自我评价计划	所有评价活动均为每小时3学分
		认证的模拟活动	
	表现评价:提供数据并反馈给医生个人、团体或医疗团队的活动,涉及他们在一系列专业领域中的个人/集体表现。评估活动是在模拟或实际操作环境中进行的。模拟活动必须获得RCPSC的认证或根据CPD/MOC认可协议进行认可	图表审核和反馈	
		多源反馈	
		直接观察	
		教学反馈	
		年度表现审查	
		实践评价	

在个人继续教育账号管理方面,学员借助网页应用程序——MAINPORT,记录学习活动、管理CPD并获取学习资源与项目信息。对于Mainpro项目,家庭医生也有一个类似的在线Mainpro账户用来记录所参与的继续教育活动,获取学分。

五、继续医学教育学分

（一）学分管理

加入 RCPSC 的专科医生，通过参加 MOC 项目使他们的知识、技能、胜任力和表现保持在一定水准。每一个五年周期中，RCPSC 的会员必须获得 400 学分，每一年至少获得 40 学分。

CFPC 则通过 Mainpro 项目，要求其会员在五年的周期内获得 250 学分，每一年至少获得 50 学分。为了获得并保有 RCPSC 或 CFPC 的会员资格，每个学习周期还需要额外的 24 学分的更高水平学习。

（二）学分授予

对于 MOC 项目，由 RCPSC、全国医学专科学会和大学继续医学教育办公室授予学分。对于 Mainpro 项目，由 CFPC 及其在各省的分支和大学继续医学教育办公室授予。学分授予的标准根据预先设定的活动类型及对应学分来进行。

（三）学分审验

MOC 项目的参与者自我报告他们对已经取得认证的继续医学教育活动的参与情况，并通过 MAINPORT 记录学习成果。参与者在线提交相关文件材料，或邮寄或传真到 RCPSC 的专业事务办公室，从而获得学分。Mainpro 项目的参与者通过相应在线账户记录参与继续医学教育活动的情况，提交后等待学分审验。

六、继续医学教育评估

在过去的 20 年里，RCPSC 实施并完善了 CPD 的循证系统，以支持、加强和促进医师在实践中的学习。尽管 MOC 项目已经开发了一些创新的教育策略和技术工具，但医师们仍然认为通过提交学习活动记录来获取学分是乏味和耗时的。RCPSC 仍然需要寻求方法，使其成员能够证明他们持续改进临床实践的能力。评估必须与工作流程相结合，并通过有效的反馈来帮助识别和响应需要改进的领域。

七、经 费 来 源

加拿大各类继续医学教育活动的持续开展，得益于多方的经费支持。其中，来自制药行业的赞助占所有经费的 5%~50%。制药行业对继续医学教育的投入及其潜在的利益相关性,也引起了各方的批评和反对。RCPSC 允许企业与医师组织共同发展继续医学教育,但禁止企业代表参加科学计划委员会。

从 2013 年 1 月开始,CFPC 也在其政策中明确规定,企业代表将不被允许参加继续医学教育内容规划会议,也不被允许参与继续医学教育项目的内容开发。医学院校举办继续医学教育活动需要遵循学院的指导方针。

此外,来自医学院的资助一般占经费的 10% 左右。其余则来自项目费用、与政府和非政府机构的合同,以及研究资助。

因此,很多学者呼吁加拿大卫生保健和教育系统的资助者,能够将对继续医学教育的资助和对本科生、研究生医学教育的资助予以同等重视。CFPC 的 Sheryl Spithoff 博士认为,医药和医疗器械类企业资助继续医学教育,会对医生的临床实践产生负面影响。RCPSC 和 CFPC 应该制订一个 5 年计划,只对不受企业资助和不存在利益冲突的继续医学教育项目和教员进行认证。继续医学教育项目可以通过医生付费和公共资金等替代手段获得资金来源,这将更加有利于改善医师的临床能力和患者的预后。

八、主要特点与启示

加拿大的继续医学教育有三个明显的特点。一是具有相当的强制性,将继续医学教育项目与相关学会资格、执业资格挂钩,能够将大多数医学毕业生纳入到该体系。二是实施与管理制度完善,继续医学教育的提供者需要经过专门认证,参与者的学习活动有明确分类,学分授予规则清晰且有相应的电子支持平台(如 MAINPORT)。三是培养思路清晰,根据专科、全科(家庭医生)的专业特点分别安排,有利于不同专业人才的终身职业发展。以下几个方面值得我们学习、借鉴。

(一)政府在政策、投入等方面积极支持

20 世纪 90 年代以来,加拿大政府制定并实施了一系列推动终身学习的政策,包括制定法律文件、提供经费保障、完善技术支持、建设学习载体、支持处境不利群体、开展相关研究等。2002 年加拿大联邦政府推出《加拿大创新战略》强调了要不断推动加拿大人的知识和技能提升。

(二)不同学校学分互认,学习成果自由转换

在加拿大,学分转换与互认是大学之间形成的规则,不同的学校之间组建了学习成果认证委员会,确保学习成果的标准能够尽量统一。学历教育的学分和非学历教育的证书在一定范围内都可以被承认,学习者在不同学校可以完成同一个专业不同的课程。这种模式充分尊重了成人学习者的学习实际情况,很好地调动了其参与继续教育的积极性。灵活的学分转换方式,扩展了学习者的选择空间,促使各类继续教育机构协调发展,最大限度地实现

了各办学机构之间教育资源的共享。

（三）培训市场化

加拿大的非学历培训工作建立了比较完善的市场化运行体系，所有的培训项目都是在充分进行效果需求评估、尊重被培训者的实际需求的基础上具体组织实施，培训费用以被培训者支付为主，政府、企业、协会根据培训的目的和对经济活动产生的影响适当予以资助，以补贴经费、免费提供教学器械或场地等形式资助。这种做法引入了竞争机制，极大地提高了培训质量，同时也降低了以往高投入、低收效的培训风险，减少了政府的运行成本和工作量。

综上，我国可与时俱进地制定继续教育的发展政策，加强顶层设计和整体规划，合理界定各类继续教育办学机构的服务范围，广泛吸纳并合理整合社会资金和力量，进行有计划、有目的的建设。同时加强各办学机构教学、资源、技术等关键要素的建设；成立具有普遍公信力的第三方评估机构，建立继续教育风险防范机制和信用评价机制。

参 考 文 献

［1］吴绍靖.加拿大继续教育的经验及启示［J］.高等继续教育学报,2015（002）:20-24.

［2］万磊,董琨,陈岳生.关于中国、加拿大医学教育模式的比较分析［J］.中国医药科学,2017（18）:251-253.

［3］李文惠,陈校云,余中光,等.加拿大医学教育模式对我国医师培养的启示［J］.中国高等医学教育,2015（06）:122-123.

［4］CAMPBELL C M,PARBOOSINGH J.The Royal College Experience and Plans for the Maintenance of Certification Program［J］.Journal of Continuing Education in the Health Professions,2013,33（S1）:36-47.

［5］CACME.Committee Composition［EB/OL］.［2024-12-31］.https://cacme-caemc.ca/about-cacme/committee-composition/.

［6］CACME.Standards［EB/OL］.［2024-12-31］.https://cacme-caemc.ca/accreditation-documents/#1670356774898-067495ec-df60.

［7］CACME.Accreditation Procedures［EB/OL］.［2024-12-31］.https://cacme-caemc.ca/about-cacme/accreditation-procedure/.

［8］PARBOOSINGH I J,GONDOCZ S T.The Maintenance of Competence Program:motivating specialists to appraise the quality of their continuing medical education activities［J］.Canadian Journal of Surgery,1993,36（1）:29.

［9］ROYALCOLLEGE.A Concise Guide to Maintenance of Certification［EB/OL］.［2024-12-31］.https://www.royalcollege.ca/rcsite/cpd/moc-program/concise-guide-maintenance-certification-e#usingMOC.

第八章　巴西继续医学教育

巴西联邦共和国（República Federativa do Brasil），简称巴西，是南美洲最大的国家，也是金砖国家之一。为保障公民健康权，巴西建立了覆盖全国的统一卫生系统（Sistema Único de Saúde，SUS），为全体公民提供免费的医疗卫生保健服务。随着经济社会发展，公民对于医疗卫生服务需求逐渐转变，由此促进了巴西继续医学教育的产生和发展。2004 年，巴西正式发布国家继续医学教育政策（Política Nacional de Educação Permanente em Saúde，PNEPS），从法律意义上推动了巴西继续医学教育的发展和完善。至今，巴西继续医学教育制度已相对完善，具有法律保障充分、组织机构健全、形式丰富多样、网络平台丰富、高校广泛参与等特点，大大提高了巴西的医疗卫生水平。本章从巴西继续医学教育发展历程、管理、认证、内容与形式、学分、评估以及经费来源七个方面论述巴西继续医学教育，并总结分析巴西继续医学教育主要特点，以期为我国继续医学教育的发展提供参考。

一、继续医学教育发展历程

1988 年，巴西根据联邦宪法（现行宪法）第 196 条"健康是每个人的权利和国家的责任"的规定，建立了覆盖全国的统一卫生系统 SUS，其中联邦宪法在第 200 条第 3 款中明确提出卫生人力资源方针——SUS 需对卫生领域人员组织培训，并以此促进科学和技术的发展。随着巴西经济社会的发展，居民对医疗服务的需求逐渐由"治疗"转变为"预防、康养"，因此对卫生人员的服务能力提出了更高的要求。为了适应这一变化，巴西开始以居民需求为基础，针对卫生专业人员实施继续医学教育和专业培训，以促进其知识更新和能力提升。与此同时，巴西卫生部也越来越关注卫生领域人员培训的问题，2003 年，卫生部提交了关于"SUS 的教育和发展政策：继续医学教育的途径 - 继续医学教育方法"的建议，并被予以批准，巴西的继续医学教育（Educação Permanente em Saúde，EPS）概念正式出现。

2004 年，巴西通过 198/GM 条例，正式发布国家继续医学教育政策，把这一政策作为卫生部开展卫生领域人员培训的依据，并建立继续医学教育中心（Pólos de Educação Permanente em Saúde，PEPS），推动继续医学教育在巴西的发展。2007 年，巴西通过 1996/GM/MS 法令更新国家继续医学教育政策，确定了继续医学教育指导方针，明确继续医学教育是"以工作为中心，将教学和学习纳入日常工作中"的教育方式，其培训内容应根据居民的卫生服务需求来确定。考虑到医疗卫生模式的转变和 SUS 的需求变化,同时为了加强继续医学教育在国内的发展,2017 年 11 月,巴西发布 GM/MS 第 3194 号条例启动了加强继续医学教育实践计划(Programa para o Fortalecimento das Práticas de Educação Permanente em Saúde no SUS,PRO EPS-SUS),卫生部通过该计划以前所未有的方式向各市直接提供财政奖励,促进继续医学教育活动的开展。

二、继续医学教育管理

(一) 政策法规

为适应人力资源和卫生科学技术发展的需求,2003 年 11 月,巴西 MS/CNS 的第 335 号决议正式批准《全国卫生系统的培训和发展政策:继续医学教育方法》(Política Nacional de Formação e Desenvolvimento para o SUS:Caminhos para a Educação Permanente em Saúde)以及"继续医学教育中心"(Pólos ou Rodas de Educação Permanente em Saúde)战略,并鼓励各级 SUS 部门积极执行;2004 年,巴西卫生部制定《国家继续医学教育政策》,作为统一 SUS 的培训和发展其专业人员的战略;同年 9 月,巴西的 1829/MS/GM 条例规定卫生部须为继续医学教育提供新财政资源,这一条例从国家层面保证了继续医学教育的经费来源;2005 年 11 月,巴西颁布第 2118 号条例,要求卫生部和教育部在卫生领域的人力资源开发方面建立合作伙伴关系,以落实继续医学教育政策的实施;2007 年 8 月,巴西通过 1996/GM/MS 法令更新国家继续医学教育政策,并为其实施提供了指导方针;2008 年 11 月,巴西卫生部发布第 2813 号条例,制定了继续医学教育的经费标准,预算投入 8 500 万雷亚尔(约合 9 797 万元人民币)的新财政资金支持;2009 年 12 月,巴西 MS/SGTES 第 12 和 15 号条例规定卫生部将资金按计划分配至各州、市的卫生基金。2010 年 12 月,巴西通过第 7385 号条例建立 SUS 的开放大学联盟(Universidade Aberta do SUS,UNA-SUS),以满足 SUS 中卫生领域人员的培训和继续医学教育需求。2017 年 10 月,巴西卫生部发布第 2651 号条例,在全国范围内建立技术学校网络(Rede de Escolas Técnicas do Sistema Único de Saúde,RET-SUS),结合不同地区卫生保健服务特点,对在职卫生专业人员进行技术培训;同年 11 月,巴西卫生部发布第 3194 号条例,规定实施加强继续医学教育的计划——PRO EPS-SUS,该计划的目标是通过各级政府合作,根据当地实际情况和卫生保健人员的需求落实继续医学教育政策,加强继续医学教育实践;同时,该条例指出要采用经济激励措施促进 PRO EPS-SUS 的实施。

(二) 管理机构与流程

在联邦共和国层面,巴西国家卫生委员会(Conselho Nacional de Saúde,CNS)在继续医学教育范围内的主要职责包括:①制定和同意联邦继续医学教育政策的指导方针;②批准州卫生和联邦区继续医学教育政策和计划。同时,巴西卫生部下设劳工管理与医学教育秘书处(Secretaria de Gestão do Trabalho e da Educação na Saúde,SGTES),管理健康教育管理部
(Departamento de Gestão da Educação na Saúde,DEGES)与继续医学教育相关事务,职责包
括:①参与卫生部对卫生专业人员的培训和国家继续医学教育政策的提出,并监督保障其
实施;②促进卫生部和教育部的合作,加强 SUS 教育机构管理,使继续医学教育满足卫生系
统需求;③促进卫生部和州、区、市卫生部门的纵向联系与发展;④制定和完善政策方案,保
障继续医学教育政策的顺利实施;⑤促进医学教育的创新发展。联邦层面专设继续医学教
育分管机构,加上联邦医学委员会(Conselho Federal de Medicina,CFM)、巴西医学教育协会
(Associação Brasileira de Educação Médica,ABEM)等组织机构的建立与完善,这些举措从宏
观层面保证了巴西继续医学教育的统一领导、统一规划和统一实施。

在地区层面,继续医学教育政策主要由区域管理合议院(Colegiado de Gestão Regional,
CGR)负责,考虑到各地具体情况不同,CGR 将根据"承诺条款"和"健康计划"中规定的责
任,制定符合国家继续医学教育政策要求的"区域行动计划",并配套制定相关制度和实施
流程。CGR 的具体职责包括:①根据国家、州和市的卫生教育指导方针,制定和确定区域继
续医学教育行动计划;②向双边机构委员会(Comissão Intergestores Bipartite,CIB)提交区域
继续医学教育行动计划;③在区域一级协调财政资源的管理分配;④鼓励卫生服务机构、管
理人员、教育机构等参与教育服务一体化常设委员会(Comissões Permanentes de Integração
Ensino-Serviço,CIES);⑤监督和评估本地区的继续医学教育策略和行动;⑥定期评估教育服
务一体化常设委员会的组成、规模和工作,并在必要时提出修改意见。

受区域管理合议院监管的教育服务一体化常设委员会(CIES)也属于区域级管理机构。
这一机构由市政、州和联邦地区的卫生管理人员根据地区具体情况设置,其在继续医学教育
范围内的主要职责为:①支持和协助区域管理合议院在其职权范围内制定区域继续医学教
育计划;②协调和促进区域继续医学教育计划在各地区的实施;③加强与培训/教育机构的
合作,使卫生和教育系统提供的内容更符合实际需求;④协助监测和评价正在实施的继续医
学教育活动和战略。

此外,卫生部和秘书处还负责确定继续医学教育计划的方向,批准区域管理合议院以及
机构间委员会的资格以管理国家继续医学教育政策以及建立监督机制对各机构进行监督。
卫生部以及州和市的卫生秘书处负责与教育服务一体化常设委员会合作,对卫生专业人员
进行继续医学教育或培训;同时加强与高等教育机构的联系,共同完成继续医学教育计划。

同时,巴西的继续医学教育还建立了自上而下的监督体系,其中国家卫生委员会主要
负责监督和评估州以及联邦地区的继续医学教育计划实施情况;SUS 全国常设协商委员会
(Mesa Nacional de Negociação Permanente do Sistema Único de Saúde,MNNP-SUS)负责监督卫
生人员的培训和资格认证过程,保证国家继续医学教育政策的顺利实施;双边机构间委员
会(Comissões Intergestores Bipartite,CIB)负责:①制定和同意国家继续医学教育计划;②确
定州一级的财政资源分配标准并落实分配情况;③批准区域继续医学教育计划;④监督和评
估州和市政关于医学教育方面的"承诺条款";⑤确定各州教育服务一体化常设委员会的数

量;⑥定期评估教育服务一体化常设委员会(CIES)的组成、规模和工作,并提出建议;地区政府间委员会由区域市政管理人员组成,负责协调区域继续医学教育行动计划的制定,支持CIES 的工作,同时监督和评估行动计划的实施。

三、继续医学教育认证

(一) 认证组织

巴西继续医学教育的认证工作主要由医学院校认证系统(Sistema de Acreditação de Escolas Médicas,SAEME)进行,该系统是联邦医学委员会在医学领域专家的支持下建立的,并获得了世界医学教育联合会的认可。SAEME 主要由联邦医学委员会的管理小组负责协调,通过内部的认证委员会和外部的医学教育专家组成的评估小组执行认证工作,外部的医学教育专家主要来自各大医学院校和医院。

此外,教育部可以通过开放大学联盟(UNA-SUS)中的高等教育机构协作网络对申请加入的高等教育机构进行认证。UNA-SUS 咨询委员会也可为医学教育机构提供继续教育资格认证,UNA-SUS 咨询委员会由卫生部、教育部、市政卫生部、高等教育机构以及国际组织等机构的人员共同组成。

(二) 认证管理

医学院校认证系统需要举办继续医学教育活动的机构进行自我评估并提供证据。在此基础上,进行外部评估,分析文件,对机构进行为期三天的访问后准备报告并就该机构如何发挥最大潜能提出建议,最后给出认证结果。该过程涉及一个外部评估小组和一个认证委员会。SAEME 认证的有效期为 6 年,6 年之后机构需进行重新评估。在这个过程中,SAEME 会严格监管机构已获得认可的课程的情况变化,包括师资队伍变更、课程人数变更、相关媒体报道和投诉情况。通过认证的课程需在 3 年内定期向医学院校认证系统发送报告,医学院校认证系统会根据 3 年的跟踪报告进行数据分析,确定是否需要重新进行认证。

(三) 认证标准

认证涵盖 5 个方面:教育管理、教育规划、学术研究者 / 教师、学生以及教育资源。教育管理包含社会责任、对公共政策的支持等 14 个指标,教育规划包含专业资质、学习成果等21 个指标,学术研究者 / 教师包含教师资格 / 教育专业知识等 9 个指标,学生包含选拔和录取流程等 17 个指标,而教育资源包含教师工作环境等 18 个指标。

(四) 认证程序

医学院校认证系统的认证程序主要分为四个阶段:①注册阶段(3 天):申请认证的继续

医学教育机构在线填写注册表并获取指导材料,之后医学院校认证系统委员会对其注册申请进行确认;②自我评估(60天):申请认证的机构获得注册确认后,可登录医学院校认证系统平台,根据平台的评估工具完成自我评估并提供证据支持;③外部评估(60天):申请机构提交自我评估后,医学院校认证系统对其进行外部评估,具体工作包括确定实地访问日期、确定外部评估小组成员、外部评估小组成员对证据进行讨论分析、外部评估小组成员进行为期3天的实地访问和准备外部评估报告五大部分;④形成最终结果:医学院校认证系统给出认证委员会的最终意见,其间,机构可要求对意见进行审核(20天),最终结果将会公示10天。最终结果包括已认证、已认证并提出改进建议、未认证三种。在整个认证过程中,认证委员会将对每个步骤进行严格监督、分析和验证,以保证结果的公平公正。

四、继续医学教育内容与形式

(一)目的与目标

巴西继续医学教育是以工作为中心、以工作中的实际问题为基础、以居民卫生服务需求为导向展开的,主要目的是在SUS的各个层面上对卫生专业人员的工作过程进行资格鉴定和改进,从而全面提高卫生专业人员的服务质量,使卫生服务更加人性化,满足居民逐渐增长的卫生服务需求,并加强SUS的政治和体制管理。

(二)对象

巴西继续医学教育的对象是全体卫生专业人员,包括医生、护士、技术人员等,覆盖面广泛。

(三)承办机构

巴西继续医学教育的承办机构主要是卫生机构和高等院校,尤其是医学院校,是巴西继续医学教育的重要承办机构。2010年,经巴西教育部认可,巴西卫生部创建了专属于卫生系统的UNA-SUS,并协调、促成劳工管理与医学教育秘书处(SGTES/MS)和奥斯瓦尔多·克鲁兹基金会(Fundação Oswaldo Cruz,Fiocruz)之间的合作以共同建设该联盟。UNA-SUS建立的目标包括:①满足SUS卫生专业人员的培训需求和继续医学教育需求;②通过UNA-SUS协作网络中的机构,提供针对提高SUS卫生专业人员专业化程度的课程和计划,并对其进行资格认证;③利用网络信息技术,扩大继续医学教育的规模和范围;④通过提供继续医学教育和培训课程,为减少巴西不同地区间的差异作出贡献;⑤促进医疗卫生领域内教学资源和服务的整合。如今,UNA-SUS的注册人数已经超过490万,在全国范围内提供超过355种课程,教育服务范围覆盖巴西约99.96%的城市。

UNA-SUS主要由高等教育机构协作网络、医学教育资源平台(Acervo de Recursos

Educacionais em Saúde,ARES)和 Arouca 平台等三部分构成。UNA-SUS 的协作网络目前拥有 35 个公立高等院校,可免费提供继续医学教育的远程学习课程。除 UNA-SUS 已经认证的高等教育机构外,根据卫生部 2013 年第 2159 号条例规定,其他获得特殊资格的公共机构,也可以提供远程教育,在特殊情况下,也可获批加入 UNA-SUS 协作网络。医学教育资源平台(ARES)是一个整合了各种医学教育资源的平台,这些资源由卫生领域公认的教育机构和专业人员提供,经卫生部的确认和批准后,构成 UNA-SUS 的教育产品。在形式和内容上,ARES 的资源不仅形式丰富,包括文本、视频、图像和多媒体材料等,同时内容也具有多样化的健康主题。UNA-SUS 的注册人员可通过网络免费获得 ARES 的教育材料,学习专业技术及经验。目前,医学教育资源平台被视为拉丁美洲最大的数字医疗数据库,汇集了成千上万的教育资源,内容涉及卫生服务的各个领域。Arouca 平台则是 UNA-SUS 的信息系统,由 UNA-SUS/Fiocruz 执行秘书处负责。该平台汇集卫生领域工作人员的教育和专业背景,是 UNA-SUS 唯一的信息记录系统,保留成员的课程历史记录和教育证书等信息,这些凭证在今后的工作中可作为一种经历。用户可在该平台查看 UNA-SUS 提供的所有课程,并可根据专业、兴趣或地区等进行筛选。此外,平台还为学习者提供了互相交流的机会。

UNA-SUS 内部设有咨询委员会、机构理事会以及执行秘书处等部门。咨询委员会的成员主要来自巴西的卫生部、教育部、市政卫生部、高等教育机构以及国际组织等机构,负责接收各种建议,成员就这些建议进行充分讨论,最终形成提案提交给继续医学教育承办高校,以促其改进;此外,委员会还提供继续医学教育资格认证。机构委员会主要包括劳工和医学教育管理秘书处、Fiocruz 基金会以及通过 UNA-SUS 协调部门邀请的外部机构比如泛美卫生组织(Organização Pan-Americana da Saúde,OPAS)等,其主要职责为确定和审核咨询委员会的提案;执行秘书处主要由 Fiocruz 基金会担任,负责监测和评估 UNA-SUS 批准的行动或计划的执行情况。

SUS 虚拟学习环境(Ambiente virtual de Aprendizagem do SUS,AVASUS)也是卫生部的远程教育平台,可以免费提供各种远程教育课程,分为专业化模块、拓展模块、网络讲座等几个模块,支持专业人员及公众随时进行线上学习,同时卫生部也可通过该平台对卫生领域从业人员进行资格鉴定和更新。

除此之外,SUS 技术学校网络(Rede de Escolas Técnicas do SUS,RET-SUS)是卫生部继续医学教育的另一个平台,它包括技术学校和培训中心,主要为卫生专业人员提供中级专业培训,为 SUS 中工作人员的专业培训流程作出了重大贡献。RET-SUS 主要针对的是 SUS 服务部门的中级工人,旨在满足当地卫生行业工作人员的培训需求,提高卫生保健能力。相较于 UNA-SUS,RET-SUS 的课程更具专业性和技术性,其教学以线下课程为主。

(四)内容

UNA-SUS 提供的课程涵盖各式各样的主题,包括特定主题,如疾病的诊断和治疗;也包括更加具体的主题,如关注唐氏综合征患者等。继续教育课程除了寻求解决公共卫生问题的解决方案,也始终以居民需求为导向,切实考虑公众的卫生服务需求。另外,针对不同层面的卫生专业人员需求不同的问题,继续医学课程还分为不同的层次,比如 AVASUS 平台的课程内容分为专业课程和拓展课程,RET-SUS 平台的课程内容则相对较难,更加适合中级卫生专业人员提高专业技术,学员可以根据自己的学历比如硕士 / 博士选择适合自己的课程。

(五)方式

巴西继续医学教育形式多样,主要包括传统继续医学教育形式、非传统继续医学教育形式、远程继续医学教育形式和循证医学继续医学教育形式,多样的继续医学教育形式为巴西卫生相关人员的继续医学教育提供更多选择,也大大促进了巴西继续医学教育的发展。

1. 传统继续医学教育形式 临床会议是巴西的传统继续医学教育形式之一。应联邦政府提出的继续医学教育理念,巴西于 2006 年开始举办临床会议。这种临床会议开始被称为继续医学教育互动会议(Sessões Interativas em Educação Permanente em Saúde,SIEPS),每周举行一次,医生、护士等不同专业人员皆可参与,以进行跨学科的病例研讨为主,从而促进专业人员、医学生和教师之间的知识整合。至 2007 年,国际医学教育与研究促进基金会(Foundation for Advancement of International Medical Education and Research-Brasil,FAIMER)开始参与并与巴西政府合作举办此类会议。有巴西学者曾对这种继续医学教育形式的效果进行研究,比如 Ezequiel 等于 2012 年开展了一项针对继续医学教育互动会议参与者的调查研究,结果显示,99% 的调查对象认为继续医学教育互动会议中呈现的案例反映了社区服务和职业工作的实际情况,91% 的调查对象认为教学与卫生服务的互动是有利的,83% 的调查对象认为临床会议是一种好的继续医学教育形式。

2. 非传统继续医学教育形式 除了传统继续医学教育形式,巴西政府也致力于创新继续医学教育项目。比如劳工管理与医学教育秘书处和泛美卫生组织合作制定了教育管理方案,该方案旨在鼓励和支持 SUS 在卫生教育管理方面的创新项目,主要包括教学服务、社区融合和监督培训、卫生日常知识等 3 个方面。

3. 远程继续医学教育形式 分以下三种形式。

(1)远程咨询。2006 年,巴西卫生部及其下属机构劳工管理与医学教育秘书处(SGTES)启动“国家远程医疗项目”(Telessaúde Brasil Redes),作为支持“家庭健康战略”的试点方案,在巴西的九个州试运行。起初,远程医疗中心设在各个大学内,负责在每个州建成 100 个远程医疗点。这些中心接受投资,提供远程服务,形式包括远程咨询(网络实时或离线电话)、远程诊断、二次形成性意见和远程教育(会议或课程)等。数据显示,“国家远程医疗项目”实施的 10 年中,超过 400 万人参加了远程教育,相关平台提供了 3 000 多万人次的远程教育,6 000 多次远程会议和 1 000 多份二次意见。

(2)远程技术培训。实施中级卫生专业人员培训计划(Programa de Formação de Trabalhadores de Nível Médio em Saúde,PROFAPS),旨在促进卫生工作者的高阶技术培训。

该计划主要依托 RET-SUS 平台,以国家或市级卫生管理部门联系的 SUS 技术学校和公共卫生机构为中心,培训内容包括放射学、临床和细胞技术病理学、血液疗法、设备维护、口腔健康、健康监护和护理等。

(3)远程课程培训。2010 年 12 月,阿伯塔大学(Universidade Aberta)开始牵头构建 UNA-SUS,旨在扩大继续医学教育规模和范围,促进继续医学教育领域公平和教学服务一体化。UNA-SUS 由 3 个要素组成:高等教育机构协作网络(目前有 35 所公立高等教育机构)、医学教育资源平台(ARES)和 Arouca 平台。UNA-SUS 自 2012 年起投入使用,由国家机构、高等院校以及相关协会共建共管,提供免费远程课程,课程体系丰富,兼具实用性和动态性,可以为不同学历水平的卫生专业人员提供不同阶段的继续医学教育课程。

4. **循证医学继续医学教育形式** 巴西的循证医学继续教育可通过循证医学门户(Portal Saúde Baseado em Evidências,PSBE)进行。循证医学门户网站由卫生部与教育部高等教育人才培养协调机构(Coordenação de Aperfeiçoamento de Pessoal de Nível Superior do Ministério da Educação,Capes/MEC)合作开发,旨在提高 SUS 卫生专业人员的职业资质,来自医学、生物学等各个领域的专业人员以及高等教育机构的卫生专业领域的学者都可以在该平台进行学习和分享。该平台为医疗卫生专业人士提供了快速便捷地访问循证医学内容和证据的方法,供卫生专业人员学习,以支持其进行临床实践、健康管理和护理时的决策,并且可以在教学 - 学习过程中,加强教学 - 服务 - 社区一体化。在该平台,可以找到基于证据的临床方案,包括书面文件,照片和视频。

五、继续医学教育学分

(一) 学分管理

UNA-SUS 的课程学分管理在 Arouca 平台进行,该平台会保留学员的所有信息以及学习记录,学员通过注册后,平台会自动验证学员情况,并根据不同课程的选课条件进行课程推荐,学员也可通过条件筛选选择课程。不同时长的课程学分也有所不同,平台根据学员选择的课程以及学习情况进行学员的学分管理。

(二) 学分授予

UNA-SUS 平台中的所有课程都会注明学时,学员注册后可以选择课程进行学习,完成课程学习和相应的任务即可获得该课程的学分。

不同卫生专业人员,授予其学分的条件不同。比如参与巴西初级卫生专业人员专业化计划的学员,必须参加 UNA-SUS 提供的初级卫生专业课程,并且需要每周在其就职的卫生部门进行 32 小时的实践活动和 8 小时的专业课程学习,才能获得相应的学分和资格证书。

（三）学分审验

在巴西,继续医学教育的学分审验工作由各继续医学教育平台相应的管理平台和课程主管承担。管理平台的审验主要依据学员的各种学习和考核记录,而课程主管会监督学员的实际学习情况,并给出两次评估报告。同时学员也会进行自我评估,这些资料将作为学分审验的基本材料。

六、继续医学教育评估

（一）对承办机构的评估

继续医学教育的评估主要由国家高等教育评估系统（Sistema Nacional de Avaliação da Educação Superior,Sinaes）进行,该系统的评估分为 4 种:①自我评估:继续医学教育机构须进行持续性自我评估,每三年向 Sinaes 提交一次评估结果;②外部评估:外部评估委员会实地访问,并进行现场评估;③教学条件评估:这种评估方式主要针对的是评估委员会认为有必要进行重新认证的课程或机构;④地区教育发展与创新综合评估（Processo de Avaliação Integrada do Desenvolvimento Educacional e da Inovação da Área,Paideia）:这种评估主要是在课程中期或后期对继续医学教育课程中的学员进行抽样测验。

此外,根据巴西国家高等教育评估系统自我评估的要求,Fiocruz 基金会也建立了自己的评估委员会,对所有涉及 Fiocruz 基金会的继续医学教育相关机构进行评估,包括 UNA-SUS。Fiocruz 的评估委员会由 12 名成员组成,涵盖机构内外部人员以及学员等。

（二）对继续医学教育项目的评估

巴西联邦层面的继续医学教育项目评估主要由卫生部负责,卫生部定期监督和评估国家和联邦区继续医学教育项目的实施情况。巴西各个地区的继续医学教育项目的评估主要由双边机构间委员会（CIB）负责。CIB 根据区域继续医学教育培训的执行情况、各项指标及目标的完成情况,定期评估 CIB 的工作是否尽到落实继续医学教育的责任。Arouca 平台保留了学员的所有信息以及学习记录,可以作为继续医学教育项目评估的一个工具。

七、经 费 来 源

巴西的继续医学教育活动经费主要来源于政府的财政支持。除此之外,还有企业资助和个人出资。卫生部用财政资金作为经济激励措施,直接转移到市政和州卫生基金,以促进地方各级继续医学教育的实施和发展,财政资源在各联邦区或州的分配标准与以下几个指标相关:①全科医生覆盖率（10%）;②口腔医疗机构覆盖率（10%）;③心理照护中心覆盖范围

（10%）；④为 SUS 提供服务的卫生专业人员数量（20%）；⑤州总人口数（10%）；⑥人类发展指数（20%）；⑦教育机构集中程度（20%）。其中①、②、③主要是为鼓励积极执行卫生部门相关政策；④、⑤为人口数和卫生专业人员数，人口和人数越多的地区，所需资源越多；⑥、⑦主要是为了促进地区平衡发展，教育机构主要包括高等教育机构和 SUS 技术学校，人类发展指数越低，教育机构集中程度越低，进行继续医学教育的难度越大，需要更多资金支持。

八、主要特点与启示

（一）主要特点

1. **法律保障充分**　巴西政府非常重视卫生专业人员的继续医学教育，通过立法为巴西继续医学教育提供了强有力的法律保障。巴西关于继续医学教育的法律多而细致，制定和发布了一系列的法令、条例和指导性文件，包括全国性的教育方针、PNEPS 等，内容涉及机构职能、经费来源等各个层面。且随着时代的进步发展不断革新和完善。巴西政府在法律层面保障了继续医学教育的组织运行经费来源，且根据时代的进步发展以及实施情况不断革新和完善，使继续医学教育的发展与社会需求相适应。

2. **组织机构健全**　巴西卫生部下设专门机构负责继续医学教育，并与 CCFM、ABEM 等紧密合作，从联邦层面到地区，组织机构层层递进，从而有效促进了各层级继续医学教育职能相互补充，以完善管理和加强属地化实施，提高政策执行效率。同时巴西建立了自上而下的监督机制，设置专门机构监督和评估继续医学教育的实施，确保了继续医学教育政策的有效实施。

3. **形式灵活多样**　巴西的继续医学教育已经成为其医学教育体系中的重要组成部分，根据卫生专业人员的职业特点，开展了不同形式的继续医学教育活动，多种形式的继续医学教育活动，为不同卫生领域的不同专业人员提供了丰富的继续医学教育资源，从而促进了巴西继续医学教育政策的顺利实施和继续医学教育活动广泛开展。

4. **网络平台丰富**　依托网络建立的继续医学教育资源集合和共享可以很大程度打破地域限制，促进教育培训的均衡化。为促进继续医学教育的广泛开展，弥补各地区继续医学教育的差距，巴西建立了一系列网络教育服务系统，包括 UNA-SUS、RET-SUS 等，提供远程课程、资源共享等多维度服务。且远程继续医学教育培训按照不同功能和模块分类，与巴西当地居民的健康情况直接相关，满足卫生专业人员的日常工作实际需要。

5. **医学院校广泛参与**　医疗卫生组织机构和医学院校在继续医学教育中发挥着不可忽视的作用。医疗卫生机构为继续医学教育工作的发展提供了重要的政策支持和资源保障，促进了继续医学教育政策的落实，而医学院校作为专门的教学机构和人才培养基地，是继续医学教育最重要的承办机构，推动了继续医学教育政策的顺利实施。例如 UNA-SUS 就是依托院校建立的网络平台，各院校参与度高，且学习资源类别丰富、覆盖范围广、教师经验丰富、教学设备完善,为远程继续医学教育的开展提供了保障。

(二) 存在不足

巴西关于继续医学教育资格认证、学分管理等方面的资料非常少,就目前收集的信息来看,巴西缺乏针对继续医学教育的完善的资格认证体系,学分管理也多依赖于网络平台,缺乏具体的管理流程和机构,这对国家继续医学教育的发展非常不利。

虽然巴西有很多研究者对继续医学教育进行了评估,但由于研究目的和评估框架各不相同,导致其结果并不一致,可信度大大降低,也缺乏实用性。由此可见巴西尚缺乏针对继续医学教育项目的完整评估体系和评估流程,尤其是针对效益、效果的评估,这使得巴西在一定程度上不能快速有效地发现继续医学教育政策中存在的优点和不足,从而妨碍了继续医学教育的发展。

参 考 文 献

[1] Ministério da Saúde.Dispõe sobre as diretrizes para a implementação da Política Nacional de Educação Permanente em Saúde[EB/OL].(2007-08-20)[2025-02-20].http://bvsms.saude.gov.br/bvs/saudelegis/gm/2007/prt1996_20_08_2007.html.

[2] Ministério da saúde.SGTES lança o PRO EPS-SUS[EB/OL].[2025-02-20].https://www.gov.br/saude/pt-br/assuntos/noticias/sgtes-lanca-o-pro-eps-sus.

[3] Ministério da saúde.Política Nacional de Educação Permanente(PNEPS)[EB/OL].[2025-02-20].https://antigo.saude.gov.br/trabalho-educacao-e-qualificacao/gestao-da-educacao/qualificacao-profissional/40695-politica-nacional-de-educacao-permanente-pneps.

[4] Ministério da saúde.SLEGIS Sistema de Legislação da Saúde[EB/OL].(2004-09-02)[2025-02-20].http://saudelegis.saude.gov.br/saudelegis/secure/norma/listPublic.xhtml.

[5] Ministério da saúde.Universidade Aberta do SUS(UNA-SUS)[EB/OL].[2025-02-20].https://antigo.saude.gov.br/trabalho-educacao-e-qualificacao/gestao-da-educacao/qualificacao-profissional/universidade-aberta-do-sus-modulos-educacionais-una-sus.

[6] Saúde e Vigilância Sanitária.Obter incentivo financeiro para custeio de Serviço de Atendimento Móvel de Urgência(SAMU)[EB/OL].[2025-02-20].https://www.gov.br/pt-br/servicos/obter-incentivo-financeiro-para-custeio-de-servico-de-atendimento-movel-de-urgencia.

第三篇

西太平洋地区继续医学教育

第九章　澳大利亚继续医学教育

据 2021 年世界卫生组织统计数字显示,澳大利亚是世界上预期寿命最高的国家之一。澳大利亚医疗卫生服务体系健全,重要的健康指标表现优异。澳大利亚非常重视医疗从业者的继续医学教育,较早地开展了继续医学教育项目,并通过立法形式确立了负责机构,制定了继续医学教育标准、继续医学教育程序以及培训和评估的规则,其目标明确、制度完善、体系合理,为我国进一步做好继续医学教育,提高医疗卫生人才的专业水平提供了借鉴和参考。

一、继续医学教育发展历程

澳大利亚的医学教育分为四个阶段:基础教育、职前培训(prevocational training)、职业培训和继续职业发展(continuing professional development,CPD),其中继续职业发展阶段相当于我国的继续医学教育。澳大利亚的继续职业发展最初是一个由众多组织自发提供培训的志愿活动,很多高校都有基于自愿的继续深造项目,广受赞誉。在这些组织中,只有澳大利亚皇家妇产科医学院实施了继续教育的再认证制度。随着《2009 年卫生从业人员国家法案》(*Health Practitioner Regulation National Law Act 2009*)的颁布,澳大利亚继续职业发展成为所有卫生专业人员再注册的条件。

澳大利亚继续职业发展的培训与认证机构是逐步建立起来的。其认证机构最早可以追溯到 1972 年成立的国家专业资格咨询委员会(National Specialist Qualification Advisory Committee,NSQAC),负责对继续医学教育进行管理。由于当时与继续职业发展相关的法律法规并未完善,因此该委员会的管理比较粗放。2001 年,该委员会被废除。目前澳大利亚继续职业发展工作由澳大利亚医学协会(Australian Medical Council,AMC)负责。该协会于 1985 年成立,在国家专业资格咨询委员会被废除后,开始负责澳大利亚继续职业发展的认证工作。2010 年,澳大利亚医学协会取代了州和地区委员会,将认证范围扩大到包括职前培训在内的范畴,逐步建立起一个国家认证体系。在这个体系中,负责当地培训岗位认证的研究生医学委员会本身也要接受澳大利亚医学协会的认证。这一举措使职前培训更好地将基础教育和职业培训衔接起来。之后,澳大利亚医学协会开始对职业培训和继续职业发展项目进行认证。澳大利亚医学协会的认证工作有助于提升继续职业培训质量,让医师更好地适应不断变化的新要求。

二、继续医学教育管理

（一）政策法规

澳大利亚非常重视医疗行业的专业化继续教育。澳大利亚各州和地方议会颁布《2009年卫生从业人员国家法案》，将继续职业发展上升到国家法律层面，其中第38（2）条规定，医疗从业者必须参加受认可的经注册的继续职业发展项目。澳大利亚医学委员会（Medical Board of Australia，MBA）和澳大利亚医学协会负责管理继续职业发展项目。

澳大利亚医学委员会于2016年颁布了《继续职业发展注册标准》（*Registration standard：continuing professional development*），明确要求从业医生必须定期参加与其执业范围有关的继续专业进修，以保持、发展、更新和提高他们的知识、技能和表现，确保他们能提供适当和安全的照护。具体法规如表3-9-1所示。

表 3-9-1 继续职业发展参与要求

医疗从业者类型	参与要求
已注册过的医疗从业者	必须满足所属学院的继续职业发展要求，且只能选择一项自我指导的继续职业发展项目
刚毕业、拥有临时注册资格的医疗从业者，曾经参与过职前培训大学职业培训或拥有普通注册资格的医疗从业者	必须参加与职位相关的受监督的培训教育项目，遵守澳大利亚医学委员会发布的最新培训指导意见
国际医疗从业者	若具备实习医生认证职位，只需参加与职位相关的受监督的培训教育项目；若不具备，则按照继续职业发展文件的要求参与继续职业发展项目，并且每年完成至少50个小时的学习时长。两者都需要服从澳大利亚医学委员会发布的最新培训指导意见
拥有注册资格但是受限制的医疗从业者	按照继续职业发展文件参与培训，完成每年50个小时的学习时长，遵守澳大利亚医学委员会发布的最新培训指导意见
仅拥有普通注册资格的医疗从业者	每年至少完成50个小时的继续职业发展课程（含自我指导课程），其中至少包括一项基于实践的反思、临床审核、同行评议或表现评估，以及参与课程、会议和在线学习等增强知识的活动；还要满足专科医学院与其执业范围相关的继续职业发展要求

注：①例外情况。对于刚取得注册资格28天以内的医疗从业者，取得有关公共利益项目、教育教研项目的拥有注册资格的医疗从业者，这些人员可免受继续职业发展要求；对于遭受严重疾病等特殊情况无法长期行医的人可以被豁免或更改要求；②参与须知。完成继续职业发展项目后无须证明已经达成要求，只需在申请更新医生注册资格证时证明已完成要求即可；参与期间将接受随机检查；③证据保留。参与者必须保留参与证据以备核查。根据不同学院要求，证据保存年限可能不同。选择自主项目的一般注册者、临时注册者和有限注册者需要保留证据三年；④违反标准。若没有很好地参与继续职业发展项目，按照《2009年卫生从业人员国家法案》，澳大利亚医学委员会可能会采取限制医生注册等措施，甚至是纪律处分；⑤有关机构。继续职业发展注册标准由澳大利亚卫生人力部理事会批准，在《2009年卫生从业人员国家法案》引领下发展。

澳大利亚医学委员会的继续职业发展注册标准要求，为每年 10 月 1 日至翌年 9 月 30 日，医生必须至少完成 50 个小时的继续职业发展自我指导计划（包括至少 25% 的时间进行表现评估、25% 的时间进行结果衡量、25% 的时间参与有关教育活动），按照书面发展计划（written professional development plan，PDP）参与与个人执业范围相关的继续职业发展项目；每个参与学习的医生都要有个人发展计划，按照计划进行学习，并且拥有继续职业发展个人活动记录主页。50 个小时的继续职业发展自我指导计划必须包括强制性的基于实践的自我评估内容，其主题是临床审核、同行审查或表现评估三者中的任意一项。

澳大利亚的监管机构规定，医生必须满足每年的职业发展要求，才能维持其医疗资格证的注册。澳大利亚皇家医师学会（Royal Australian College of Physicians，RACP）主办的继续职业发展项目是澳大利亚规模最大、质量最高的继续职业发展项目。该学会制定了《澳大利亚皇家医师学会继续职业发展参与政策》[RACP Continuing Professional Development（CPD）Participation Policy]，规定了继续职业发展的目的是通过训练来维持医学工作者的高执业水平与质量，本质上是一种医疗质量保障项目。澳大利亚皇家医师学会在其官网上发布有关继续职业发展项目的框架、指南、流程，及时公布最新要求（如项目截止时间），以便参与者随时获取这些信息。此外，澳大利亚皇家医师学会还提供支持和建议以帮助参与者获取良好参与体验，定期审核项目以确保质量和促进提升，项目成果将汇报给澳大利亚皇家医师学会委员会并出版。根据法律要求，澳大利亚皇家医师学会应当向医疗监管当局汇报医生是否遵守了澳大利亚皇家医师学会的参与要求。澳大利亚皇家医师学会项目开放对象是其会员、学员（通过发送需求获取项目培训）、非会员（通过支付订阅费用获取项目培训）、符合资格的海外受训医生（一次性付费后获取项目培训）。澳大利亚皇家医师学会对符合继续职业发展标准的参与者颁布年度证书。继续职业发展计划由代表研究员和研究员协会一起负责制定和监督，项目要求高效率、高质量和公平管理。

（二）管理机构

澳大利亚医学委员会主管继续职业发展项目，根据年度医疗事业报告修改继续职业发展政策文件，并积极与政府、卫生服务机构和其他机构合作。项目认证由澳大利亚医学协会负责，认证通过后还需经澳大利亚医学委员会审批该项目的学习计划和有关认证报告。

（三）管理流程

澳大利亚成立了医疗事业国家委员会，与澳大利亚卫生从业人员监管局一起合作管理国家卫生事业。其中澳大利亚卫生从业人员监管局主要承担五个核心监管职能：①提供有关医疗从业人员注册标准、守则和指南的政策建议；②确保只有具备提供合格医疗服务能力的医疗从业人员才能注册成为医疗工作者；③与卫生机构合作管理医疗从业者的投诉事宜；

④监督医疗从业者服从澳大利亚医学委员会的要求;⑤与认证机构合作,确保医学毕业生有能力成为医疗从业者。澳大利亚卫生从业人员监管局领导澳大利亚医学委员会管理医疗从业者参与继续职业发展项目(图 3-9-1)。

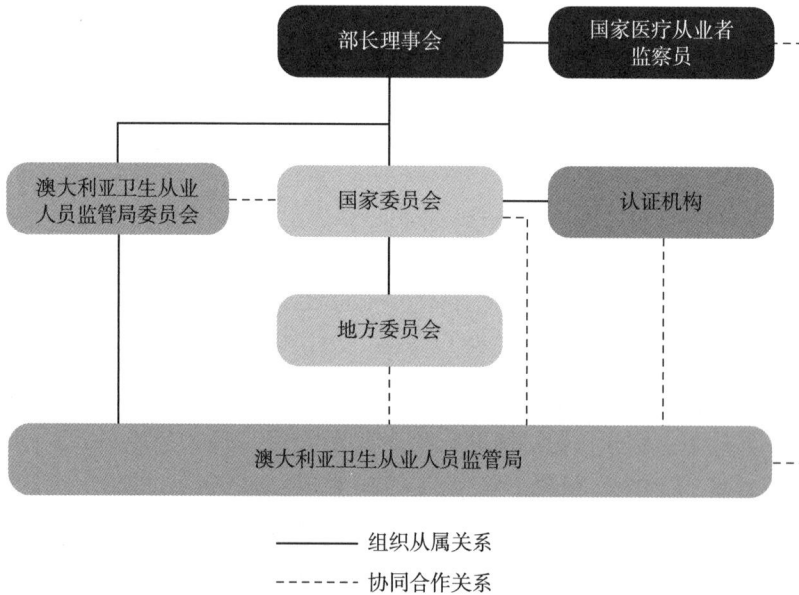

图 3-9-1 澳大利亚国家注册认证方案成员构成

在澳大利亚,医疗从业者参与继续职业发展项目前,需要通过澳大利亚医学协会的标准考试,以获取澳大利亚医学委员会颁发的普通医师执业注册证(general medical registration),参与对象是即将参与实习医师培训(intern training)的医学毕业生。考试主要包括两个部分:一是计算机适应性多项选择考试(computer adaptive test multiple-choice question examination,CAT MCQ);二是澳大利亚医学协会临床考核(clinical examination)或基于工作场合的考核(workplace based assessment,WBA)中的任意一项。计算机适应性多项选择考试是一种多项选择题考试,这种考试借助计算机进行,时长 3.5 小时,题型为 150 个 A 型 MCQ 题(五个选项中选出一个正确选项)。该考试重点考查基础医学知识、临床检查与诊断能力、治疗与患者管理能力。只有通过该考试的医学毕业生才有资格申请临床考核。临床考核是一种综合性结构化临床评估,涵盖多个学科,有 16 个组成部分,不仅考核临床技能,也注重考察医患沟通、团队协作能力。医疗从业者在通过计算机适应性多项选择考试,并且取得澳大利亚医学委员会授予的医疗从业者有限注册资格(limited registration)之后,方可参与基于工作场合的考核。该考核是指根据医生在工作场所日常临床行为表现的评估,判断其执业技能、临床诊断、医患沟通、团队协作等方面是否合格。澳大利亚医学协会标准考试流程见图 3-9-2。

建立澳大利亚医学协会人员档案
澳大利亚医学协会收到申请材料

↓

申请材料
是否完整

否 ←　　　→ 是

必须按照邮件内强调的要求提交规范的材料

在国际医学毕业生教育委员会核查基本资质

考试状态将被记录为"无资格"

没有资格参与计算机适应性多项选择考试

基本资质在之前已经被国际医学毕业生教育委员会的国际资格认证服务认证过且在澳大利亚医学协会账户上有记录

澳大利亚医学协会从国际医学毕业生教育委员会收到关于基本资质的国际证书电子化档案

记录存在　　　　　　　　无记录

考试状态将被记录为"有资格"　　　考试状态将被记录为"无资格"

有资格参与计算机适应性多项选择考试　　　没有资格参与该项考试

是否通过了计算机适应性多项选择考试

否 → 没有资格参与澳大利亚医学协会临床考核或基于工作场合的考核

是

↓

有资格参与澳大利亚医学协会临床考核或基于工作场合的考核

是否通过了澳大利亚医学协会临床考核或基于工作场合的考核

否

是

↓

将被签发澳大利亚医学协会证书
联系澳大利亚卫生从业人员监管局申请医疗注册

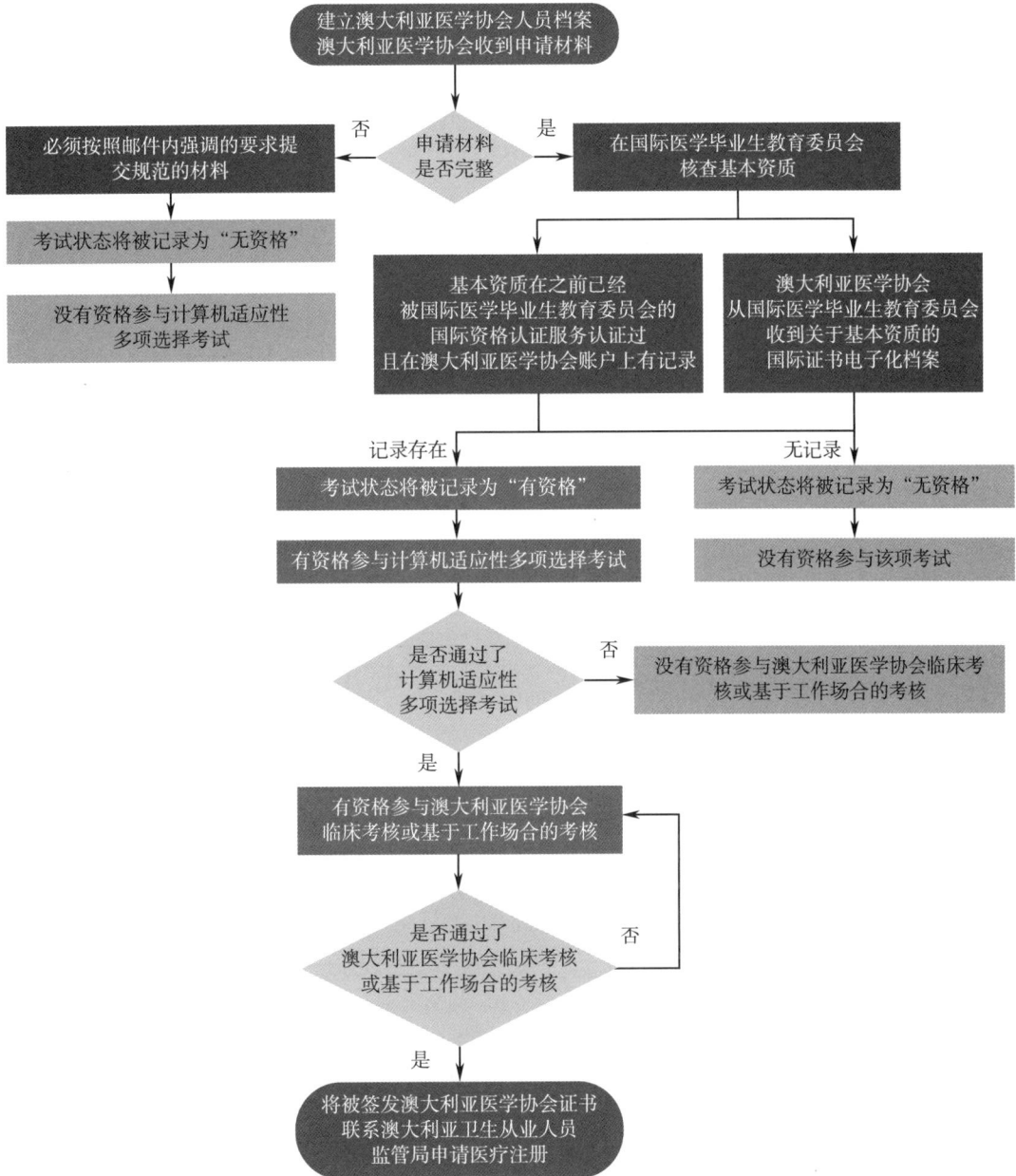

图 3-9-2　澳大利亚医学协会标准考试流程

通过上述考试的医疗从业者在开始履行澳大利亚医疗从业者继续职业发展学习义务前，先要满足澳大利亚医学委员会颁布的《继续职业发展项目注册标准》（*Continuing Professional Development Registration Standard*），具体内容如下。

● 英语技能标准：适用于所有初次注册的申请人，要求英语等级达到雅思 7 分，且测试时间在申请日期前两年内。

● 身份证明：所有申请人必须遵守，一旦委员会批准了注册申请，便会通知申请人，并要求其前往澳大利亚医学委员会办公室进行身份查验,申请人需要联系澳大利亚卫生从业人员监管局的相关州或领地办事处进行预约。如果满足要求,则向申请人颁发注册证书。

● 执业注册标准:为了确保医疗从业者的工作能力与执业安全意识,其执业时长需满足一年执业时长达到 152 小时或者三年执业时长达到 456 小时的要求。

● 职业保险标准:申请人必须确保他们执业行医实践的所有方面都被职业保险(Professional Indemnity Insurance,PII)或其他同类保险所承保。

● 犯罪记录标准:申请人必须上报自己的犯罪记录,澳大利亚医学委员会与警局合作进行核查,并根据犯罪记录判断医疗从业者的执业行为是否会受到影响。

澳大利亚医学委员会在 2018 年制定了职业行为框架(Professional Performance Framework),对医疗从业者在继续职业发展项目中的表现进行考核,以确保所有注册医生在其整个职业生涯中都能胜任,且执业合乎道德。该框架已于 2021 年正式实施。职业行为框架将敦促医生对自己的表现负责,鼓励该行业集体提高专业水平,建立起一种有益于患者和医生的正向积极、互相尊重的医患文化。该框架主要内容见表 3-9-2。

表 3-9-2 职业行为框架

序号	内容	细则
1	加强所有医生的继续职业发展项目学习	● 每位医生都将拥有继续职业发展主页 ● 参加与自己执业领域相关的继续职业发展项目 ● 基于个人发展计划设置继续职业发展项目内容 ● 每年进行累计至少 50 小时的继续职业发展学习
2	澳大利亚医学委员会将激活对医生的安全保障	● 澳大利亚医学委员会将识别威胁患者安全的风险,并制定筛查风险人群的原则 ● 发现表现不良且存在风险性的医疗从业人员,对其进行管理 ● 针对年龄增长这一风险因素,澳大利亚医学委员建议 70 岁的医疗从业者每 3 年进行一次同行评议和健康检查;除非年迈的医疗从业者执业时存在严重的风险,否则不需要将健康检查和同行评议的结果提交至澳大利亚医学委员会 ● 针对专业孤立(professional isolation)这一风险因素,澳大利亚医学委员建议制定这方面的指南以帮助医疗从业者注意到专业孤立的现象并及时处置风险,要求专业孤立的医生参与更多的继续职业发展项目(内容要包括同行评议) ● 澳大利亚医学委员希望绝大多数具有确定性风险因素的医生能够展示出他们为患者提供安全照护并保持积极临床实践的能力
3	加强对受投诉较多的医疗从业者的评估和管理	澳大利亚医学委员会要求受到多次投诉且证据充分的医疗从业人员参加正式同行评议
4	继续制定和发布明确、相关和最新的专业标准	澳大利亚医学委员会支持良好的医学实践,完善现有标准并制定新的注册标准,以及根据需要发布其他指南

序号	内容	细则
5	合作构建积极的医患文化	● 构建注重患者安全的医学文化
		● 与业内人士合作,重塑医患文化并建立尊重医学的风气
		● 鼓励医生致力于反思性练习和终身性学习
		● 鼓励医生保证自身的健康和幸福
		● 鼓励医生给同事更多的支持和帮助
		● 澳大利亚医学委员会敦促各国政府和其他拥有大数据的组织机构允许个体从业人员的访问,以支持医疗实践的改进

三、继续职业发展认证

(一) 认证组织

根据《2009年卫生从业人员国家法案》,由澳大利亚医学协会负责医疗专业认证工作。

(二) 认证管理

《2009年卫生从业人员国家法案》使用教育提供者(education provider)一词来指代可能获得认可的、为卫生领域从业人员提供教育和培训的组织。该术语涵盖大学、大专院校及其他提供职业培训的机构或组织。澳大利亚继续职业发展项目采用教育提供者准入制度,由澳大利亚医学委员会下属机构专业教育认证委员会(The Specialist Education Accreditation Committee,TSEAC)制定和执行。根据《2009年卫生从业人员国家法案》规定,只有经过认证的教育提供者提供的继续职业发展项目才可以开展培训。专业教育认证委员会将对认证过程进行收费。

认证工作受国家医疗项目标准制定和评估部门以及澳大利亚医学协会的管理,以确保医生的工作能力能够保障社区人民的健康。

专业教育认证委员会向澳大利亚医学协会董事会报告认证情况,执行与医学教育和培训标准有关的职能,特别是专科医学教育、认可注册的教育和培训、继续职业发展项目以及国际专科医学研究生评估。专业教育认证委员会职责包括:①制定、监督和审查认证方案,方案内容包含评估与其教育提供者有关的标准和程序;②监督澳大利亚医学协会的专业医疗计划和继续职业发展计划,认可或注册计划的培训活动;③支持改善澳大利亚和新西兰的医学教育;④监督澳大利亚医学协会在承认新的或新修订的医学专业以及专科领域方面对澳大利亚医学委员会起到的咨询作用。

澳大利亚医学委员会成员包括与澳大利亚卫生部长顾问委员会协商后任命的成员,澳大利亚医学协会、医学院校长理事会、新西兰医学理事会及澳大利亚医学委员会等组织的成员,澳大利亚的大学医学系主任和新西兰的大学医学系主任。该委员会还包括来自其他与澳大利亚医学协会委员会相关机构的成员、正在接受培训的医生和了解消费者健康知识的社会人员等。该成员构成模式旨在强化原住民、托雷斯海峡岛民和毛利人对澳大利亚医学协会认证流程的贡献。

澳大利亚继续职业发展认证流程中的重要管理组织设置包括以下几点。

1. **评估团队**　专业教育认证委员会由评估小组组成,评估每个教育提供者及其提供的课程。小组在澳大利亚医学协会的认证政策和准则体系内工作,并向专业教育认证委员会提交报告。团队负责根据批准的认证标准评估学习计划及其教育提供者,以及提供者自身的目的和宗旨;与教育提供者一起,制定适合于提供者自身结构、规模、活动范围和学习计划的评估认可计划;根据认证标准制定评估工作计划并撰写工作报告。

原则上允许观察员对继续职业发展培训项目进行澳大利亚医学协会评估,但须经教育提供者的首席执行官和澳大利亚医学协会团队主席的批准。澳大利亚医学协会对观察员的要求在单独的声明中列出。

2. **澳大利亚医学协会咨询小组**　在某些情况下,教育提供者在设计自己的项目遇到困难时也可向澳大利亚医学协会咨询并寻求帮助。在这种情况下,经教育提供者同意,评审委员会可建议澳大利亚医学协会董事会成立咨询小组。咨询小组与教育提供者合作,并阐明教育提供者必须满足的要求,并会就课程的开发、计划或交付提供详细建议。教育提供者可以聘请适当的工作人员或顾问以获取相关专业知识,如就教育提供者编写的课程文档或向澳大利亚医学协会提交的内容提供详细建议;就澳大利亚医学协会认证提出建议。

咨询小组会确定与教育提供者的联系频率和方式,且将会议或现场访问的任何计划告知澳大利亚医学协会认证委员会,教育提供者直接支付咨询小组工作费用。

3. **质量审查**　澳大利亚采取基于独立机构定期审查的认证作为保证医学教育各阶段质量的手段。医学项目及其教育提供者的这种认证系统具有以下优点:①定期的外部评估为已获得认证的教育组织审查和评估他们组织内部设计的计划提供了动力,促进与其他学科的同事进行讨论和互动,以从他们的经验中受益;②认证过程尊重教育提供者的自主权,承认教育提供者在其项目内的专业知识成就;③对澳大利亚医疗计划的高标准进行了外部验证;④认证过程支持并促进了教育举措;⑤认证报告指出了该组织的教育、培训和专业发展计划的不足及优势,并协助教育提供者改进;⑥认证作为一种质量保证机制,可以使预期的受训者、受训毕业生未来的上司以及广大医疗保健消费者受益。

澳大利亚医学培训和教育的优势之一就是方法的多样性,澳大利亚医学协会认证过程支持医学教育方法的多样性、创新性和发展性原则。因此,澳大利亚医学协会认证流程没有规定任何特定的教育和培训模式。

(三) 认证制度

澳大利亚医学协会为医疗培训项目及其教育提供者制定了认证标准,该标准经过了澳大利亚医学委员会的批准。澳大利亚医学协会根据认证标准来评估医疗培训项目，并且负责后续对项目及其提供者的监管。澳大利亚医学协会颁布了专业化医学教育培训标准《2015年澳大利亚医学协会专业医师项目和职业发展项目评估认证标准》（*Standards for Assessment and Accreditation of Specialist Medical Programs and Professional Development Programs by the Australian Medical Council 2015*）和《2019年澳大利亚医学协会专业医师项目和职业发展项目评估认证流程》（*Procedures for Assessment and Accreditation of Specialist Medical Programs and Professional Development Programs 2019*）。

（四）认证标准

澳大利亚在《2015年澳大利亚医学协会专业医师项目和职业发展项目评估认证标准》中详细阐明了各项标准。该文件强调教育提供者的继续职业发展必须满足以下8条要求。

一是医疗工作者在参与继续职业发展项目时，该项目的教育提供者应发布自己制定的参与要求。

二是教育提供者应与各利益相关方协商确定其项目的要求，且要满足澳大利亚医学委员会和新西兰医学委员会的要求。

三是教育提供者发布的继续职业发展项目参与要求应明确指出参与者必须参加的活动，这些活动要能够保持、发展、更新和增强参与者的医学实践知识和技能，包括培养他们的文化知识、专业素养和伦理道德，以增强他们在相关专业的安全保障。

四是教育提供者应要求参与者按照自己的需求来选择课程，根据自己专业目前和未来预期的实践范围，选择与其学习需求相关的继续职业发展项目。教育提供者还应要求参与者做好学习管理，即学习前规划好学习计划、学习完成后立即积极开展自我评估，形成完整的闭环管理。

五是为了方便参与，教育提供者应提供详细的项目活动介绍。

六是教育提供者应根据教育质量来制定评估准则，方便划分继续职业发展项目活动；此外，还要根据项目里的监管形式、完成情况、活动评价制定实践反思的评估准则。

七是教育提供者应为参与者提供可记录其参与继续职业发展项目情况的系统，它为参与者提供有关学习记录并标明记录保留期限。

八是教育提供者还要负责督促项目学习完成度，定期审查项目参与者的学习记录并及时联系未按时完成学习任务的人。

在澳大利亚，大家都希望注册医师能够不断学习进步，不断维持、发展、更新他们的知识技能和执业表现，给人们提供安全舒适的护理。澳大利亚医学委员会制定了有关注册标准，要求从业人员必须参加继续职业发展项目，即医疗从业人员在申请重新注册或重新认证时，必须符合继续职业发展项目学习重新认证的注册要求。教育提供者应合理设置继续职业发展项目的参与要求和内容，方便专业领域内所有医生都能够参与其中。

澳大利亚医学继续职业发展的主要特点是自我引导的、基于实践的学习活动，而不是在监督压迫下完成任务式的学习。因此教育提供者更需要不断学习改进提升自我，以便更好地服务医生开展自我引导学习。教育提供者们应定期参加各种教育性活动，不断提高作为一名医疗教育提供者的素养，与时俱进，根据医生的预期工作范围和医生的实践数据开展自我评估，收集医疗从业者新兴的学习需求。教育提供者参加的教育性活动应包括基于实践的反思性活动（如临床审核、同行评议、多元反馈或表现评估等）、继续医学教育活动（如参加讲座、研讨等）、其他学术活动和一些有助于文化熏陶、促进医生健康和幸福的活动。

澳大利亚医学协会鼓励教育提供者在其继续职业发展项目资源中构建一个框架，来更好地帮助医生评估和确认他们的学习需求。在合适的情形下鼓励外部第三方或个人对继续职业发展结果进行评估。在教育提供者制定继续职业发展参与要求和计划时，与潜在参与者和其他利益相关方的协商也非常重要。参与者的自我评估以及教育提供者的监督审核有助于参与者更好地实现继续职业发展学习目标。

继续职业发展教育项目的提供组织来源多样，可以是大学学院、医疗保健机构、社区服务机构、健康消费者组织等。教育提供者应遵循一套道德守则，其中包含与提供继续职业发展项目其他团体的相处准则。在审查活动的教育质量时，教育提供者应考虑该活动是否使用了适当的审查方法，是否很好地采纳了参与者的反馈建议。在某种程度上，澳大利亚医学协会也承认参加继续职业发展并不能百分百保证医生工作能力提高。

（五）认证程序

依据《2009 年卫生从业人员国家法案》，国家赋予澳大利亚医学协会执行认证功能的权利，在继续职业发展的认证程序内，澳大利亚医学协会负责制定继续职业发展的认证标准、认证政策、认证程序，评估教育提供者资质，及其所提供的继续职业发展项目。在医学协会完成资质评估并准备授予认证证书之前，需要提前将认证报告上交至澳大利亚医学委员会，再由委员会审核同意之后方可发放认证证书。在认证过程中不光是认证机构的参与，澳大利亚还以成为认证委员会的一员为条件鼓励医生积极参与到继续职业发展项目认证之中。认证程序主要依据《2019 年澳大利亚医学协会专业医师项目和职业发展项目评估认证流程》。

1. 认证类型　澳大利亚医学协会主要基于四种情况开展认证，一是评估认证新出现的教育提供者资质和新推出的继续职业发展项目；二是评估认证发生了实质性改变的已建立项目；三是评估认证自主要求再次进行认证的已建立项目及其提供者，四是当认证委员会认为存在进一步评估的必要且需要纳入认证综合报告。上述四类认证并非全都是一次性完成，澳大利亚医学协会也可以对一些拥有限期认证的教育提供者进行部分评估后再进行后续的认证工作。

特别需要说明的是，澳大利亚医学协会对新变化的认证非常重视，逐步构建了针对继续职业发展项目中的新变化的认证，澳大利亚医学协会将首先评估项目内容是否符合认证标准，项目提供者是否有能力实施教育项目。

对于已经通过认证的继续职业发展项目,若发生了诸如内容、目的、教学途径、课程重点、课程时长、课程资源等方面的显著变化,都会对教学项目产生影响,澳大利亚医学协会把这些改变统称为实质性改变。该协会要求教育提供者提前通知发生的变化,在项目运营的周期性项目报告里及时明确提及这些变化,以便于协会能够为教育提供者提出有助于项目满足认证标准的建议。教育提供者需要在实质性变化实际发生前 18 个月通知有关认证团队。

对于新出现的教育提供者及其新推出的继续职业发展项目,由澳大利亚医学协会负责认证,严格把控新项目的教学质量,不过多评价项目的其他方面。新项目组织方须自行和地方机构协商处理培训场地问题,设计培训计划,选取培训资源。在新项目开始实施的前 24 个月必须提前通知给澳大利亚医学协会,由该协会告知组织方认证注意事项和认证验收大体日期。一旦该协会收到组织方的新项目构建意愿,协会会给组织方提供多方面的帮助,如提供初级阶段项目报告提交指南,审阅组织方编写的包含课程大纲在内的继续职业发展项目计划,检查其教学资源设置是否合格等。

澳大利亚对上述出现新变化项目的认证有严格的程序与要求。专业教育认证委员会根据组织方提交的项目申请书完成初级阶段新变化评估报告,澳大利亚医学协会在收到组织方初级阶段项目报告的 4 个月内审阅报告,并同专业教育认证委员会讨论初步的决定。澳大利亚医学协会一般会于新项目开始实施的 6 个月前完成评估认证工作,并要求教育提供者一同参加评估研讨会,介绍项目全程的计划和前两年的课程细节,以确保新的项目能够满足认证标准。对于发生实质性变化的已建立的项目,则要求其提供新变化对已有培训的影响和相应的项目调整、项目教学资源的变化、与利益相关方就这一新变化的协商内容等。

2. 认证程序 面对前述提及的四种类型的评估需求,澳大利亚医学协会建立了一套由评估团队执行的标准认证程序。

(1)提前告知。澳大利亚医学协会工作人员会通知教育提供者认证日期、流程和所需文件。面对已通过认证的教育提供者,工作人员会告知其两年后需要进行再度认证,否则认证过期;面对持有临时认证证明但有后续认证需求的教育提供者,工作人员会提前 12 个月与其联系;面对寻求新项目认证的组织方,工作人员会提供评估时间和要求方面的合适建议。具体评估时间由协会高级官员和教育提供方首席执行官协商决定。评估团队服务于澳大利亚医学协会秘书处和提供方首席执行官,所有的信息搜集和评估考察工作需与教育提供方首席执行官协商确定。

(2)认证指导。澳大利亚医学协会为教育提供者撰写认证申请书提供指南帮助,指南中强调教育提供者必须提供依照官方认证标准的自我现状评估和关键信息分析,申请书中要包含项目未来发展计划、继续职业发展项目学习过程中的具体细节、项目资源配置(例如员工分配、健康保障服务等)。面对持有临时认证证明但有后续认证需求的教育提供者,指南则要求教育提供者提交包含认证标准、上次认证以来项目的显著变化的项目申请书。申请书文件报送的截止日期一般在认证评估开始前 6 个月,再次认证的时间可能更短一些。

（3）遴选认证团队。鉴于不同的认证任务,澳大利亚医学协会选派不同的员工负责。认证团队内设主席和经理,其中主席由经验丰富的澳大利亚医学协会评估员担任,肩负认证任务中首要责任;经理则由澳大利亚医学协会工作人员担任,负责组织认证活动、编辑认证报告等重要工作。在正式进行认证前,认证团队一般会于正式讨论和站点评估的5个月前召开初步会议。会议中团队找出关键信息并制定评估认证大纲,依据队员专长分配各个队员的认证任务,任务结束后撰写报告并汇总到团队最终的认证报告中。在团队初步会议之后,评估团队会给教育提供方提供一份筹备最终会议的指南。

（4）协商利益相关方。澳大利亚医学协会要求教育提供者报告利益相关方,并邀请他们给项目作出评论建议。此外,澳大利亚医学协会还组织周期性的多群体意见采集,提前按照评估认证任务特点编制问卷,主要调查群体包括其他教育提供者、医疗专家、其他医疗教育阶段的教育提供者、澳大利亚新西兰健康部官员和群众。面对持有临时认证证明,但有后续认证需求的教育提供者,评估团队将考虑在认证过程中是否需要涉及利益相关方的协商。

（5）团队认证。通常经过几个星期的研讨和与教育提供者执行官的会议,认证团队形成初拟的评估报告。之后,认证团队会进一步分小组进行站点评估,分成的小组将走访提供方的各个教育分站点,评估其项目实力确保能够按照认证标准达成培训目标。后续认证的教育提供方不一定需要进行站点评估。在本阶段认证中,通常团队已经完成了监管课程大纲、项目价值评估、培训站点评估、继续职业发展项目质量的评估等一系列任务。所有认证均在教育提供方人员陪同下进行,尽力避免人为倾向偏差。

（6）初步结果。在项目会议结束时,认证团队会形成一份初步结果,其中包含主要成就和存在的问题。随后团队会将结果以纸质报告形式呈现,并和教育提供者负责人讨论交流,确认无误后由团队成员和教育提供者留存报告。最终的认证结果由澳大利亚医学协会主管依据专业教育认证委员会的建议来决定。

（7）草拟报告。在认证结束的6周内,认证团队需要和教育提供者最后研讨交流并提交认证报告草稿至专业教育认证委员会,再由专业教育认证委员会根据报告草稿撰写项目认证建议和专业教育认证委员会项目认证最终正式报告,一并上交给澳大利亚医学协会主管决定认证通过与否。

（8）认定结果。澳大利亚医学协会工作人员把认证建议和专业教育认证委员会项目认证最终正式报告复印件提供给教育提供者,此时教育提供者还可以在报告提交至主管前要求专业教育认证委员会修改微小的内容错误,或是通过向委员会和澳大利亚医学协会的意见反映渠道来修改报告里较大的内容问题。

（9）最终报告的修改。教育提供者在收到专业教育认证委员会最终报告14天内可以正式提出进一步修改,在收到报告30天内必须提交重新考虑后的答复,根据教育提供者提出的修改建议和考虑后的答复,最后由专业教育认证委员会决定最终报告的内容。

（10）认证决定。澳大利亚医学协会作出认证决定,如若认证未通过,则通知教育提供者,并按法规要求告知其具体缘由,此时教育提供者可根据《2009年卫生从业人员国家法案》第 48 条规定寻求内部审查。澳大利亚医学协会的认证决定和认证报告须向澳大利亚医学委员会反映。专业教育认证委员会的最终报告需要公示;若认证未通过,则报告须等到寻求审查的时间截止后以及内部审查完成后再公示。

(11)内部审查。教育提供者在收到认证未通过通知 30 天内可向澳大利亚医学协会首席执行官寻求内部审核,并支付一定的内部审核费用。教育提供者要求内部审核的理由包括但不限于以下理由:①项目内重要的参评信息在评估当时还未制订好,但在评估工作截止后已经完善;②存在与项目无关的信息干扰,导致认证失败;③认为澳大利亚医学协会认证流程缺乏公正监督;④原决定毫无依据,与认证材料毫不相关;⑤在澳大利亚医学协会认证决定过程中出现明显违法或违规行为。此时澳大利亚医学协会将组建再次审核委员会,负责评估教育提供者的内部审查要求,审核整个认证评估工作中从最终报告到最底层评估员工的各方面信息。该委员会将审核意见反映给澳大利亚医学协会主管,最终由主管决定该教育提供者的项目是否通过,并把最终决定通知给教育提供者和澳大利亚医学委员会。

四、继续职业发展的内容与形式

(一) 目的与目标

澳大利亚继续职业发展旨在保持、发展、更新和提高医疗工作者的知识、技能和表现,以确保他们能够提供恰当且安全的医疗服务。

(二) 教育对象

澳大利亚继续职业发展适用于所有注册医生,不适用于医学生。

(三) 承办机构

澳大利亚继续职业发展主要承办机构是指受到认证的教育提供组织,比如医疗机构、大学继续职业发展部门、制药和医疗技术行业、社区组织、健康消费者组织以及营利性继续职业项目发展提供商。除上述提供者以外,还有两所大学提供规模较大的继续职业发展项目,即澳大利亚农村与偏远地区医学院(The Australian College of Rural and Remote Medicine,ACRRM)和澳大利亚皇家全科医生学院(The Royal Australian College of General Practitioners,RACGP),他们的项目一般对学院内部人员开放,非会员则须付费学习。

(四) 内容规划

继续职业发展项目的内容规划必须与医生的业务范围相关,包括一系列满足个人学习需求与基于实践的反思性内容的活动,例如临床审核、同行评议、表现评估以及知识讲授类的活动等。

澳大利亚医学教育继续职业发展的主要特点是自我指导的基于实践的学习活动,通过多种措施引导医生自我主动学习,自主安排学习规划。专业认证委员会要求继续职业发展项目提供者必须在培训内容里面囊括基于反思的实践因素内容,促进医生自我主动学习。书面专业发展计划(professional development plan,PDP)是督促医生自觉高效参与继续职业发展项目的一项措施,它要求参与者考虑到所有可能的影响因素,为每个继续职业发展周期撰写一份简明的书面专业发展计划。该计划需要概述拟进行的继续职业发展项目的类型,以满足他们个人的专业发展需要,确保执业医师在开展继续职业发展项目之前和之后,反思继续职业发展项目的价值和适当性,继续职业发展提供者必须按照医生的个人计划去提供合适的培训内容。

(五) 内容

澳大利亚继续职业发展项目分为 12 类,每一类都要求提供详细的参与证据,并将其提交给澳大利亚卫生从业人员监管局,作为更新医疗工作者注册资格时查验的证明(表 3-9-3)。此外,不同继续职业发展对象参与继续职业发展的证据要求也是不同的(表 3-9-4)。

表 3-9-3　澳大利亚继续职业发展项目分类

继续职业发展类别	参与的证据要求	不可接受的证据要求
临床审核	说明:临床审核将实际的临床实践与既定的实践标准进行比较。审核由对个人从业人员提供的护理评估和质量改进过程两部分组成 证据:证明完成临床审核的证书,例如护士执业资格证书(nurse practitioners,NPS)等;对所学知识的反思;审计建议和质量改进情况描述,如描述所进行的过程,并对所学内容进行反思	无
同行评议	说明:同行之间举行的会议,目的是通过向同行介绍自己的工作来更新知识并改进实践缺陷,接受评议审查 证据:记录下来的案例审查或与同行、团队的讨论,以及对所学知识的反思;日志或日记条目,以及对所学知识的反思;同行评议活动的描述以及对所学内容的反思	无
表现考核	说明:允许从业者查看其实践表现的活动 证据:提供有关文件表明从业者在学习过程中确实是有改善实践表现和反思回顾所学知识;提供有关文件描述学习过程,反映所学内容	无
课程	证据:证明书或出勤记录;组织者、管理员或雇主的来信、声明或信函,以验证出席情况	只提供收据、行程、活动日程和项目名称等不能证明实际出席

继续职业发展类别	参与的证据要求	不可接受的证据要求
课程	证据：证明书或出勤记录；收据和官方计划的副本；组织者、管理员或雇主的来信、声明或信函，以验证出席情况	以下内容并不表明实际参与：参会行程、开会议程
	证据：列出已阅读的文章、期刊、书籍或教科书，及其作者、标题和阅读日期	阅读内容与其执业领域无关
讨论、期刊俱乐部、研讨会、临床实践会议	证据：组织者、管理者、雇主的出勤记录或来信，证明从业人员确实参与过活动，内容包含组织名称、活动证据，如活动日期和持续时间	开会议程
出版	证据：提供自己已经发表的作品信息，例如出版物标题或副本	无
学术研究	证据：提供自己发表研究的出版物标题或副本，研究建议书的副本、摘录、活动日志、结果声明等	无
参与教育教学或督导	证据：组织者、管理员或雇主的来信、声明或信函，以证明继续职业发展参与者确实承担了主管的角色	无
其他	如果不符合上述类别之一，请说明完成了哪些其他继续职业发展项目	无

表 3-9-4　不同继续职业发展对象参与及证据要求

从业者类别	参与要求	证据要求
实习生	参与和职位相关的教学培训和教育计划	有督导医院签字证明其在 10 月 1 日至翌年 9 月 30 日参与了和职位相关的教学培训和教育计划
注册医生	每年 50 小时继续职业发展项目（活动分为 12 类），其中必须包括一项强制性的自我评估，即同行评议、临床审核或表现评估	继续职业发展项目记录必须与执业范围保持一致，证明参加活动 50 小时的文件，必须包括同行评议（类别 1）、临床审核（类别 2）、表现评估（类别 3）之一的强制性自我评估，剩余时间将由 4 至 12 类项目活动组成，须在 10 月 1 日至翌年 9 月 30 日的一个注册年度中进行，获得认可或未经认可的医学院的参与者必须提供完整的活动书面证明，大学结业证书和学分记录证明无效
学院会员专家学士	证明是会员且遵守所在学院的要求	参与学院活动的书面证明，证明学院会员身份的文件（具体视有关大学的要求）
澳大利亚皇家全科医生学院会员	按照澳大利亚皇家全科医生学院官网继续职业发展具体要求参与项目	无须提供上述详细证明文件，只须提供会员身份证明
澳大利亚农村与偏远地区医学院会员	按照澳大利亚农村与偏远地区医学院官网继续职业发展具体要求参与项目	无须提供上述详细证明文件，只须提供会员身份证明

（六）方式

1. 传统继续职业发展形式　澳大利亚传统继续职业发展形式源远流长。除医疗工作者自行阅读书籍参与培训课这些传统的继续教育方式外,其他在澳大利亚继续职业发展领域里常用的继续教育形式主要是同行评议(peer review)和表现考核(performance appraisal)。

（1）同行评议。同行评议是指相同专业、工作经历和工作环境相似的医疗工作者批判性地去评估同事的工作表现,以达到提升医疗护理能力和质量、发现须提升领域的目的。自19世纪80年代起,同行评议就开始应用,现今已广泛应用在临床、护理质量保障和监管工作中。同行评议涉及诸如临床专业执业、交流、学位、专业等方面,该方法已被证明对医生的互相交流和积极进步有很大的促进作用,可有效提升医疗工作者在大环境下对临床表现的理解;将个人难以衡量的方面与同行进行比较,有助于发现遭遇难题的医疗工作者,还可以帮助医生适应工作的变化。同行评议一般包括:通过医生和同行发现个人的优势与不足;将个人的优势与不足和同行中的平均水平进行对比;发现需提升的领域,商讨并制定有关领域的提升计划。

优秀的同行评议应包含以下几点:①该过程应在既定框架下开展执行以支持临床工作,特别须注意的是:应向所有相关方面提供明确的职责范围;被审查的个人必须参与评估过程的发展;在整个过程中,必须向受审人员提供外部支持(例如同事或法律从业人员的帮助);必须让接受评议的医生了解所进行的流程和各项活动;如果个人由于明显表现不佳而拒绝参加同行评议程序,则应通知医疗委员会。②为评估个人的临床实践能力,应使用标准化的、方法驱动的评估手段(如问卷调查、病例分析)。审查过程还可能包括:重大事件分析;直接观察(包括录制咨询录像);记录、案例记录或图表审查;客观的结构化临床检查;访问;患者反馈。③应制定符合预期目的的简单评估量表,并确保被审查的个人参与其中。④在允许的情况下,同行评议之前应收集高级医生的临床数据,例如并发症的数量和死亡率数据,以帮助进行同行比较;接受检查的医生有权访问这些数据;其他相关的临床要素也应予以考虑(例如继续职业发展流程);在解释临床数据时应格外小心,要考虑到该评议方式提出的其他问题和注意事项。⑤参与者必须接受培训,包括同行评议过程中提供和接受反馈等方面。⑥在允许的情况下,评议过程中应有多名审阅者参与。⑦同行评审过程会发现从业者存在表现不佳的情况;如情况属实,审阅者必须确定表现不佳的领域并提供有帮助的指导。⑧同行评议结果的正式书面报告应提供给该组织的认证机构和其执业范围内的委员会;委员会应当及时开会商讨决定前进的方向,其中包括有关实践发展的建议,对实践范围的审查;向接受正式同行评议的医生提供及时、正式的书面反馈;反馈必须包括同行评议过程的全部发现、结论和建议;反馈应纳入高级医生的表现记录中,留存在医生的人事档案。⑨确保合理分配资源,提供适当的管理支持;所有参与者在开始同行评议之前都要签署保密协议。

（2）表现考核。表现考核是一项传统的对个人工作表现的周期性评估，有助于反映个人的学习和持续发展需求，展示个人工作能力，以及推动员工和上司间的沟通，让双方更好地互相了解。考核目的是：①在团队目标范围内提高个人表现；②改善和维持组织的文化；③提高个人对工作责任的理解；④提供有关个人表现的反馈；⑤发现个人培训和继续发展需求，并执行计划以满足这些需求；⑥向管理层提供反馈；⑦奖励表现出色的人；⑧有助于发现医疗工作者的缺陷和不足。通过考核可以进一步提高医疗服务效率，发现不良表现并及时采取措施，从而确保医疗服务的高质量发展。

2. **非传统继续职业发展形式**　该形式主要指在近几十年伴随新技术的出现涌现出的新的继续职业发展形式，诸如会议、论坛、研讨会、讨论、期刊俱乐部、临床实践会议等一些医疗工作集会类型的新型非传统学习形式，是相对于传统的阅读、同行评议、表现考核等形式而言的。

3. **远程继续职业发展形式**　远程继续职业发展形式即在线学习，是澳大利亚近年来飞速发展的一项继续职业发展形式，包括在线教育文章的阅读、医疗在线讲座等。

4. **循证医学继续职业发展形式**　循证医学继续职业发展的基本内涵主要是指通过临床经验的推理及总结，使相关经验转化为以随机对照试验（randomized controlled trial）以及系统评价等模式的新型发展方向，从而实现了循证医学的基本模式。换句话说就是要通过临床实践、个人经验以及患者实际情况的充分融合、交流、反思，实现医疗从业者能力的提升。在循证医学的发展过程中，取代传统的知识灌输式的医学模式是临床事业发展的必然趋势。澳大利亚医疗行业大力推行的临床审核（clinical audit）就是循证医学继续职业发展的一种形式。临床审核是指根据已定准则对临床护理进行系统性的审查，旨在确定需要改进的领域，制定改进措施，贯彻落实并评估改进成果。临床审核项目是澳大利亚全国医疗机构推行的一项继续职业发展与医疗质量审核工作，澳大利亚的州、市政府卫生部门均制定了对临床审核的明确要求。

五、继续职业发展学分

（一）学分管理与授予

澳大利亚卫生从业人员监管局规定，医疗从业人员每年必须达到一定数量的继续职业发展学习小时数。医疗从业者在定期更新注册资格时，需要提交参与继续职业发展并达到标准的证明文件，未完成要求的医疗从业者无法更新执业资格证，甚至会被上报并接受处罚。获得批准的继续职业发展项目有自己的学分授予制度，项目内的学分和文件规定的继续职业发展学分等效，例如澳大利亚皇家全科医生学院和澳大利亚农村与偏远地区医学院都为其特定的继续职业发展项目附加了学分系统，比如看一篇文章可获得 1 学分或 2 学分，每小时的继续职业发展学习记录为 1 学分,但是澳大利亚审核标准一般是看是否达到最低学习小时数 50 个小时。继续职业发展项目记录通常同时包含学分记录和学习时长记录,以便于确认医生已达到所需的继续职业发展最低小时数。

(二)学分审验

澳大利亚继续职业发展项目注重医生的个人学习记录,要求每一位医生都要有个人学习主页来记录学习时长。澳大利亚医学委员会在 2018 年制定了职业行为框架,强调每个医生都必须拥有个人继续职业发展学习记录主页,每年进行至少 50 小时的继续职业发展学习,且内容须包括表现回顾、成果分析和教育活动等。

六、继续职业发展评估

(一)对继续医学教育项目及其承办机构的评估

澳大利亚医学协会不仅负责项目开始之初的认证工作,还负责后续周期性的项目评估和监管。根据《2019 年澳大利亚医学协会专业医师项目和职业发展项目评估认证流程》,已经通过认证的继续职业发展项目须在两年后再次提交重复认证申请,且项目运营组织方需要周期性地向医学协会做项目运营报告,不断反映组织方在运营过程中出现的问题和情况。

(二)对评估结果的应用

组织方的项目运营报告将汇报至澳大利亚医学协会董事会,工作人员会及时阅读报告并就具体情况提出建议和整改措施,帮助组织方更好地在运营过程中满足项目运营规范。澳大利亚医学协会还将与澳大利亚医学委员会及其他卫生部门合作,根据评估情况来制定和修改继续职业发展项目的有关政策。

七、经费来源

澳大利亚继续职业发展的经费主要由澳大利亚卫生部承担,由国家卫生部门拨款给地方的继续职业发展承办机构,再由承办机构拨款到各个分站点内的继续职业发展项目。此外,澳大利亚医生参与项目学习报名提交的学费也是经费来源之一。澳大利亚有很多营利性的拥有认证许可的继续职业发展培训机构,主要通过向医生收取学费来获得经费。图 3-9-3 为澳大利亚全科医生培训经费来源情况。

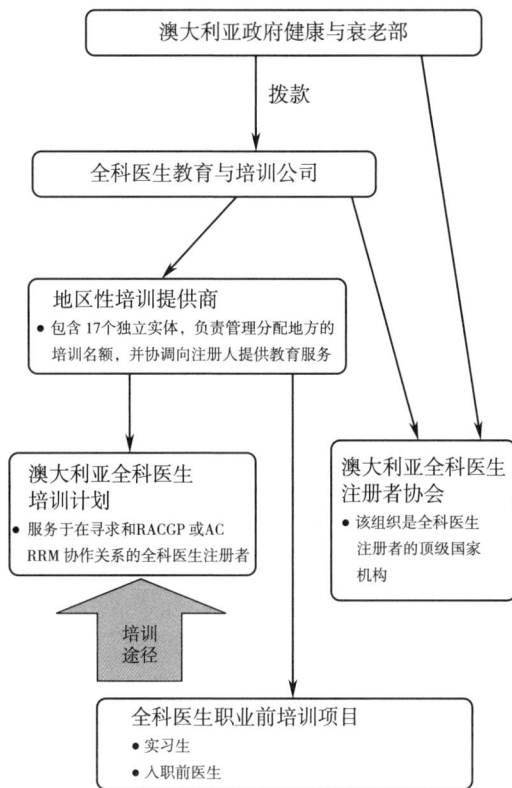

图 3-9-3 澳大利亚全科医生培训经费来源

八、主要特点与启示

澳大利亚的继续职业发展体系内容充实、形式多样,在管理层面、认证过程、教学内容和培训方式上特点显著。

在管理层面,澳大利亚的继续职业发展起步早,政策法规和管理架构完善。自 2009 年就以国家法规形式明确规定了医疗从业者参加继续职业发展的必要性。在澳大利亚卫生从业人员监管局以及国内医疗领域国家委员会的推动下,组织澳大利亚各专业领域内的专业医疗从业者开展继续职业发展的终身学习。主管临床医学领域的澳大利亚医学委员会于 2021 年实施职业行为框架,明确要求医疗从业者拥有继续职业发展个人主页和每年 50 小时的继续职业发展学习时长。我国继续职业发展的管理方法主要是各医院每年通过地方政府网站或医学协会向国家申报国家级、省级、市级等各级继续职业发展项目,由国家继续职业发展管理部门批准后开展,国家有关部门审查监督学分发放和项目执行情况。

在认证方面,澳大利亚的项目认证流程细致复杂、严格认真。除了项目提供者提交的项目申请书之外,还需要澳大利亚医学协会派遣评估团队进行严格评估。澳大利亚医学协会主要负责认证工作,制定了完备的认证标准和认证流程,组建认证团队对教育提供者的继续职业发展项目开展实地走访的综合评估,并设有专业认证委员会,结合情况形成最终报告,交由协会高层决定项目的通过与否。我国继续医学教育项目的申请与认证则相较而言比较单一,主要由国家继续职业发展部门审核教育提供者的项目申请书,将项目划分国家级、省级、市级进行认证。

在内容方面,澳大利亚继续职业发展项目来源广泛,学习形式多样,主要特点是引导医疗从业者基于工作实践开展自我引导的学习,学习内容的自由性和实用性较高。澳大利亚在医学协会的认证项目严格准入制度的支持下,放手依托大量社会企业和营利性教育机构,组织继续职业发展活动,这些经过协会认可的教育服务提供者,通过向医生收取一定学费的形式给广大医疗从业者提供了海量的医学教学资源,有助于医疗从业者自我引导地学习其专业领域内密切相关的知识技能,使得医疗从业者学习的自由度和积极性更高。我国的继续医学教育主要由医院自行组织,申请获得国家经费拨款后组织有关专家来给医疗从业者开展培训。国内方案的优点在于确保了培训项目的高质量,尤其是获批的国家级项目对国内医生来说极具吸引力,但其缺陷也非常明显。一是医生学习的自由性和积极性受到一定限制;二是医院的项目组织、申报能力及课程质量有待提升,且国家级培训项目的申报难度过高;三是医院提供的项目专业覆盖不够全面等。

在培训方式上,澳大利亚积极采用同行评议、表现考核和循证医学继续职业发展等先进的继续医学教育内容,使得医疗从业者积极主动地去和同行交流、思考,结合临床工作经验来反思自己存在的问题,采用科学高效的方法实现医疗从业者技能的提升,而不是一味采取灌输知识的学习方式。

参 考 文 献

[1] Australian Institute of Health and Welfare.Australia's health 2020:in brief[M].Canberra:AIHW,2020.

[2] Medical Board of Australia.2019/20 annual summary[EB/OL].(2021-10-26)[2024-11-08].https://www.medicalboard.gov.au/News/Annual-report/2020-annual-summary.aspx.

[3] Medical Board of Australia.Obligations on medical practitioners[EB/OL].(2021-11-05)[2024-11-08].https://www.medicalboard.gov.au/registration/obligations-on-medical-practitioners.aspx.

[4] Australian Medical Council.Criteria for AMC accreditation of CPD homes[EB/OL].[2024-01-18].https://www.amc.org.au/wp-content/uploads/2022/08/Criteria-for-AMC-Accreditation-of-CPD-Homes-August-2022.pdf#page=2.05.

[5] Medical Board of Australia.Professional performance framework[EB/OL].(2021-07-30)[2024-11-08].https://www.medicalboard.gov.au/Professional-Performance-Framework.aspx.

[6] Australian Medical Council.Accreditation standards and procedures[EB/OL].[2024-11-08].https://www.amc.org.au/accreditation-and-recognition/accreditation-standards-and-procedures/.

[7] Australian Medical Council.Procedures for assessment and accreditation of specialist medical programs and

professional development programs 2019［EB/OL］.［2024-10-18］.https：//www.amc.org.au/wp-content/uploads/2020/02/2019-Procedures-Assessment-and-accreditation-of-medical-schools-secured.pdf.

［8］MASON J.Review of Australian government health workforce programs［J/OL］.Department of Health and Ageing,2013［2024-10-17］.https：//medicaldeans.org.au/md/2018/07/2013-April_Mason-Review.pdf.

第十章　日本继续医学教育

日本的现代医学教育作为西学东渐的产物，是明治维新提出的"文明开化"方针的具体体现。经过百余年的发展，日本已经发展出了一套独具特色的医学教育系统。当然作为保障人民健康的使者，临床医生和个人开业医生的终身教育也不容忽视。20 世纪 80 年代，日本开始实施继续医学教育，三十余年间互联网的发展为继续医学教育的管理提供支持，也使远程教育更加普及，现在的日本继续医学教育已经成为系统化的全国性制度。受社会文化环境和教育管理体制的影响，日本的继续医学教育具有行会管理、无强制性以及与毕业后教育紧密衔接等特点。

一、继续医学教育发展历程

伴随着终身教育制度在美国的提出，日本逐渐接受这一理念。1984 年，日本的临时教育审议会做出了面向 21 世纪的教育改革报告，提出今后应"向终身教育体系转变"的目标，自此"终身教育"的表述被大众普遍接受。

在这样的背景下，1984 年日本医师会为建立医师的"终身学习"制度，召开了日本医师继续教育促进会议。1985 年继续教育制度化检查委员会成立，该委员会围绕制度建设进行研讨，制定出了开展继续医学教育的指导方针。1987 年，以日本医师会的全体会员为对象的继续教育制度正式开始实施。需要注意的是，日本医师会会员指除牙科医生外的医生，药师、护士等不包括在内。

建设初期的继续医学教育制度包括：①日本医师会执行继续教育方针，各地方单位即都道府县医师会和郡市区医师会一起为其会员的继续教育提供学习环境，以推进实施；②继续教育的具体内容、实施等均委托给都道府县医师会和郡市区医师会，这些地方单位根据当地情况自行决定；③学习内容不是仅限于医学问题，还应结合社区情况，重视医院同诊所联合的体验学习，以提高会员解决医疗实际问题的能力；④对会员的学习评价每年进行 1 次，采用个人申报的形式，对于达到一定标准的学习者，授予结业证书。

此后十年间，日本医师会针对继续医学教育制度进行了改革，主要包括对教学计划、评价方式、认证和管理等方面作出的细化和改进。首先是教学计划方面。1995 年的改革是在1992 年出台的继续医学教育制度基础上，充实了医疗的内容，教学内容被分为医学问题和医疗问题两方面。其次是评价方式。1994 年的改革将原来的学时制改为学分制。同年,规定了对连续三年获得学分证书者颁发认定证书。最后是管理层面,不仅注重简化申请书内容,还尽量谋求管理的信息化。1996 年起要求有条件的都道府县医师会采用计算机汇总管理的方式进行管理。

2004 年开始,医师临床研修制度化,医师会开始探讨如何将继续教育与专科医生的认证相结合。2019 年 12 月 1 日开始,继续教育学分纳入专科医生认证的学分体系之内。自此,日本医师的继续教育分成了两部分,分别由医师会和专科医学会进行管理。

二、继续医学教育管理

(一) 政策法规

日本继续医学教育发轫于 1987 年日本医师会制定的继续教育制度,后经多次改革,对课程、授课方法、评价方式以及申报方式等进行了充实和完善。截至目前,日本医学教育相关政府部门仍未出台相关法律法规,继续医学教育以鼓励医师参与为主,不具有法律强制性。日本医师会所属的继续教育推进委员会通过地方医师会,管理日本继续医学教育计划、实施及评价工作。该委员会每两年一次,就日本全国继续医学教育工作向日本医师会进行汇报,以此为基础,日本医师会每年出台一部《〈日本医师会继续教育制度〉实施纲要》(「日本医師会生涯教育制度」実施要綱)。现行的日本继续教育的管理是依照 2020年度《"〈日本医师会继续教育制度〉实施纲要》实施的。日本虽然并未出台继续医学教育相关法律法规,但《〈日本医师会继续教育制度〉实施纲要》对继续医学教育的具体实施和管理方法、学分申请和认定等进行了全面细致的规定,成为开展继续医学教育的重要依据。

(二) 管理机构

日本医师会设立了继续教育及专科医生计划执行委员会,负责组织政策制定、组织管理、学分证明和认证证书的颁发等工作,保障继续教育制度顺利实施。同时,联合都道府县医师会(郡市区医师会)和大学医学部、医科大学、研修医院等机构,共同开展不同形式的继续医学教育活动。

具体而言,日本医师会继续教育及专科医生计划执行委员会组织和管理的学习内容面向全国医师,包括日本医师会期刊、学习平台"日医 e-learning"和学习平台"以临床考试为导向的 e-Training Center"三种形式。日本医师会期刊内容中包括继续医学教育的学习内容和问题,医师完成相关学习后自测答题,将答案以明信片的形式寄回日本医师会并获得相应的学分。两个学习平台均由日本医师会建设并管理,面向医师会会员开放,会员可以通过平台提供的视频进行学习后回答问题,获得相应的学分。此外,日本医师会继续教育及专科医生计划执行委员会单独举办或联合都道府县医师会举办讲座,讲座内容以及出勤管理等均由日本医师会管理。

另一个管理主体是都道府县医师会。这一级医师会负责组织或授权下一级医师会(郡市区医师会)、学会学组、医药企业和团体等组织承办讲座或研讨会,并对其过程和学分进行管理。

此外,指定承担毕业后研修教学工作的医学院、医科大学及研修医院,根据相关规定,对带教教师的教学工作进行管理和认定,按照相关规定出具继续医学教育的学分证明。

(三) 管理流程

日本继续医学教育管理工作的展开以《〈日本医师会继续教育制度〉实施纲要》为依据,由日本医师会继续教育及专科医生计划执行委员会对项目申报实施、学分认定等工作进行统一管理。日本医师会继续教育及专科医生计划执行委员会组织实施并管理国家级的继续医学教育项目,内容包括管理日本医师会期刊中的继续教育内容、建设并管理学习平台"日医 e-learning"和"e-Training Center"以及组织讲座及研讨会等。日本医师会组织的讲座和研讨会具有一定规模,但数量远不及都道府县医师会组织的讲座次数多。通过国家级继续医学教育项目获得的学分由日本医师会继续教育及专科医生计划执行委员会直接管理。

都道府县医师会向日本医师会继续教育及专科医生计划执行委员会负责,并服从其管理。都道府县医师会有权审批和管理郡市区医师会、学会学组、医药企业等承办的讲座或研讨会,并对讲座内容和执行情况进行监督,但并无学分认定权。通过都道府县医师会审批的继续医学教育项目学分需由都道府县医师会进行审核,确认无误后提交给日本医师会继续教育及专科医生计划执行委员会进行最终学分认定。

综上所述,日本继续医学教育项目以《〈日本医师会继续教育制度〉实施纲要》为依据组织开展,日本医师会继续教育及专科医生计划执行委员会管理国家级项目,都道府县医师会负责审批和管理地区一级的项目。日本医师会继续教育及专科医生计划执行委员会具有学分认定的最终管理权,包括直接认定国家级继续医学教育项目学分和审核认定地区一级的项目学分两种形式。

三、继续医学教育认证

(一) 认证组织

日本的继续医学教育由都道府县级以上的医师会、医学会组织承办时,不需要经过认证,其举办的讲座或研讨会,建设管理的远程教育内容也无须向任何部门或机构申请,就具有授予学分的资格。

郡市区医师会、低级别的医学会或学组、医药企业等申请举办继续医学教育讲座时,需要向都道府县医师会申请,申请时间一般为讲座举办前的一个月以上。以东京都医师会为例,要求相关团体、企业在举办讲座的一个月前申请,截止日期为每月 20 日。

(二)认证管理

日本医师会继续医学教育主要指都道府县医师会对下级医师会、低级别学会、学组及医药企业提交的申请进行认定。都道府县医师会的管理范围包括申请讲座的内容与对应的课程代码。

(三)认证制度和标准

郡市区医师会、低级别学会或学组和医药企业申请举办的讲座内容必须是"日本医师会继续医学教育课程 2016"(「日医生涯教育カリキュラム 2016」)规定的内容。获得认证的讲座按时间计算学分,每一小时(学时)记 1 学分,同一项内容按 1 个课程代码计算。

(四)认证程序

郡市区医师会、低级别学会或学组和医药企业按照相关要求填写申请后提交给都道府县医师会,经过都道府县医师会理事会商议后决定。以东京都为例,医师会以邮件形式公布申请结果,获得批准的项目可以得到相应的学分授予资格和课程代码。

四、继续医学教育内容与形式

(一)目的与目标

日本医师会继续学习制度规定,医师应以专业自律的态度,自主选择学科内容广泛、学习形式多样的继续医学教育项目。医师通过参与继续医学教育项目,向国民展示其终身学习的积极性,同时保持并精进业务能力,为国民提供高质量的医疗服务,保障国民生命健康。

(二)对象

《日本医师会继续教育制度》面向具有行医资格的医师(即具有医师执照的临床医生),口腔医生不包括在内。此外,其他医疗技术人员、护士、管理人员等均不包含在日本医师会继续教育对象范围内。

与其他国家不同的是,日本处在毕业后研修阶段(相当于我国规范化培训)的医师也可以接受继续医学教育。日本医师法规定,凡医学院本科毕业学生,须通过医师资格考试获得行医资格后,才能进入举办毕业后研修的医院进行研修。此规定充分考虑培养效率与研修质量,为了避免处在毕业后研修阶段的医学生重复学习毕业后研修和继续医学教育规定内容中的相同部分,同时提高这些学生参加继续医学教育的积极性,日本医师会与专科医学会达成协议,对相同内容进行学分互认。因此,日本继续医学教育对象范围更加宽泛。

(三) 承办机构

日本继续医学教育的承办机构性质和层次多样,包括社团法人性质的各级医师会、医学会、国立或公立性质的医学院校,以及医疗机构和大型医药企业。医师会和医学会按照管理层级可分为国家级、都道府县级,还下设郡市区医师会、专业学组。具体来讲,日本继续医学教育的承办机构包括:①日本医师会;②日本医学会总会或都道府县级以上日本医学会加盟学会;③都道府县医师会;④郡市区医师会;⑤小的学会学组;⑥医药企业;⑦医学院校;⑧医疗机构。其中日本医师会、日本医学会总会或都道府县级以上日本医学会加盟学会、都道府县医师会举办讲座或研讨会不需要经过申请。而且,都道府县医师会具有审批郡市区医师会、专业学组、医药企业举办讲座或研讨会申请的权利,这一级医师会组织或授权的讲座数量最多。

(四) 内容规划

日本现行的继续医学教育学习内容依据“日本医师会继续医学教育课程 2016”规划实施。“日本医师会继续医学教育课程 2016”主要针对日本高发性疾病,课程内容涉及医师诊疗过程中的态度、知识、技能等。该课程的学习目标在于引导医师主动适应医学模式的转变,培养医师在初级诊疗和慢性病治疗中,为患者提供行之有效的诊疗服务的能力。主要内容包括:含医师职业精神、医学伦理等内容的“总论”部分;含休克等内容的“症状学”部分;高血压等内容的“慢性病”部分;其他需要掌握的内容,即“其他”部分。

继续医学教育具有内容广泛、持续性强,且受众能力水平不等的特点。日本继续医学教育内容和形式多样,以实现继续医学教育内容和形式多样,以满足不同人群的需要。如日本医师会负责建设了包括继续医学教育学习内容的期刊和在线学习平台,参与继续医学教育的学员可以随时在线学习,达到扎实和巩固医学基础知识的目的。医师会和医学会通过举办讲座或研讨会,介绍世界医学前沿动态,更新医学知识,紧跟世界医学发展趋势。为提高医学院附属医院和其他提供毕业后研修机构的带教老师参与继续医学教育的积极性,对带教工作进行学分认定,有利于减轻带教老师完成继续医学教育学习的压力,同时提升教学工作的热情。为国家医师资格考试命题被采纳可以获得“日本医师会继续医学教育课程2016”中的“其他”部分学分,旨在鼓励医师立足教学和医疗实践、打磨理论知识。

(五) 内容

依据日本医师会继续教育及专科医生计划执行委员会制定的“日本医师会继续医学教育课程 2016”规定,继续医学教育的学习内容共设有 84 项,医师学员可根据自身需要选择其中的内容,采取线上学习、参加讲座研讨会等形式进行。学习内容可分为以下四类。

1. 总论　共 15 项,医师执业精神、医疗伦理、医疗法、传染病应急处理等内容包含其中,是医师开展医疗活动必备的医学周边学科知识。

2. **症状学** 共 57 项,包括休克、身体疲劳、浮肿、出血、发热等内容,是医师诊疗过程中必备的临床学知识。

3. **慢性病** 包括高血压、糖尿病、支气管哮喘、脑血管病后遗症、居家治疗、临终关怀等11 项内容。属于为适应进入超高龄社会的日本国情,医师开展医疗工作必备的专业知识和技能。

4. **其他** 是指医师结合自身医疗或教学实践,反思医师资格考试试题内容并为考试命题,被纳入题库后,可以获得相应的继续医学教育学分。

(六) 方式

日本的继续医学教育在学习方式上可分为传统继续医学教育形式、远程继续医学教育形式和其他形式三种方式。传统继续医学教育形式是针对新兴或现代而言的,就载体而言广播也可归为远程继续医学教育形式,但相较于 20 世纪后半叶出现的互联网而言,广播早已有之,因此归于传统形式一类。这一类共有三种。

1. **杂志答题** 日本医师会每月出版期刊杂志中包括继续医学教育的学习内容,完成自学后回答问题,正确率达到 60% 可获得 1 学分和 1~2 个课程代码。

2. **讲座或研讨会** 参加各级各类医师会、医学会组织的专题讲座或研讨会,按时间计算,1 小时(学时)算 1 学分,相同内容记 1 个课程代码。

3. **广播** 无线电广播也是日本医师继续教育的一种远程教育形式,如 "广播 NIKKEI",每周周一、周二、周四 23 点开始;时长 50 分钟的 "MEDICAL LIBRARY 医学药学专科节目" 会邀请医药学专家围绕不同专题进行 15~20 分钟的讲座。

远程继续医学教育形式是利用互联网、电脑或手机等进行在线学习的形式。日本继续医学教育的远程形式包括 "日医 e-learning" 和 "面向临床考试的 e-Training Center" 两个在线学习平台,由日本医师会出资建设并管理。"日医 e-learning" 主要提供知识类的内容,而 "面向临床考试的 e-Training Center" 以提高技能为学习目标。

(1) "日医 e-learning"。"日医 e-learning" 是日本医师会面向会员的在线继续教育形式,会员通过互联网接收到学习内容,学习后自测回答正确率在 80% 以上即可获得学分和课程代码。自 2019 年 12 月 1 日起,"日医 e-learning" 继续学习讲座的一部分内容,可以对应日本专科医生机构认定的专科医生共通讲座的学分。换言之,通过 "日医 e-learning" 继续学习讲座学习所获得的一部分学分可以在专科医生认定中作为已学修的学分被直接认定。

(2) "面向临床考试的 e-Training Center"。"面向临床考试的 e-Training Center" 是由日本医师会疗效促进中心负责管理的,以提高临床考试通过率为目的线上学习形式。平台题库中共有 1 700 多道题,学习后自测达标者可获得相应的学分。

此外,以上两种形式以外的内容归为 "其他形式",主要包括以下三种:①医师国家考试命题,医师提供的试题被采纳后,一道题算 1 学分,课程代码 1 学分;②体验学习,参加医疗机构提供的解剖或手术观摩或会诊等学习,每小时(学时)算 1 学分,课程代码记 1 学分;③论文,每篇论文记 1 学分,课程代码记 1~2 学分。

五、继续医学教育学分

(一)学分管理

日本的继续医学教育学分管理,参照《日本医师会继续教育制度》实施纲要第三部分中关于学分及课程代码的规定执行。组织承办继续医学教育的医师会、医学会、团体、机构以及医学院、医科大学和研修医院对医师学员获得的学分和课程代码进行管理。另外,基于日本医师会与专科医学会签订的学分互认协定,毕业后研修阶段的医学生在继续医学教育学习中获得的学分,可以计入专科医生研修的学分中。

简言之,日本继续医学教育的学分可分为两类,第一类是直接由日本医师会管理,学员学习结束后,学分已自动录入管理系统;第二类是学员完成继续医学教育的相关活动后,获得主办方开具的证明,年度末(日本不同于我国,每一年度在 3 月 31 日结束,4 月 1 日开启新年度)提交申请,经都道府县医师会审核后录入管理系统,最后经日本医师会审核。

1. **第一类** 是医师学员获得继续医学教育学分的主要形式,如通过答题、参加日本医师会、医学会或都道府县级以上的医师会、医学会举办的讲座或研讨会获得的学分。具体内容如下。

(1)日本医师会期刊答题。每一期日本医师会期刊都设有自学问题,完成学习后可获得 1 学分、1 或 2 个课程代码。通过网站或明信片作答,作答次数不限,回答正确率在 60% 以上可获得 1 学分;回答未能达到 60% 正确率的不能获得学分。明信片作答截止到次月 25 日,网站作答截止日期是次月月末。答案会在两个月后的期刊杂志上公布。

作答情况不会通知个人。医师会通过学分证明告知学员已获得的学分数量。学员个人也可以在答案公布后登录网站确认。一年内获得的学分不限。

(2)"日医 e-learning"。继续教育 on-line 会向参加继续教育的医师发送学习内容,在自学问题中回答正确率在 80% 以上即可获得学分。计算方法为完成一项内容或一个课程代码获得 1 学分。正确率未达标可重复作答。一年内学修学分不限。医师会通过学分证明告知学员已获得的学分数量。学员个人也可以在答案公布后登录网站确认。

(3)"面向临床考试的 e-Training Center"。平台发送日本医师会继续教育内容,作答的 20 题中正确的在 12 题以上即可获得学分。每一项内容中一个课程代码可获得 0.5 学分。正确率未达 12 道题可重复作答。一年内学修学分不限。获得的学分数以学分证明为准,学员也可通过"面向临床考试的 e-Training Center"网站查询。

(4)专题讲座、讲座、研讨会等。都道府县承办或合办的专题讲座及讲座等,可以使用"日本医师会继续教育讲座"的名称,其余组织或机构不可使用。但由于特殊原因,郡市区医师会受都道府县医师会委托承办讲座时,也可以使用该名称。讲座按照 1 个课程代码每小时计 1 学分的原则执行。但为保证讲座等项目的灵活性,特殊情况可按照 1 个课程代码每 30 分钟计 0.5 学分。另外,1 小时以上的相同内容,按照同一课程代码计算。致辞、休息时间、产品介绍的时间不计入讲座时间。担任演讲嘉宾或讲师的学员的学分计算方法与其他学员相同。

2. **第二类**　是指发表论文、为国家医师考试命题、指导毕业后研修和观摩解剖或手术后,由承办机构出具学分证明,申请人经过学分申请,提交相关材料后,经过都道府县医师会和日本医师会两级审核,方可获得学分的形式。

(1) 发表医学学术论文或医学专著。每发表一篇医学学术论文或一本医学专著按 1 学分计算,每年最多不超过 5 学分,10 个课程代码。个人申报时,依照发表的论文或专著内容最多获得两个课程代码。

(2) 为医师国家考试命题。向都道府县医师会(郡市区医师会)提交的试题按照 1 题 1 学分计算,每年最多不超过 5 学分。课程代码按 0 计算。团队联合命题时,每人可获得 1 学分。

(3) 指导医学生临床实习或医师的临床研修。凡指导医学生临床实习或医师的临床研修的高年资医师,按照指导 1 名医学生或医师 1 天获得 1 学分计算,每年最多不超过 5 学分。课程代码按 1 计算。

(4) 体验学习(共同诊疗、观摩病例解剖、观摩手术等)。参加体验学习的学员,每小时学习可获得 1 学分,每次最多不超过 5 学分。最短 30 分钟以上不满 1 小时的按照 0.5 学分计算,每个课程代码不得少于 30 分钟学习。课程代码需要由个人自行申报。一年内学修学分不限。但获得报酬的内容不能算作体验学习。

(二) 学分授予

2020 年度《〈日本医师会继续教育制度〉实施纲要》中日本医师会继续教育制度第四项"授予学分证明"规定,日本医师会对经过学分审核的学员授予学分证明。每年 4 月底前,学员个人对上一年度(前一年 4 月至当年 3 月)所获得的学分进行申报,经过郡市区医师会和都道府县医师会的审核后,学分申请会提交给日本医师会,最后经过日本医师会确认后,当年 10 月 1 日由日本医师会授予学分证明。

如果学员学习的学分仅限日本医师会杂志答题、日医 e-learning、以临床考试为导向的 e-Training Center 学习等学习方式,学分证明会通过都道府县医师会颁发给学员。

(三) 学分审验

日本医师会继续教育学分的审验是由都道府县医师会(郡市区医师会)完成后,通过研修管理系统提交给日本医师会;之后,日本医师会将掌握的学分加入研修管理系统并做最终审验。

都道府县医师会和郡市区医师会对研修管理系统记录以外的个人申报的学分(如指导研修医生获得的学分、为国家医师考试提供试题被采纳后获得的学分、参加体验学习获得的学分和发表学术文章获得的学分)进行审核,审核无误后将这些学分计入研修管理系统。

同时,研修管理系统中原有一些由都道府县医师会、郡市区医师会承办或授权机构承办的讲座或研讨会的信息及出勤情况,这些信息在录入时已经经过审核并记录完毕,无须再次审核。都道府县医师会和郡市区医师会将以上两种信息审验完毕后在系统中提交。

日本医师会在已经录入的学分和课程代码的基础上,核算学员在日本医师会杂志答题获得的学分、在"日医 e-learning"以及"面向临床考试的 e-Training Center"取得的学分和课程代码,将其与之前的部分相加进行计算。由日本医师会管理的、通过以上三种方式取得的学分已经在系统中经过审验,无须经过个人申报再次审验,只需要由日本医师会在系统中进行累积即可。

六、经 费 来 源

日本各级医师会是公益社团法人性质,其主要收入来源于会费。各级医师会根据年度工作计划作出预算,继续医学教育是其中一项内容。

会费的标准由日本医师会统一规定,按照医师的职称,分为三类会费缴纳标准。开业医生(即独自经营诊所或管理医院的医师)会费标准为 60 000 日元 / 年,约合 3 600 元人民币;有工作单位的医生(即受雇于大学附属医院或大医院的医生)会费标准为 28 000 日元 / 年,约合 1 600 元人民币;临床研修期间的医师会费标准为 6 000 日元 / 年,约合 350 元人民币。

另外,由都道府县医师会每年组织有工作单位的医生开展两天一夜的集中封闭式研讨会,总结该年度医师继续教育实施过程中管理、项目、课程的经验教训,并提出相关改进方案。这项工作的组织实施由日本医师会继续教育推进委员会向都道府县医师会拨款,每次最多 30 万日元。

七、主 要 特 点

日本继续医学教育作为医学教育连续统一体中与医疗社会联系最为密切的一环,体现出医疗管理的特性,形成了强烈的行业内部监管特征。具体而言,体现出以下特点。

1. 以鼓励为主,不具有强制性 日本的继续医学教育尚未立法,也不曾与执照更新挂钩,具有非强制性。日本医师会作为政府的咨询机构,具有连接决策者与普通医师的作用,日本具有医师执业资格的人员中 53% 是医师会会员。日本医师会凭借自身的号召力,联合医学专业学会,鼓励医师参与继续医学教育。

2. 在统一体系内进行管理,具有明显的层次性 日本的继续医学教育从机构认证、组织学习到学分管理,整个管理流程都在日本医师会体系内完成,内部衔接紧密,管理职权明确。同时,日本医师会对地方医师会放权,允许地方医师会审核、管理下一级医师会和医药企业举办的继续医学教育项目。学分认定也是经过都道府县医师会审核后,再由日本医师会审核,该举措层次性强,内部管理水平较高。

3. 课程大纲规定性强,同时形式灵活多样　所有继续医学教育活动内容都限定在"课程 2016"规定的 84 项领域中,是对医师基本能力要求的具体体现。无论是传统形式、远程教育形式,还是带教或观摩等形式,都围绕"课程 2016"的规定内容展开,具有目标一致性。

参 考 文 献

[1] 桥本信也. 日本医师的继续教育——1998 中国高等医学教育学会医学教育科学研究分会学术年会讲演摘要[J]. 日本医学介绍,1999(03):45-47.

[2] 橋本信也. 医師の生涯教育の現状と今後の課題[J]. 医学教育,2008,39(1):29-35.

[3] 日本医師会. 日医創立記念誌・前史[EB/OL].[2023-02-23].https://www.med.or.jp/jma/about/50th/pdf/50th100.pdf.

[4] 日本医師会.2020 年度「日本医師会生涯教育制度」実施要綱[EB/OL].[2024-12-26].https://www.med.or.jp/cme/about/jissi/outline_2020.pdf.

[5] 日本医師会. 日本医師会生涯教育制度のご案内(パンフレット)<2020 年 2 月>[EB/OL].[2024-12-26].http://www.nagasaki.med.or.jp/n-city/education/about_pamphlet_2020.pdf.

[6] 日本医師会. 日本医師会生涯教育制度のご案内[EB/OL].[2024-12-26].https://www.mhlw.go.jp/stf/shingi/2r9852000002l4g8-att/2r9852000002l4qs.pdf.

[7] 日本医師会. 日本医師会生涯教育カリキュラム<2016>[EB/OL].[2024-12-26].https://www.med.or.jp/cme/cmepdf.html.

第十一章　新加坡继续医学教育

在新加坡，继续医学教育（continuing medical education，CME）特指医师继续教育。而药师、牙科医生、中医医生、护士/助产士、验光师和配镜师的继续教育称为职业继续教育（continuing professional education，CPE）。新加坡继续医学教育与新加坡继续职业教育的组织管理，实施框架等具有相同模式。他们由各自所属的委员会分管，例如医师继续教育由新加坡医药理事会（Singapore Medical Council，以下简称新加坡医理会）管理；药师继续职业教育由药师委员会管理；牙科医生由牙科医生委员会管理。各委员会为国家卫生部（Minister Of Health，MOH）下属。本章主要介绍新加坡医师的继续教育。

一、继续医学教育发展历程

1988年3月，为了提高新加坡医师教育水平，新加坡医理会接受其继续医学教育委员会的报告，同意新加坡医学协会（Singapore Medical Association，SMA）的建议，开展面向所有医师，包含专科医师和家庭医师在内的继续医学教育项目。该项目要求医师在3年内累积学分，以获得继续医学教育委员会的认可。该项目由医师自愿参与，新加坡医学协会负责项目的管理工作。由医学院、研究生医学院、全科医师学院和新加坡医学协会的代表组成的常设继续医学教育委员会向新加坡医理会汇报工作。

该方案从1989年至1991年进行了3年，之后在1992年经审查，新加坡决定将要求医师在每3年内计算累积学分减至每年计算一次，并对学分标准作了一些微调。1993年更为规范的继续医学教育开始实施，由医师们自愿参加。从每年的7月1日开始到下一年的7月1日为一个循环。

当时的新加坡医理会长官在继续医学教育项目的启动致辞中提到："确保不断增长的医疗知识和技能财富转化为更好的医疗结果，是医学界的根本所在。因此，我们必须在新加坡执业的医师中积极推广继续医学教育。我们应该让继续医学教育成为所有医师生活的一部分。继续医学教育目前是在自愿的基础上进行的，我希望所有的医师都能清楚地认知自己对继续医学教育的承诺，并积极参与组织的活动。"

之后，继续医学教育以一年为周期，参与人员取得至少25个学分才有资格获得继续医学教育认证证书。只有注册在医师名册上的医师才有资格参加继续医学教育活动。该课程于每年 7 月 1 日开始。学院和大学的所有成员均自动注册参加该项目,所有其他有意愿参加的医师必须先在大学注册,并支付所需的注册费。所有参与的医师必须每年提交表格,表格应详细列明他们所参加的继续医学教育活动。继续教育认证证书的有效期为一年。1998年继续医学教育学分认证标准共有三类:第一类为讲座和查房,每一次经认证的讲座或查房可得 1 学分;第二类为参加本地或海外的科学会议、代表大会、研讨会,如会议持续 2 天或以上,最多可得 6 学分,会议持续时间越短分数越低;第三类为医师发表论文,每篇论文可得到 5 学分。

申请人须于每年 7 月 31 日前递交申请表格,说明所获学分。继续医学教育学分达到 25 学分及以上者,为其发放证书。

新加坡为了减轻医师的负担,促进医师参与,决定参加本地或海外会议的新加坡医师,对于活动产生的费用可直接向卫生部或通过学院向政府申请费用免税支持函。如果会议被认为与医师的实践有关,会议内容和性质符合要求,则给予批准。另一种促进方法是允许医师接受医院、制药公司和研究基金的赞助来参加会议。赞助可包括全薪假、机票、住宿、部分或全部注册费。

10 年之后,新加坡医理会从 2003 年 1 月 1 日起强制要求所有新加坡医师都必须接受继续医学教育。这一举措最初受到了一些阻力,尤其是私人诊所的医师的反对。医理会通过谈话说服了他们,指出医师在继续医学教育中有足够的机会完成继续医学教育的要求,并且强调了通过自我调整、不断更新技能和知识来取得患者信任的重要性。

新加坡医学院(the Academy of Medicine of Singapore,AMS)、新加坡家庭医生学院(the College of Family Physicians,CFPS)和新加坡医学协会被指定为最初的继续医学教育提供者。他们建立了一个线上系统来提供继续医学教育服务。一开始时,医师被要求在 2 年时间里完成 50 个继续医学教育学分,其中 20% 必须是针对其所在专业的核心学分。同时也允许医师通过自学和远程学习来获得足够的分数,确保医师能够满足他们的继续医学教育要求。

自 2005 年 1 月 1 日起,新加坡决定所有正式的医师和有注册的资格医师更新其执业证书,都需要完成强制性的继续医学教育。执业证书每两年更新一次。执业证书证明医师在其执业范围内有良好的能力及信誉,否则不允许医师执业。对于未能及时达到训练要求的学员,新加坡医理会为他们提供课程,以免他们长期失修。然而,如果医师决定参加远程课程学习,那么他的学习必须是可验证的,否则继续医学教育分数将不被认可。

二、继续医学教育管理

(一)政策法规

新加坡 2010 年《医师注册管理条例》第四部分主要针对批准及更新医师执业证书的相

关条件中有关继续医学教育的部分。

1. **第 23 条** 医理会应当在官方的网站上发布活动的清单。

（1）医理会应当在新加坡医理会官方的网站上发布活动、课程和项目的清单、实践目的以及其对应的继续医学教育学分，以便能够成功参与并完成。

（2）医理会应当在清单内指明哪些属于注册医师所属指定类别的核心项目；就核心项目，列明该项目是为所有注册医师而设的核心项目，还是为指定类别的注册医师而设的核心项目。

2. **第 24 条** 取得或更新执业证书，须取得继续医学教育学分。

（1）根据《医师注册法》第 36 章第 6 和 7 条，如果没有取得医理会规定数量的继续医学教育学分，医理会有权拒绝颁发执业证书或拒绝更新执业证书。

（2）更新注册医师的执业证书应根据规定成功完成规定项目以获得继续医学教育学分，继续医学教育学分不得少于规定的学分。

（3）正在或即将减少执业（减少执业，指医师本人给自己开具药物处方或给其配偶、子女、继子女、孙辈、兄弟姐妹、父母、继父母或祖父母开具处方）的注册医师无权根据附表 4 第 8、9 项（正在或即将减少执业的执业医师，申请续领有效期为 24 个月的执业证书需 20 学分，12 个月需 10 学分，意味着更低的要求）为其执业证书续期，除非①注册医师以医理会网站所指明的格式及方式，向医理会申报，包含目前正在减少实践和将从指定日期开始减少实践两种；②医理会根据规定批准该注册医师。

（4）条例所述的注册医师，只有在该注册医师向医理会申请恢复执业的日期之前的 24 个月内，获得至少 50 个继续医学学分，其中至少 10 个学分来自核心项目，才可恢复执业。

（5）在申请执业证书时，只有在申请执业证书的资格期内所取得的继续医学教育学分才有效。

（6）在更新执业证书时，只有在该注册医师资格期内所取得的继续医学教育学分，才有效。

（7）即使注册医师未能符合就第（1）或（2）段所述的要求，医学委员会也可在特别情况下决定，向注册医师发出执业证书或更新执业证书。

（二）管理机构

继续医学教育由新加坡医理会管理。新加坡医理会是卫生部下属的法定机构，是一个持续存在并具公章的法人团体。新加坡医理会负责管理新加坡的执业医师注册制度、强制性的继续医学教育以及注册医师的执业行为和道德规范。

医理会的组成：①医务主任；②新加坡指定医学院的 2 名注册医师，由部长根据指定医学院所属大学的委员会的提名而委任，其中一名医师须为医学院的院长；③ 12 名驻新加坡注册医师，由新加坡正式注册医师选举产生；④ 8 名由部长任命的驻新加坡注册医师。

根据《医师注册法》第 174 章第 5 节规定，新加坡医理会的职能有：①保存并更新注册医师的名册;②批准或拒绝本法案下的注册申请,或根据其认为合适的要求批准任何此类申请;③为注册医师颁发执业证书;④就新加坡学位相关的课程和考试问题向有关当局提出建议;⑤就注册医师的培训和教育向有关当局提出建议;⑥确定和规范注册医师的行为和道德;⑦一般情况下,执行本法案下所有必要的行为、事项和事务。

(三) 管理流程

新加坡医理会负责制定强制性继续医学教育框架和标准,审批继续医学教育课程或活动、检查医师是否已达到更新执业证书的相应要求。

为更新执业证书,已经注册和有资格进行注册的医师必须要达到新加坡医理会规定的继续医学教育要求,临时注册的医师也要参加继续医学教育活动(这是医师注册的一个前提条件),除非他在新加坡执业的时间非常短。如果一个医师在资格期内还没有达到相应的继续医学教育要求(总分数没有达到最低线或者是核心学分没有达到要求),那么,其执业证书到期后将不予更新。只有当医师完全达到继续医学教育的分数要求以后才能更新其执业证书。

三、继续医学教育认证

(一) 认证组织

新加坡医理会下属的继续医学教育委员会负责认证继续医学教育课程和活动,并审查继续医学教育政策和项目。该委员会由来自新加坡医学院、新加坡家庭医师学院、新加坡医理会的代表,以及在公共和私营医院工作的医师组成。

(二) 认证管理

继续医学教育提供者向继续医学教育委员会提供活动申请,提供的活动必须得到继续医学教育委员会的认证。当活动仅由商业公司(如制药公司)主办,而没有专业医学协会或医疗机构参与,继续医学教育委员会可以决定不认证该活动为继续医学教育活动。任何未经认证的远程学习课程也不被认可为继续医学教育活动。

(三) 认证制度

新加坡医学院、新加坡家庭医生学院和新加坡医学协会被指定为最初的继续医学教育提供者。他们建立了一个线上系统来提供继续医学教育服务。后来线上系统沿用了下来,由医理会负责在医理会的网站上发布活动,课程和项目的清单、实践目的以及其对应的继续医学教育学分,以方便医师们参加继续医学教育活动。在该平台上,继续医学教育提供者在线完成申请,一旦申请被批准,就会被放到继续医学教育在线系统平台上,医师们就可以访问在线系统平台来获取活动信息。

制药/商业公司必须与专业医学机构（如新加坡医学院、新加坡家庭医生学院和新加坡医学协会）或医疗机构（如医院、其他医疗保健机构等）合作，共同组织继续医学教育活动，企业组织的活动才可以获得认证资格。医师自己也可以在网上申请成为继续医学教育提供者。

继续医学教育提供者须申请登录账户，以便使用继续医学教育在线系统的功能、申请举办继续医学教育活动并在线提交考勤记录。账户一经批准，将为用户提供 ID 和密码，继续医学教育提供者应使用相同的登录账户进行后续的认证申请和在线提交考勤记录。

（四）认证标准

继续医学教育提供者的标准如下。

1. 公共医疗机构　医院和其他公共医疗机构。

2. 专业医学机构　如新加坡医学院、新加坡家庭医生学院和新加坡医理会。

3. 私人医疗保健机构　情况如下。

（1）必须提供每年举办至少 4 场继续医学教育活动的计划。这些活动应用于维持、发展或增加医师的知识、技能和专业表现。

（2）医疗保健组织中至少有 5 名医师。

（3）如果活动是临时举办的（例如每年 1 或 2 次），申请人应委托继续医学教育委员会认证的协办机构代表其申请继续医学教育认证。

4. 医学协会/志愿福利机构　情况如下。

（1）申请人必须在协会注册处进行注册。如果申请人是志愿福利机构，则必须是非营利组。

（2）如果是医学协会，则其会员中至少 30% 必须是医师；至少 50%（包括 30% 的注册医师）的成员是医疗或保健专业人员。

（3）必须提供每年举办至少 4 场继续医学教育活动的计划。这些活动应有助于维持，发展或增加医师的知识，技能和专业表现。

（4）如果活动是临时举办的（例如每年 1 或 2 次），申请人应委托继续医学教育委员会认证的协办机构代表其申请继续医学教育认证。

（5）医学协会不应由商业公司（如制药公司）设立或与之相关联。

四、继续医学教育内容与形式

（一）目的与目标

维持医疗服务的高水平，提高医师的能力，以及提升医疗保健工作所需要的知识、技能和态度。

（二）对象

所有的注册专科医师都应参加继续医学教育,特别是知识技能更新较快的专科学科。个体行医者也可参加继续医学教育项目。

（三）承办机构

承办机构有医院和其他公共医疗机构、专业医学机构,以及符合规定的私立医疗保健机构、医学协会以及志愿福利机构等。

仅有制药/商业公司作为承办机构将不被认可。制药/商业公司组织的活动必须与继续医学教育提供者(如医院、医疗保健机构)以及新加坡医学院、新加坡家庭医生学院和新加坡医学协会等专业机构合作,共同组织继续医学教育活动,企业组织的活动才可以获得认证资格。

五、继续医学教育学分

（一）学分要求

针对不同从业要求、不同年制的申请类型,新加坡医师执业证书有不同的学分要求。

1. **继续医学教育申请类型**　具体如下。

（1）两年制执业证书:在 2 年的时间里须获得 50 学分,其中 20% 必须是针对每个专业的核心学分。

（2）一年制执业证书:在 1 年的时间里须获得 25 学分,其中 20% 必须是针对每个专业的核心学分。

（3）低要求的两年制执业证书:20 学分。

（4）低要求的一年制执业证书:10 学分。

（5）新的执业证书(针对已经在新加坡医理会注册的医师)、恢复执业:在 2 年的时间里有 50 学分,其中 20% 必须是针对每个专业的核心学分。

执业医师不能申请低要求的执业证书,只有因为退休或正在从事全职行政工作等原因不执业的医师才可以"减少执业",并且可以申请较低要求的执业证书。

2. **继续医学教育核心学分要求**　具体如下。

在以下专业/亚专业中获得认证和注册为专家的医师将需要满足其各自专业/亚专业的核心学分,包含姑息医学、心脏病学、职业医学、眼科学、运动医学、新生儿学、诊断放射学、航空医学、急诊医学、儿科医学、儿科心脏病学、内分泌学、儿科外科、病理学、儿科血液学与肿瘤学、老年医学、精神病学、血液学、公共卫生、放射肿瘤学、康复医学、神经病学、风湿病学、核医学等。

此外,注册家庭医师也需要完成家庭医学专业的核心学分。注册多种专科的医师须在每一分科取得所需的专科医师资格学分的 20%。

3. **特定医师群体的核心学分要求**　见表 3-11-1。

表 3-11-1　强制继续医学教育和核心学分要求

培训对象	核心学分要求
卫生干事	豁免
专科住院医师、服务住院医师、住院医师、住院内科医师和其他非专科医师	豁免
非专科临床医师科学家	豁免
专科临床医师科学家	强制(注册专业)
家庭医师 / 全科医师	强制(家庭医学)
专科医师	强制(注册专业)
行政医师或其他非临床工作(没有执业注册)	强制(家庭医学)
行政医师或其他非临床工作(专业注册)	强制(注册专业)

4. **继续医学教育学分的比例**　可能适用于以下医师。

(1)新注册医师:在任何时间新注册的医师,其继续医学教育学分要求将按比例计算,适用于第一个继续医学教育资格期。按比例计算后,医师须完成的继续医学教育学分,将根据其执业证书的签发日期而定。例如,在 2011 年 1 月申请执业证书,2011 年 5 月发放两年制执业证书的新注册医师,只需要获得 42 学分(20/24 个月 ×50 学分),便可续期将于 2013 年 5 月届满的两年执业证书。2011 年 1 月至 2011 年 4 月将不予考虑。在这 42 学分中,除非豁免核心学分,否则 8 学分须为核心学分(42 学分的 20%)。

(2)执业领域发生变化的医师:如医师的职位或执业范围有任何更改,应立即向医理会秘书处汇报,因为这可能会影响其核心医学教育学分要求的计算。按比例分配后,继续医学教育的核心学分须达到多少,将根据更改委任的生效日期而定。

(二)学分获得方式

继续医学教育在线平台上明确规定了五种获得学分的方式,见表 3-11-2。

表 3-11-2 学分获得方式

分类	小类	要求	两年制学分上限	一年制学分上限
国内活动	1A 类	1A 类活动是由医院和其他保健机构举行的继续医学教育活动	50 学分	25 学分
	1B 类	由制药/商业公司与继续医学教育认证的提供者组织的活动	50 学分	25 学分
	所有	与审美实践相关的继续医学教育活动	注册皮肤科及整形外科专家每年可减免 5 学分	注册皮肤科及整形外科专家每年可减免 5 学分
刊物	2 类	发表论文或海报	40 学分	20 学分
	所有	与审美实践相关的继续医学教育活动	注册皮肤科及整形外科专家每年可减免 5 学分	注册皮肤科及整形外科专家每年可减免 5 学分
自学和在线课程	3A 类	自学(例如阅读 PubMed 或卫生部临床实践指南中列出的期刊)	10 学分	5 学分
	3B 类	经认证的远程教育课程	36 学分	18 学分
	所有	审美实践相关的继续医学教育活动	5 学分每年,但该类型不适用皮肤科及整形外科专家	5 学分每年,但该类型不适用皮肤科及整形外科专家
海外活动	1C 类	1C 类活动包括海外科学会议、研讨会、讲座	50 学分	25 学分
	所有	与审美实践相关的继续医学教育活动	注册皮肤科及整形外科专家每年可减免 5 分	注册皮肤科及整形外科专家每年可减免 5 分
海外研究生学位或文凭	1C 类	修读获新加坡医理会认可的海外研究生学位/文凭课程	50 学分	25 学分
	所有	与审美实践相关的继续医学教育活动	注册皮肤科及整形外科专家每年可减免 5 学分	注册皮肤科及整形外科专家每年可减免 5 学分

(三)学分分配

五种类型活动的学分分配,见表 3-11-3。

表 3-11-3　不同类型继续医学教育活动的学分分配

分类	小类	要求	所获学分
国内活动	1A 类	参与者:1~2 小时	1 学分
		讲师(非结构化培训课程)	每节 1 学分
		讲师(结构化培训课程)	每节 2 学分
刊物	2 类	发表期刊、编写卫生部临床实践指南/医学教科书	论文/指南/教科书章节 主要作者 5 学分 附属作者 2 学分
		在线教育或远程学习计划模块的作者	每个模块 2 学分
		编辑工作/审阅期刊和医学教科书(总编辑/副主编/审稿人)	每本期刊/教科书 5/2/2 学分
		原创论文/海报展示(无论持续时间)	每篇论文/海报 2 学分
自学和在线课程	3A 类	自学(例如阅读 PubMed 或卫生部临床实践指南中列出的期刊),包括视听自学、没有自我评估或不可验证的自我评估的在线教育计划	每篇/每个指南/每个模块 1 学分
	3B 类	经认证的远程教育课程	每个模块 1 学分或根据 AMS/CFPS/新加坡医学协会和新加坡医理会的建议
海外活动	1C 类	参与 <2 小时/2~4 小时/1 天/1.5 天/2 天/2.5 天/3 天	1/2/4/6/8/10/12 学分
		发言人	每个主题 2 学分
海外研究生学位或文凭	1C 类	参与者	每课时 1 学分,上限为 50 学分

(四)学分管理

对于继续医学教育委员会认证成功的活动,在活动结束后,由活动的提供者使用认证账号在线上平台提交参与名单,由继续医学教育委员会审核后发放学分。由医师个人提交申请的学分以及证明材料,继续医学教育委员会可要求医师补充证明材料,继续医学教育委员会审核后发放学分,对于不符合要求的申请不予发放学分。医师可在线上平台查看学分发放情况。

1. 国内的活动类的学分管理　学分申请由继续医学教育活动提供者在线上平台上提交给继续医学教育委员会。比如医师的出勤必须在每次诊疗开始时记录,出席名单上必须有与会者的姓名、执业医师编号和签名。医师的出席必须在继续医学教育活动后 20 天内以电子方式提交,输入参与者的执业医师编号递交电子表格。在继续医学教育活动后超过 12

周提交将被视为迟交,继续医学教育的申请将被拒绝。逾期提交 3 项以上活动考勤记录者,将被列入黑名单。这意味着他们将不被允许提交未来活动的认证申请。建议继续医学教育提供者保留这些记录至少 2 年,以备审核之用。制药 / 商业公司与专业机构合办的项目,认证申请和考勤记录只能由医疗协办方而非制药 / 商业公司以电子方式提交。

2. **刊物类学分管理** 学分申请由医师个人提交给继续医学教育委员会,发表的出版物不得在继续医学教育申报年的两年之前发表。继续医学教育委员会审核通过后发放学分。

3. **自学和在线课程学分管理** 学分申请由医师个人提交,阅读由医理会推荐的或 PubMed 收录的期刊才可获得学分。医师也可以阅读卫生部的临床实践指南来申请学分。所有这些读物不得在继续医学教育申报年的两年之前发表,所有阅读不符合规定要求的文章的申请将被拒绝。在线课程学习成果应具有可核实的自我评估方式,并且必须将评估分数 / 结果的副本提交秘书处处理。

4. **海外活动类学分管理** 如果医师分别是这些活动的发言人和参与者,他应该单独提交申请。所有证明文件均须保留,并提交给继续医学教育委员会。在海外工作或学习的医师,如要参加海外的定期教学会议申请学分,必须提交系主任的证明来确认出席。注意:如果医师声称参加由制药公司单独组织的海外活动,将会被拒绝通过学分。

5. **海外学位学分管理** 医师可就修读继续医学教育委员会认可的海外研究生学位 / 文凭课程申请继续医学教育学分。并附上研究生证书、课程详情、参加课程时数的信息,以及课程是在课堂上进行还是完全在线进行。每课程每小时将获得 1 个继续医学教育学分,但上限为 50 学分。完全在线进行的研究生课程应在类别 3B 下提交,上限为 36 学分。

六、继续医学教育经费来源

(一)续签执业证书费用

医师申请续签执业注册医师须在执业证书有效期届满前一个月提出。逾期申请则须向医理会缴付规定的逾期申请费 80 新加坡元。续签执业证书费用见表 3-11-4。

表 3-11-4 续签执业证书的费用

类型	费用
在执业医师名册上注册的医师	450 新加坡元 / 年或一年的一部分
已在执业医师名册上注册并已减少执业的医师	150 新加坡元 / 年或一年的一部分
在临时注册医师名册内注册的医师	450 新加坡元 / 年或一年的一部分
在临时重新注册医师名册上注册的医师	450 新加坡元 / 年或一年的一部分

（二）参加活动缴纳费用

医师参加由新加坡医学院、新加坡医学协会等组织的继续教育活动一般须缴纳费用。例如，在 2018 年 5 月 8 日，新加坡医学院推出特定专业的试点自学模块（Self-Learning Module，SLM）是研究员和会员的特权。对于非研究员或会员，将收取注册费和用户访问费。收费标准见表 3-11-5。

表 3-11-5　AMS 会员费

会员类型	年限	年费
研究员	1~5 年	800 新加坡元
	6 年及以上	按现行的年费 500 新加坡元调整
研究员（在专家认证委员会认证后的6 个月内被认可）	1 年	500 新加坡元
	2~5 年	800 新加坡元
	6 年及以上	按现行的年费 500 新加坡元调整
研究员（海外）	1~5 年	400 新加坡元
	6 年及以上	按现行的年费 100 新加坡元调整
国际研究员	–	300 新加坡元
普通会员	–	100 新加坡元
副会员	–	200 新加坡元

注：当申请人正式当选为研究员，学院应书面通知申请人，并要求申请人支付本年会费和理事会决定的任何其他费用，申请人须缴付该笔款项，方可行使其研究员资格，并享有学院的福利及特权。

新加坡医学协会的会员有四种类型：①普通会员根据毕业年限不同费用在 68~273 新加坡元 / 每年，向在新加坡医理会注册或临时注册的医师开放；②在新加坡医理会注册或临时注册的现任新加坡医学协会普通会员的配偶可以申请免费新加坡医学协会配偶会员资格；③海外会员费用为 187.5 新加坡元 / 每年，向所有在新加坡大学学习的医学生或在海外大学学习的新加坡人开放；④学生会员，免费向所有在新加坡大学学习的医学生或在海外大学学习的新加坡人开放。

七、社会组织、企业等的参与与作为

新加坡继续医学教育的管理由政府卫生部下属的医学理事会负责。企业如制药 / 商业公司必须与专业医学机构（如新加坡医学院、新加坡家庭医生学院和新加坡医学协会）或医疗机构（如医院、其他医疗保健机构等）合作，共同组织继续医学教育活动，企业组织的活动才可以获得认证资格。社会组织例如新加坡医学协会在继续医学教育项目实施中承担着重要角色。

新加坡医学协会成立于 1959 年，是代表公共和私营部门大多数医生的全国性医疗组织。该协会与马来西亚医学协会、英国医学协会以及任何具有与新加坡医学协会类似宗旨的其他组织建立联系。新加坡医学协会的目标是：促进新加坡的医学和相关科学；维护医学界的荣誉和利益;促进和维护整个医疗行业的统一性;表达意见,让政府和其他相关机构了解他们对相关专业和政策的态度;支持更高标准的医疗道德和行为;就新加坡的健康问题启发和引导公众舆论;发表论文、期刊等以促进这些目标的完成。

新加坡医学协会为医师提供继续教育项目。新加坡医学协会每月都会发布带有在线继续医学教育测验的继续医学教育文章,这些测验已获得新加坡医理会 3B 类继续医学教育项目的提前认证。

新加坡医学协会的新加坡医学杂志(*Singapore Medical Journal*,*SMJ*)每月也有继续医学教育计划。SMJ 的月刊,每月至少发表两篇带有在线测验的继续医学教育文章。每次测验的及格分数为 60%,及格的医师每次测验获得一个继续医学教育学分。编辑部将在继续医学教育课程结束后向新加坡医理会提交及格医师名单。新加坡医理会根据继续医学教育文章的发表月份计入继续医学教育积分(即 2017 年 12 月刊中发表的测验所获得的积分将计入 2017 年 12 月,即使测验截止日期 2018 年 1 月)。

此外,还有新加坡医学协会的医学伦理与专业中心继续医学教育项目,每次测验的及格分数为 60%,及格的医师每次测验获得一个继续医学教育学分。医师将收到一封电子邮件确认,其中包含医师提交的测验的分数。及格的医师可以使用电子邮件确认作为 3B 项目类支持文件提交给新加坡医理会。除非另有说明,否则所有医学伦理与专业中心测验都要求医师根据 3B 类向新加坡医理会申请自己的继续医学教育学分。

八、主要特点与启示

在新加坡,继续医学教育培训项目由医理会下设的继续医学教育委员会管理。为了维持医疗服务的高水准,并使医师的能力得到持续的提高,1989 年继续医学教育培训项目在新加坡试运行。

据 1999 年新加坡继续医学教育的调查结果显示,医师反馈的没有达到规定分数的原因,有以下几点。第一,医师认为他们在工作过程中本身就在进行继续医学教育;第二,他们认为活动记录并申请认证过程复杂,当时的人工系统效率低下;第三,有些人并不认为这些活动必然能够转化为医疗实践成果,因此对继续医学教育的整个理念提出了质疑;第四,特别是对于那些个体行医者来说,缺乏特定的时间来参加医院、专科学会、学会和学院组织的活动。

于 2003 年 1 月 1 日,新加坡医理会实行了强制性的继续医学教育,即注册医师必须达到继续医学教育的要求。所有的注册专科医师都应该参加继续医学教育,特别是知识技能更新较快的专科。继续医学教育包括提高有效医疗保健所需要的知识、技能和态度的活动,个体行医者也可参加很多继续医学教育项目。自 2005 年 1 月 1 日起,新加坡决定,所有正式的和有注册资格的医师更新其执业证书,都应完成强制性的继续医学教育要求,否则不予颁发执业证书。

　　新加坡的继续医学教育发展情况可为我国继续医学教育提供借鉴。第一,我国可以借鉴新加坡经验,尽快建立并完善适合我国国情的继续医学教育线上平台系统、并在此基础上开发手机 APP,方便医师进行活动申请以及活动记录。第二,基于我国人口基数大,基层医疗资源短缺,基层医师缺乏特定的时间来参与继续医学教育活动的情况,我们可以发展线上学习系统、组织继续医学教育活动走向基层。第三,我们还可借鉴新加坡的医师继续医学教育学分要求以及加分规则,对于医师来说,使其能够顺利达到继续医学教育学分的要求,争取医师能够根据兴趣自由选择培训活动,提高参与继续医学教育的积极性。

　　此外,关于医师对继续医学教育理念的质疑,如何将继续医学教育转化为医疗实践成果是我们面临的挑战。

参 考 文 献

［1］CHEE Y C.Current continuing medical education provision in Singapore［J］.Annals of the Academy of Medicine Singapore,1999,28(6):895.

［2］LEE E H.Global challenges in CME/CPD:The Singapore perspective［J］. Journal of Continuing Education in the Health Professions,2010,28(S1):31-32.DOI:10.1002/chp.208.

［3］Singapore Statutes Online.Medical registration regulations 2010［EB/OL］.［2024-11-05］.https://sso.agc.gov.sg/SL/MRA1997-S733-2010?DocDate=20231226.

［4］Singapore Statutes Online.Medical Registration Act［EB/OL］.［2024-11-05］.https://sso.agc.gov.sg/Act/MRA1997.

［5］Ministry of Health.Information about CME［EB/OL］.［2024-11-05］.https://www.healthprofessionals.gov.sg/smc/continuing-medical-education-(cme)-for-doctors.

［6］Academy of Medicine.Information about membership［EB/OL］.［2024-11-05］.https://www.ams.edu.sg/membership/membership-fees.

［7］Singapore Medical Association.Information about membership［EB/OL］.［2024-11-05］.https://sma.org.sg/registration/membership/overseas-membership.

第四篇

其他地区继续医学教育

第十二章 印度继续医学教育

　　印度共和国（以下简称印度）是南亚次大陆最大国家，人口约 14.2 亿（2022 年）。印度为联邦制国家，是主权的、社会主义的、世俗的民主共和国，采取英国式的议会民主制。印度行政区划中的一级行政区域包括 28 个邦、6 个联邦属地及 1 个国家首都辖区。每一个邦都有各自的民选政府，而联邦属地及国家首都辖区则由联合政府指派政务官管理。

一、继续医学教育发展历程

　　印度政府重视发展高等教育，保留了英联邦国家的医学学位体系框架，医学教育发展较快，基本建立起包括院校医学教育、毕业后医学教育和继续医学教育的完整医学教育体系，是世界上最大的医学教育体系之一。由于近 200 年的英国殖民统治，印度在 1947 年独立后，采用英属殖民地时期的医学教育和学位体系。在印度，学生必须完成 12 年的基础教育并且修读完物理、化学和生物，才有资格报考医学院。进入医学院后主要进行医学学士学位课程学习，分为 9 个学期，时间为 4.5 年。每个学习阶段结束后进行考试，考试合格的学生才可以进入下一阶段学习。学生在课程学习结束后必须通过医学学士学位考试才能参加 1 年的强制临床实习。各邦医学会在学生实习期间对其进行有效期 1 年的临时执业资格注册。学生实习必须在高级医生指导下开展工作，实习结束后参加统一的考核并取得合格证明。医学毕业生正式注册需要提供学位证、毕业证、院长或系主任签发的强制轮转实习 1 年的合格证明、临时执业资格注册的原件。可以向国家医学会或各邦的医学会申请注册，注册成功成为执业医生后可以在全国行医。每年 4 月 1 日前，各邦的医学会要将补充注册或除名人员的情况上报国家医学会，每 5 年重新确定全部注册人员。

　　从 1985 年开始，针对注册执业医生开展比较规范的继续医学教育。当时的印度医学会（Medical Council of India，MCI）与印度政府卫生和家庭福利部（简称卫生部）协商，决定利用在美国定居的印度医生提供的帮助开展继续医学教育，实施一项继续医学教育计划。印度医学会被指定为实施继续医学教育计划的负责机构。为此，印度医学会于 1985 年 12 月成立了一个继续医学教育小组。卫生部于 1993 年扩大了继续医学教育计划参与者范围，在印度医学会的主持下，与美国、英国和加拿大的印度医生协会以及印度本国的相关机构合作，来自美国、英国和加拿大的印度侨民医生回到印度开展继续医学教育活动，满足印度国内不断增长的继续医学教育需求。由于继续医学教育计划的各种活动都非常成功,而且对每年举办更多此类活动的需求不断增加,卫生部于 1999 年 11 月对继续医学教育项目的举办者范围再次扩展,继续医学教育活动的举办者可以是自美国、英国和加拿大的海外印度侨民医生教师。

实施继续医学教育计划取得了较好的效果。在 1985—1986 年,每年只有 4 个继续医学教育项目,现在项目的数量已经增加到每年 100~150 个。开展继续医学教育项目的学科、具体课程的内容由印度医学会根据国内的需求,结合旅居美国、英国和加拿大的印度侨民医生提供帮助的情况而确定。

随着继续医学教育的逐步发展,印度鼓励相关机构和学术权威,如大学和学术机构的负责人或全国各类医学协会主任委员举办继续医学教育活动。尽管在印度实施了多个继续医学教育项目计划,但许多农村地区的医生很少或没有机会参加这些项目。

二、继续医学教育管理

(一) 政策法规

印度是联邦制国家,宪法及其修正案是指导印度当代教育发展的根本大法,尤其是宪法包含大量涉及教育方面的条款,使其在一定意义上成为印度教育基本法,对中央和地方的教育起着普遍的指导和约束作用。1976 年以前,印度宪法规定教育主要是各邦政府的职责,中央政府仅仅起到督促性的作用。直到 1976 年颁布第 42 修正案,印度对其宪法作了较大的修改,使中央和各邦政府在制定教育政策时享有同等的权力,这样便保证了中央政府对教育的有效领导以及教育资源和机会的均等。

进入 20 世纪 80 年代,印度政府受国际高等教育改革趋势的影响,开始总结和评估高等教育发展和改革政策,并认识到大学教师水平和职业发展是影响教育质量的关键因素。1986 年,印度议会批准了根据《1979 年国家教育政策》制定的由十二个章节构成的"国家教育政策",明确提出终身教育是教育过程中的一个值得重视的目标。

2002 年,印度医学会根据 1956 年发布的法案部分条款,针对准备执业注册和已经执业注册的医生制定了《印度医学会关于职业行为、礼仪和伦理的规范》(以下简称《规范》)。《规范》第一章第二节第三款规定,作为继续医学教育项目的一部分,医生应当参加由知名专业学术机构或其他授权机构组织的学术会议,在每 5 年的执业周期内,医生至少要有 30 个小时的参会记录。医生必须遵守这一强制条款,执行情况定期向邦医学会或印度医学会报告。德里医学会强制规定,要求其成员每 5 年的执业周期内要有 100 小时的继续医学教育活动记录。2011 年 4 月,印度医学会通过了一项有关继续医学教育的决议,要求所有医生每 5 年必须参加至少 30 个小时的继续医学教育活动,否则将暂停其执业注册。

2019 年 8 月 8 日,印度公布了议会两院通过的《2019 年国家医学会法》,并废止了已有 64 年历史的《印度医学会法》。《2019 年国家医学会法》是一项旨在指导医学教育系统的法令,给人们提供获得优质和负担得起的医学教育的机会,并确保在全国各地有足够的高素质医学专业人员;促进公平和全民医疗保健,鼓励人们从社区健康角度看待医疗服务,并使所有公民都能获得医疗专业人员的服务;促进国家卫生目标的实现;鼓励医学专业人士在他们的工作中采用最新的医学研究并为研究作出贡献;对医疗机构进行客观、定期和透明的评估,促进医疗记录的保存和在医疗服务的各个方面执行高道德标准;具有灵活的功能以适应不断变化的需求,建立有效的申诉处理机制以及与之相关或附带的事项。

(二) 管理机构

印度教育行政体制主要分为中央政府和邦政府两级。尽管宪法规定中央政府和邦政府共同负责教育,但总的来说,除了一些明确规定的领域外,教育主要被看作是各邦政府的事务。中央政府主要通过人力资源开发部、卫生部、司法部等对教育进行宏观管理。医学教育由卫生部提供经费,具体事务由国家医学会和印度医学研究委员会共同办理。中央教育行政机构在 1986 年以前为教育部,1986 年初由教育部、文化部、艺术部、青年事务和体育部、妇女和儿童发展部合并建立人力资源开发部,教育部改为其下设的教育司,主要负责审定各种教育计划,实施这些计划的指导工作,协调学校教育范围内的各种活动,监督全国范围的教育进程,出版全国性教育统计资料及与教育教学有关的其他出版物。在每一个邦都设有教育秘书处和单独的高等教育、学校教育、技术教育和成人教育及非正规教育的主管人员。邦一级的管理部门拟定并管理着教育体制的政策。各级各类教育教学标准由国家级自治机构制定。国家教育规划与管理研究所(National Institute of Educational Planning and Administration,NIEPA)承担了研究、宣传、培训及咨询的各种任务,在教育改革中扮演重要角色。

2020 年 9 月 25 日,根据《2019 年国家医学会法》成立了国家医学会(National Medical Commission,NMC)并取代印度医学会,履行其职能,成为医学教育和卫生行业的最高监管机构,寻求在医学教育领域进行大规模改革。国家医学会由 1 名主席、10 名正式成员和 22 名兼职成员组成,设有本科医学教育委员会、研究生医学教育委员会、医疗评估和评级委员会、道德与医学注册委员会。国家医学会主要有以下职能:①制定保证高质量和高标准的医学教育政策和条例;②制定监管医疗机构、医学研究和医疗专业人员的政策和条例;③评估卫生健康方面的要求,包括人力资源和基础设施,并为满足这些要求制定路线图;④通过制定必要的规章制度,促进、协调和指导医学会、自治委员会和邦医学会正常运作;⑤确保各自治委员会之间的协调;⑥采取必要的措施,确保各邦医学会遵守根据《2019 年国家医学会法》制定的准则和条例;⑦对自治委员会的决定行使管辖权;⑧制定政策和守则,以确保遵守医疗行业的职业道德,并监督医疗从业者在提供服务期间的道德行为;⑨为保证私立医疗机构符合规定的人员费用和所有其他费用制定指导方针;⑩行使法律规定的其他权利和履行相关职能。

国家医学会和邦医学会是继续医学教育的主要监管部门。其他继续医学教育监管机构包括印度医学协会（Indian Medical Association，IMA）和印度医师协会（Association of Physicians of India，API）。

（三）管理流程

医生应当参加由知名专业学术机构或其他授权机构组织的学术会议，在每5年的执业周期内，医生应向国家医学会或邦医学会报告参加继续医学教育活动情况。

三、继续医学教育认证

（一）认证组织

国家医学会或邦医学会负责继续医学教育活动的认证工作。医生如参加本地或海外的医学研讨会，在被认可的医学期刊上发表原创论文，或在专业研讨会上发表原创论文，均可获得继续医学教育学分。经过认证的海外和邦外的继续医学教育活动，可以发放被认可的继续医学教育学分。

（二）认证制度

继续医学教育的组织者需要在活动开始前向国家医学会或邦医学会提出认证申请，支付一定费用。逾期提交申请，经理事会研究后可予延迟交费，但须提供充分理由说明延误的原因。费用一般根据申请学分的数量计算，而与申请的机构无关。由果阿邦医学会起草和使用的认证申请格式被国家医学会所采用，供所有医学会使用。申请书须包括演讲者的个人资料和授课内容的摘要，用以证明授课者的专业水平。此外，为了确保信息的公开和能够随时进行检查，所有的医学委员会都必须建立网站，并按照规定的格式上传继续医学教育项目。

（三）认证管理

①邦医学会根据继续医学教育项目的质量以及授课者的身份和信誉来决定是否授予学分；②举办继续医学教育项目的负责人向邦医学会提出认证申请；③除了授课的主题和持续时间外，还要提供活动的完整时间表和成绩单，包括教职员工的姓名、身份、学历及居住的国家；④经过认证的专业机构安排的定期继续医学教育计划，必须提前将活动的日期和时间通知邦医学会，以便指定一名观察员前去考察；⑤在审核组织和活动的材料后，邦医学会将颁发认可证书；⑥继续医学教育活动的组织者必须事先进行宣传，以便让有关人员获知信息；⑦继续医学教育活动的组织者必须在截止日期之前，即继续医学教育活动完成后，才可以向

参加者发放证书;⑧继续医学教育活动组织者必须确保将参加人员名单及其反馈表发送给邦医学会;⑨如果发现伪造的认可证书,将予以吊销;⑩继续医学教育活动完成后,将简短的摘要、报告、参加人员名单及其注册号发送给邦医学会。

(四) 认证程序

①合格的专业机构联系各邦的医学会进行继续医学教育认证;②邦医学会受理认证申请;③邦医学会检查认证申请、课程内容及相关细节;④如果拒绝,邦医学会要通知专业机构拒绝批准认证申请的原因;⑤如果同意,邦医学会要告知提出认证申请的专业机构,认证有效期为 5 年。

四、继续医学教育内容与形式

(一) 目的与目标

继续医学教育的目的是促进临床实践的改善,根据印度国内医学发展的实际情况以及医疗卫生现状开展继续医学教育活动,提高医疗水平,解决存在的医疗卫生方面较为突出的问题。

(二) 对象

主要为临床医生,也包括医疗卫生行业的管理人员、领导及相关人员。

(三) 承办机构

印度所有的医院可以优先举办继续医学教育项目。除了机构之外,个人也能举办继续医学教育项目,大学、学术机构的负责人或系主任以及全国各类医学协会主任委员可以优先举办继续医学教育项目。

(四) 内容

主要是医学新理念、疾病诊治新进展、疾病管理等方面内容。

(五) 方式

研讨会、讲习班、专题讨论会、国家或国际学术会议等;订阅已编入索引的国内或国际期刊;经认可的医院负责执行的国家医学会确定课程的考试;各种学术论坛;印度医学协会、国家医学会、邦医学会组织的继续医学教育活动;医学院和研究生教育医学机构组织的活动;继续教育培训中心组织的活动。

远程继续医学教育主要有网络研讨会、视频会议等形式。印度为有效应对非传染性疾病发病人数上升的趋势,需要大量经过培训的高素质卫生专业人员。传统的培训方法很难满足这种需求,远程教育方法已经证明是一种有效的、能提高卫生专业人员知识和技能水平的手段。目前多家机构在印度通过远程继续医学教育提供公共卫生各个领域的课程,如营养、孕产妇和新生儿保健、医疗和医院管理等。

五、继续医学教育学分

(一) 学分管理

由国家医学会和各邦医学会根据继续医学教育内容的质量以及讲者的身份和信誉来决定是否授予学分。在完成继续医学教育活动后才可以向参加者颁发证书。如果发现伪造证书,将予以吊销处理。

(二) 学分授予

印度的各邦医学会对学分授予有不同的标准。例如,恰蒂斯加尔邦医学会(Chhattisgarh Medical Council,CMC)、中央邦医学会(Madhya Pradesh Medical Council,MPMC)和喜马偕尔邦医学会(Himachal Pradesh Medical Council,HPMC)授予半天继续医学教育活动2学分,而泰米尔纳德邦医学会(Tamil Nadu Medical Council,TNMC)则授予半天继续医学教育活动1学分。

果阿邦医学会的继续医学教育认证指南中有如下规定。

(1) 继续医学教育的会议或研讨会为期2天(每天5~6个小时)授予8学分,1天半授予6学分,1天授予4学分,半天授予2学分,1小时授予1学分。

(2) 以海外代表身份参加国际会议,将根据参加会议证明书获得相应的继续医学教育学分。

(3) 参加出版物编写、期刊发表学术论文可获得不同学分。出版医学教科书的作者、合著者、编辑可获得12学分;出版的医学教科书中一章的作者可获得8学分;在国际索引的医学期刊上发表学术论文可获得8学分;在国际索引的医学期刊上报告病例可获得4学分;给国际索引的医学期刊编辑写信可获得2学分;在国家索引的医学期刊上发表学术论文可获得6学分;在国家索引的医学期刊上报告病例可获得2学分;给国家索引的医学期刊编辑写信可获得1学分。

(4) 参加国际、国家会议可获得不同学分。作为嘉宾授课者可获得8学分;会上介绍论文可获得6学分;会上进行海报展示可获得4学分;

(5) 作为授课者参加各邦和地方会议可获得4学分;会上介绍论文可获得3学分;会上进行海报展示可获得2学分。

六、继续医学教育评估

继续医学教育评估主要由医学会负责。以果阿邦为例,任何希望举办继续医学教育活动的专业团体、组织、机构,应按规定的格式向邦医学会提出认证申请。邦医学会的理事会在核实该组织的资格证书和评估继续医学教育计划后,向该组织颁发认可证书;每5年对这些机构的认可资格进行一次审查,并在适当时更新获得认证资格的机构。若理事会发现未按继续医学教育指南开展活动,则有权撤销该机构举办继续医学教育活动的资格。

七、经 费 来 源

印度医生参加继续医学教育活动的费用来源主要包括自费、主办机构资助和制药企业资助等。大部分继续医学教育活动的项目都能够获得政府资助。卫生部在每年的预算中发布针对继续医学教育的年度资助计划。继续医学教育活动的举办者提出申请,经过严格审核后会获得财政拨款。印度本国医学专家举办的项目可获得5万卢比资助,海外印度侨民举办的项目可获得10万卢比资助。2015—2016年度财政资助继续医学教育项目450万卢比。2014年的一项调查发现,多数印度医生参加继续医学教育活动是自费或机构赞助,自费的参与者更愿意参加国际认证的继续医学教育活动,并愿意自费参加后续的活动。

八、主要特点与启示

(一)继续医学教育没有国家的直接立法

印度的教育立法既有历史继承性,又借鉴了别国经验,还体现出本国的特色。18世纪英国人在印度确立殖民统治后,使印度加入到了普通法系国家行列。普通法是判例之法,而非制定之法,是法官在地方习惯法的基础上,归纳总结而形成的一套适用于整个社会的法律体系。除非某一项目的法例因为客观环境需要或解决争议需要以成文法制定,否则,只需要根据当地过去对于该事例的习惯评定谁是谁非。印度的立法和行政权力强大,司法的制约显得软弱。这种权力制衡机制也影响到了教育立法。制定法一直是印度教育法律的主要形式,而判例法却成为教育法律领域的一种补充形式,想要对继续医学教育单独制定条文的法律比较困难,因此印度没有明确的继续医学教育法律。

(二)继续医学教育实行分级管理

印度教育行政体制分为中央政府和邦政府两级。印度宪法规定中央政府和各邦政府共同负责教育,但是总的来说,教育主要被看作各邦政府的事务。中央政府主要通过人力资源开发部、卫生部、司法部等对教育进行宏观管理,继续医学教育的具体事务由国家医学会、印度医学研究委员会和各邦医学会办理。邦医学会通过制定继续医学教育指南来管理,有严格的管理程序和详细的规定。

(三)继续医学教育活动得到政府的经费资助

印度政府比较重视教育,议会通过《国家教育政策》来推动继续教育的开展,卫生部根据继续医学教育的举办情况给予不同的经费支持。但医生参加继续医学教育活动主要还是自己支付一定的费用。

(四)继续医学教育受到海外医生侨民帮助

印度充分发挥了海外侨民医生在继续医学教育中的作用,尤其是在西方发达国家执业的优秀印度侨民医生的作用,通过与本国的国家医学会建立联系,在印度国内开展医学继续教育活动,帮助印度继续医学教育与国际接轨。

参 考 文 献

[1] 中华人民共和国外交部.印度国家概况[EB/OL].[2025-02-20].https://www.fmprc.gov.cn/web/gjhdq_676201/gj_676203/yz_676205/1206_677220/1206x0_677222/.

[2] AVINASH SUPE,王莉英.印度医学教育面临的挑战和问题[J].复旦教育论坛,2007,5(3):93-96.

[3] 佟赤,施海龙,SUMEET ANTHWAL.印度继续医学教育制度的特点及其启示[J].中华医学教育杂志,2018,38(2):316-320.

[4] 马真,佟赤,朱滨海,等.金砖国家继续医学教育制度比较研究[J].中华医学教育杂志,2019,39(2):140-146.

[5] 杨洪,车金恒.印度教育制度与政策研究[M].北京:人民出版社,2020:47-48.

第十三章　埃及继续医学教育

埃及跨亚、非两大洲,大部分位于非洲东北部,截至2022年9月,人口约1.04亿。2019年4月将议会由一院制改为两院制,众议院拥有立法权、监督权和财政权,政府对众议院负责,受其监督。全国划分为27个省。

一、继续医学教育发展历程

埃及医学教育具有悠久的历史,早在现代医学教育制度形成以前,被称作戴耶斯(Dayas)的民间医生,以及其他类型的传统医学,包括兼作民间医生的理发师一直通过家传师徒的方法进行培训。埃及的现代医学教育开始于1827年建立的开罗大学医学院,是最早建立高等医学教育的少数发展中国家之一。直到1952年革命以前,全国共设有以大学为基础的医学院3所。1952年以后,为适应卫生事业发展的需要,高等医学教育迅速发展,成为发展中国家医学教育事业比较发达的国家之一。

埃及现代医学教育主要遵循法国教育模式,医学院校的学制为6年。第1学年是医预科教育,开设物理学、化学、植物学、动物学和外语等课程。医学院的课程学习分为三个阶段,前两年是临床前教育,学习解剖学、组织胚胎学、生理学、生化学、心理学、生物统计学、预防医学和社会医学、内科总论和外科总论等课程;第3学年为临床教育第一部分,学习病理学、药理学、细菌学、寄生虫学、内科学和外科学等课程;第4~6学年为临床教育第二部分,其中第6学年为临床实习。所有课程均为必修课程,理论课约占20%、临床课占40%、实践训练占40%。完成全部课程学习并考试及格者,授予内科学士学位和外科学士学位。医学研究生学习分为两种制度,由大学提供的学术制度和由卫生部提供的埃及委员会专业奖学金计划。

埃及几乎所有医学院校都拥有设备完善的教学医院,大多数学生的临床培训都在教学医院里进行。少数医学院使用卫生部的医院或其他隶属于政府或非政府的卫生机构。医学院校的毕业生必须先参加一年的实习,然后才能获得从业资格。为适应初级保健的需要,1980年埃及的医学院校进行了两项重大的改革:一是在整个6年的医学院教育中,必须加强社区医学的训练;二是正式承认全科医学是一个独立的专业,扩大全科医师的培训。

在 2017 年之前,埃及没有对继续医学教育活动或举办者进行认证的监管体系。随着 2017 年埃及医生培训机构的正式成立,这一情况发生了改变。埃及医生培训机构具有提供继续医学教育活动、继续医学教育中心的认证、认可获得的继续医学教育学分等职能。

二、继续医学教育管理

埃及的继续医学教育由高等教育部(Ministry of Higher Education,MoHE)负责管理。埃及卫生部要求医师在农村服务一段时间才可以晋升。2017 年正式成立了埃及医师培训管理局(Egyptian Authority for Compulsory Training of Doctors),包括 18 名理事会成员、5 名医学院院长、1 名高等院校高级理事会代表、1 名军队及警察医院代表、1 名军队医疗管理机构代表、3 名卫生部代表及医疗联合会代表。该机构的目标是,提高对医学院毕业生的临床医学培训水平,并对其进行检查,以确保他们有足够的资格开展安全的医学实践;监督国家考试,以检验专业培训的完成情况,为通过考试的人发放专门证书;制定各级医学培训内容的标准;制定在医疗机构中适用的医疗规范,并监督其培训水平。

埃及虽然有一些机构提供继续医学教育培训,但其运行缺乏国家管理体系的保障,缺乏正式认可的确保有执照的医生有能力维持其知识和技能,并随着技术的进步和医疗水平的变化而获得新技能的继续医学教育体系。

三、继续医学教育认证

(一) 认证组织

埃及继续教育发展协会成立于 2013 年,是一个独立的非营利性组织,职责是促进和保证继续医学教育活动质量,从而对埃及和中东地区的医疗体系产生积极影响。埃及和中东地区是该协会的主要关注点,协会由一些医师、牙医、药剂师以及管理人员创办,目的是发展埃及的医疗系统。继续医学教育通过专门的教育计划和有效的沟通渠道,以专业的方式提供服务,以确保继续医学教育理念的实现,从而提高医疗领域从业人员的职业素养。如有任何违反认证要求的情况发生,认证将被取消,继续医学教育的活动编号将从网站数据库中删除。埃及继续教育发展协会有权根据继续医学教育国际标准修订和制定认证标准。

(二) 认证程序

(1) 在继续医学教育活动开始前 4 周提交认证申请。

(2) 所需文件必须在开始执行继续医学教育活动认证申请之前准备完成。

（3）确保所填写数据的真实性。

（4）工作小组由审查委员会、科学委员会和行政管理办公室的有关人员组成,在 7 个工作日内,通过认证申请登记的电子邮件回复是否接受请求。

（5）如果拒绝继续医学教育活动申请,将发送电子邮件说明拒绝理由,申请者可以重新提出申请。

（6）在继续医学教育项目得到批准前,所开展的活动不被认可为继续医学教育的培训项目。

四、继续医学教育内容与形式

（一）目的与目标

确保执业医师、牙医和药剂师获得最新的医学信息。

（二）对象

医师和其他卫生保健专业人员以及医学院从事教学工作的医生和其他临床专业人员。

（三）承办机构

在埃及卫生部的监管下设有国家培训学院（National Training Institute,NTI）,为卫生部管辖之内和之外的医务人员提供培训。培训课程的费用对初级从业人员来说非常昂贵。正因为如此,大多数课程都提供给在埃及的外国医疗保健研究生。国家培训学院是埃及的主要卫生保健培训中心,于 2002 年 10 月开始培训,通过模拟实验室培训和远程医疗等高科技方法为埃及的医疗保健专业人员提供培训和课程,能够满足初级、中级和高级人员的所有培训需求。提供的课程侧重于领导艺术、规划与管理、资源管理的效率和效力、管理组织和绩效等方面内容。国家培训学院旨在通过为医疗保健专业人员提供创新的培训和教育来改善医疗保健质量。国家培训学院为所有医疗保健专业人员提供最高水平的继续医学教育培训,在电子学习、视频会议和模拟培训实验室中采用最新技术。

参加继续医学教育培训的主要是所有医学专业的医生、药剂师和牙医、护士（护士学校的护士长、主管、执业护士、校长和老师）、技术人员（检验科、放射科）、急诊医疗技术人员以及管理人员和秘书。

（四）内容

医师、牙医和药剂师等为提高医疗卫生服务所需的知识、技能、职业道德,以及如何向公众提供保健知识服务。

（五）方式

传统的继续医学教育一般采取现场活动形式,方式主要有讨论、实际操作、讲座、疑问解答、小组学习等。远程继续医学教育主要是在线学习和网络直播。继续医学教育的活动必须符合相关的道德、医疗法律法规和其他法律要求。

五、继续医学教育学分

继续医学教育活动按学习时间的长短授予相应的学分,一个培训项目最少授予 0.25 学分,最多授予 30 学分。15 分钟可授予 0.25 学分,30 分钟可授予 0.5 学分,31~45 分钟可授予 0.75 学分,46~60 分钟可授予 1 学分,1 小时 +(1~15) 分钟可授予 1.25 学分,1 小时 +(16~30) 分钟可授予 1.5 学分,1 小时 +(31~45) 分钟可授予 1.75 学分,1 小时 +(46~60) 分钟可授予 2 学分。动手操作 30~60 分钟可授予 0.5 学分。

继续医学教育活动期间进行测验和考核、商业座谈会及针对患者的临床实践等不能授予学分。

六、继续医学教育评估

（一）对举办项目的机构进行评估

埃及继续教育发展协会对大学、医院、国家或国际医学会、有执照的医疗培训公司开展的继续医学教育活动进行评估。

（二）对继续医学教育项目的评估

继续医学教育项目需求评估包括对以前举办的继续医学教育活动的评估,对潜在参与者的调查,新发表的临床指南或研究成果的,对影响临床服务变化的相关研讨,确定培训项目的预期教育结果,受训者对培训项目的反馈及出勤情况。继续医学教育项目必须包含以下内容:①教师的详细信息和授课教师的简历;②讲座题目;③讲座、研讨会等的开始和结束时间;④预期学习成果。

七、经 费 来 源

继续医学教育项目的经费来源主要是以下几方面:①培训举办方的自有资金;②参加培训人员的注册费;③符合规定的赞助商提供的教育资金;④培训活动期间的展位费用;⑤活动期间组织的商业座谈会;⑥培训项目之外的广告费用。

八、主要特点与启示

（一）设立国家继续医学教育管理和培训机构

埃及卫生部成立了医师培训管理局和国家培训学院,在政府层面对继续医学教育进行管理和实施培训。医师培训管理局代表政府负责管理继续医学教育工作,国家培训学院为医务人员提供各种类型和层次的培训。

（二）建立了继续医学教育质量监督机制

2013年成立的埃及继续教育发展协会是独立的非营利性组织,主要职责是促进和保证继续医学教育活动质量,对举办的继续医学教育活动进行认证,监督继续医学教育活动的过程。

（三）继续医学教育活动覆盖范围广泛

埃及的继续医学教育对象包括执业医师、牙医、药剂师、护士、医学技术人员和管理人员,涉及的人员种类比较齐全,基本上涵盖了医疗卫生工作领域的所有人员。继续医学教育活动的学分授予比较细致,最小的学分单位为0.25学分。继续医学教育活动的经费获取渠道比较多元化。

—————— 参 考 文 献 ——————

［1］中华人民共和国外交部.埃及国家概况［EB/OL］.［2024-12-20］.https://www.fmprc.gov.cn/web/gjhdq_676201/gj_676203/fz_677316/1206_677342/1206x0_677344/.

［2］梅人朗.埃及医学教育概况［J］.国外医学(医学教育分册),1996,(3):8-10.

第十四章　南非继续医学教育

　　南非共和国(以下简称南非)位于非洲大陆最南端,人口6 060万(2022年),属中等收入国家,但贫富悬殊。实行两院制,分为国民议会和全国省级事务委员会。政府分为中央、省和地方三级,全国共划为9个省,设有278个地方政府,包括8个大都市、44个地区委员会和226个地方委员会。

一、继续医学教育发展历程

　　南非曾经是英国殖民地,其医学教育体系按照英国模式建立。医学院学制多为六年,个别医学院学制为七年。高中毕业生需要通过南非卫生职业委员会(Health Professions Council of South Africa, HPCSA)推荐的南非语、英语、数学、现代语言或古典语言、历史或地理、生物学或物理学的课程入学考试后,才能进入医学院校学习。在医学院学习的学生通过毕业考试后,可以获得毕业证书,如果要获得学位证书,需要到公立医疗机构完成2年的社区服务,合格者可以获得内科学士、外科学士或者医学学士学位。获得学士学位后,可以直接到社区医院做全科医生,也可以接受5~7年的专科培训,通过考核后成为专科医生。医生执业的先决条件和法定要求是必须在南非卫生职业委员会进行注册,必须支付注册年费以维持执业资格。注册的卫生专业人员名单在南非卫生职业委员会网站上公布。

　　1974年,南非颁布了《医学、牙科和辅助的卫生服务职业法》,2007年更名为《卫生职业法》(*Health Professions Act*)并进行了修订,第二十六条明确要求卫生专业人员注册必须遵守继续职业发展的相关规定。目前南非的继续医学教育主要是继续职业发展,采用继续教育学分进行管理。

二、继续医学教育管理

(一) 政策法规

　　2007年,南非颁布了重新修订的《卫生职业法》,明确规定所有注册的卫生专业人员必须参加经过认证的继续职业发展活动。如果没有达到继续教育学分要求,将取消或暂停执业资格。《卫生职业法》适用医生、牙医和辅助专业人员,《药学法》(1974年)和《护理法》(1978年)分别规范管理药学和护理专业人员的继续医学教育。

(二)管理机构

根据议会批准的《卫生职业法》成立的卫生职业委员会,是南非继续职业发展的管理机构,是独立法人组织,不靠政府拨款,按照规定收取费用。卫生职业委员会的主要职责是为培训和实践制定标准,制定职业道德标准,推进继续职业发展计划,确保所有制定的标准得到遵守,保持与公众和其他利益相关者联系。因为卫生职业委员会是按照法律成立的独立法人单位,不受任何政府行政管理部门的直接领导,但委员会成员中有来自卫生部、教育部的代表,贯彻落实政府行政管理部门制定的有关政策。

(三)管理流程

卫生职业委员会设有继续职业发展委员会、专业委员会和行政部门与秘书处来执行具体的管理事务。继续职业发展委员会由来自各专业委员会的代表组成,向卫生职业委员会报告有关工作情况;专业委员会负责卫生从业者注册的统筹管理,包括牙科治疗和口腔卫生,急救医学,饮食与营养,医学和医学科学,医学技术,环境卫生,心理科学,验光和配镜,职业治疗和医疗矫形,物理治疗和运动医学,放射学和临床技术,语言和听觉等12个专业委员会;行政部门与秘书处负责管理和监控继续职业发展的日常工作。

卫生专业人员按照法律规定必须参加继续职业发展活动,遵守继续职业发展指南要求,获得继续教育学分。卫生专业人员自主管理和记录个人参加继续职业发展活动情况,个人支付参加活动的费用,不定期接受对获得学分情况的抽查。

三、继续医学教育认证

(一)认证组织

卫生职业委员会负责继续职业发展活动的认证工作。各专业委员会按照《认证标准和指南》开展认证工作。认证机构的职责是:审核、批准组织和个人提供的继续职业发展活动的申请;监督活动;修改提供者因未遵守继续职业发展准则和规定而授予的继续教育学分。

(二)认证管理

专业委员会可以将认可服务提供者的事务委托给相关的认可机构。继续职业发展委员会在与认证方协商后制定要遵循的标准和流程以及记录保存程序,这些标准和流程包含在《认证标准和指南》中。举办继续职业发展活动可向有关专业委员会委任的认可机构提出申请。只有达到继续职业发展委员会制订的标准要求,才能够被某一个专业委员会任命为认证机构或组织。

(三)认证制度和标准

卫生职业委员会制定了《认证标准和指南》。各专业委员会按照标准和指南,对高等学校、专业学术团体等组织机构进行举办资格认证,也可对单项活动进行认证。通过认证的活动才能获得有效的继续教育学分。认证的有效期限一般为1年。

(四)认证程序

举办单位或单项活动举办者向认证部门提交认证申请书、所需的文件和费用。申请书主要包括活动内容属于哪个专业委员会、培训机构或协会基本信息、负责人情况、申请认证的理由、基础设施情况、质量保证承诺书等方面。

所有继续职业发展提供者都必须提供以下材料:行政支持,专门的、可联系的管理支持以及此人的姓名和联系方式;继续职业发展活动协调员,可以通过电话、传真、电子邮件联系;用于开展继续职业发展活动的基础设施;演讲、研讨等的场所;计算机、投影仪等设备。

培训机构(包括公共卫生和教育部门的培训机构)必须提供以下证明:部门或单位的全职或非全职工作人员拥有开展继续职业发展活动的能力。

申请举办单位的认证费用不超过4 658南非兰特(1南非兰特大约相当于0.45元人民币)。单项活动的认证费用根据活动的性质不同,收费也不同。小组讨论、专题会议、病例研讨会等认证费不超过1 405南非兰特,大型会议、进修课程等按授予学分收取认证费,每个学分认证费不超过469南非兰特,会议海报、演讲等项目的认证费不超过469南非兰特,利用期刊学习并有考核项目的认证费为1 418南非兰特,个人学习档案材料或实践项目的认证费用为2 904南非兰特。本科生带教、研究生考官等继续职业发展项目不收认证费。

经过评审后将为通过的单位或项目发放审核批准书,批准书中包括举办者名称、地址、联系人及联系方式,学习对象,活动名称、地点、日期、主讲人,活动对提高专业水平的说明,活动的类型、时间、授予学分数,参加者的费用,评价活动的方式(如调查问卷),监测出席情况的办法。

四、继续医学教育内容与形式

(一)目的与目标

继续职业发展的目的不仅是为使卫生专业人员获得新的知识,而且能使卫生专业人员保持良好的技能与态度,能够提升其职业道德与操守,帮助卫生专业人员以良好的态度提供最佳的医疗服务,最终使患者受益。

（二）对象

继续职业发展对象包括医生、牙医和辅助专业技术人员等卫生专业人员。除非有特殊情况,否则都必须参加继续职业发展活动。实习或社区服务的卫生专业人员不要求参加继续职业发展活动。

（三）承办机构

高等学校、医疗卫生机构、专业学会或正式成立的专业团体,只要符合规定的标准,并获指定的认证机构批准,便可举办继续职业发展活动,发放学分证书。

（四）内容

继续职业发展活动主要包括卫生健康领域的专业知识和伦理、道德、卫生法规等方面内容。

（五）方式

继续职业发展的活动主要分为Ⅰ类活动和Ⅱ类活动。

1. **Ⅰ类活动**　①早餐会或演讲会;②正式安排的医院或部门间会议或知识更新培训;③病例研讨会;④正式组织的特殊目的教学或学习查房;⑤正式组织的特殊目的讲座;⑥辅导/监督、同行监督和某些专业的特定活动;⑦会议、座谈会、进修课程、短期课程、国际会议;⑧定期召开兴趣小组会议,每年至少召开6次会议;⑨讲习班、讲座、伦理学研讨会。以上活动1小时1学分,每天最多8学分;主讲人可获得双倍学分。

2. **Ⅱ类活动**　一是不需要事先得到认证机构批准的继续职业发展项目。被相关专业委员会认可的研究生学位、文凭和证书,在每一年的学习结束时(不超过学位的正常期限),提交学术进展报告后可申请30学分。二是必须事先得到认证机构批准的继续职业发展项目。25小时以上的短期课程,经临床实践和正式考核可获得30学分;不足25小时的短期课程每小时授予1学分。

3. **不符合发放学分要求的情况**　①用于策划、组织活动的时间;②出版的会议论文集;③写给期刊编辑的信件;④每日正常查房;⑤编写供内部使用的学生培训手册;⑥参加员工或行政性会议;⑦参观展览或观看技术演示;⑧向公众发表演讲和介绍出版物;⑨实验室组织的强制性健康和安全培训。

（六）继续医学教育形式

南非的继续职业发展的形式比较多样,主要有传统的面授、网络在线学习、专业杂志学习和个人自学等形式。

五、继续医学教育学分

（一）学分管理

卫生专业人员的学分管理以 12 个月为一个周期。卫生专业人员获得的继续教育学分在 24 个月内有效。不同专业类别的学分要求不同,主要分为三类:临床医师、牙医、医学技师等要求 30 专业内容学分和 5 医学伦理和法规学分;医疗技术员、牙科助理等要求 15 专业内容学分和 2 医学伦理和法规学分;实验室助理等要求 10 专业内容学分和 1 医学伦理和法规学分。

卫生专业人员如果注册 2 个不同的专业,必须满足相应的专业委员会的要求。卫生专业人员在同一专业委员会注册 1 个以上类别,应在每 12 个月内积累 30 专业内容学分和 5 医学伦理和法规学分。参加国际上认可的学术会议或专业活动被认可为继续职业发展的活动;可以跨专业参加与本人工作相关活动得到认可的学分;如果同一活动多次举办,主讲人只能申请 1 次学分。

（二）学分授予

经过认可的继续职业发展活动面授按照 1 小时授予 1 学分,每天最多授予 8 学分。网络在线继续职业发展活动每小时 1 学分,每天最多授予 6 学分。通过刊物学习每期最多授予 3 学分。审核通过的个人自学可获得 30 个学分。其他继续职业发展项目根据具体情况授予相应的学分。

（三）学分审验

卫生专业人员的继续职业发展活动由自己管理,需要记录自己参加的继续职业发展活动的情况,按照要求填写,包括以下内容:卫生专业人员的姓名和注册号码;已经认证的提供者姓名和号码,或者个人活动认证号;活动主题;伦理、人权、医学法方面内容的学分;活动的级别;继续职业发展活动提供单位代码;参加或完成时间。专门部门随机对卫生专业人员学分获得情况进行抽查。按照要求,卫生专业人员在 21 个工作日内提交所需文件,可选择邮寄纸质个人记录表格、电子邮件发送个人记录表格、传真个人记录表格 3 种方式。

有以下情况可延期参加学分审核:①在国外停留超过 12 个月且不从事其专业工作;②在国外从事专业工作但无法获得所在国的继续教育学分;③延期的最长时间为 3 年、最短不得少于 12 个月;④延期超过 12 个月但不足 2 年应提交在此期间在该专业相关岗位的全职工作证明;⑤延期 2 年但不足 3 年须提交工作证明并由专业委员会确定监督实践期;⑥延期超过 12 个月没有从事专业工作则应完成由专业委员会确定的监督实践期。

未达到学分规定或延期提交材料的处理:①注册类别改为受监督执业;②暂停注册资格;③参加专业委员会组织的相关考试;④可以用 6 个月的时间来完成学分要求或补交材料。

六、继续医学教育评估

(一) 对承办单位的评估

①审查举办组织的认证申请;②监督是否遵守相关规定和要求;③修改举办者不遵守继续职业发展计划的规则和应授予的继续教育学分;④审查经过认证的举办组织,并向相关专业委员会提交年度报告,报告中应说明被审查的组织是否遵守以下规定:提供年度所有活动的清单,提到所有道德活动,这些活动与实践领域的相关性,某项活动对同一受众进行了多次演示,遇到的任何问题;⑤调查对举办机构的投诉;⑥向卫生职业委员会提交经认可的继续职业发展活动,相关信息在卫生职业委员会官方网站上发布。

(二) 对继续医学教育项目的评估

对所有继续职业发展活动进行正式评估,参与者可以借此机会正式评估学习成果。评估重点不在场地的舒适性、便利性和活动氛围,主要关注改善医疗质量和患者预后方面。

(三) 对继续医学教育效益和效果的评估

质量控制由认证机构、专业委员会、继续职业发展委员会负责。①专业委员会或其指定的认证机构监督举办者提供的继续职业发展活动的质量;②认证机构、委员会成员或继续职业发展委员会成员可以随时审核举办者提供的继续职业发展活动;③根据审核结果,可以撤销举办者的认证资格;④质量控制措施包括:提供年度所有活动的目录清单,遵守学习活动授予学分的规则,提供所有必要的文件,遵守年度报告的相关要求,提供所有与职业道德培训相关的学习活动,提供实践领域相关的活动,遇到的其他任何问题。

七、经 费 来 源

南非卫生职业委员会是独立法人组织,政府不提供任何经费补贴,资金完全来自法律授权收取的费用。政府通过公报公布收费标准,不同专业委员会、不同执业资格的收费标准差距很大。首次注册费每人 120~6 590 南非兰特,考试费每人每次 800~25 355 南非兰特,维持注册费每人每年 450~680 南非兰特。卫生健康专业技术人员参加继续职业发展活动都是自己付费。

八、主要特点与启示

（一）继续教育的立法保障

1994年民主新南非政府成立后，为各项教育事业发展开创了新局面。1996年南非宪法第二章"权利法案"规定，所有公民享有受教育的权利，包括基础教育、成人教育和继续教育，政府应当尽其所能，采取各种措施实现这些目标。宪法新规为南非继续教育的发展提供了法律保障。1998年颁布了《继续教育与培训法案》(*The Further Education and Training Act*)，确立了发展继续教育与培训体制的基本原则。2000年，出台了《成人基本教育与培训法》(*The Adult Basic Education and Training Act*)，对拨款建立公立和私立成人教育中心、公立中心的管理以及成人教育的质量保证机制作出详细规定。

（二）继续医学教育与国际接轨

南非的继续医学教育顺应全球医学教育的发展趋势，已用继续职业发展（CPD）取代了继续医学教育（CME），卫生健康从业者除了需要参加与其自身专业、学科或亚学科以及相关专业、学科或亚学科的活动之外，还必须参加伦理、人权和医疗法规等内容的继续职业发展活动。继续职业发展的内容较继续医学教育的内容更加丰富。

（三）卫生职业法对继续职业发展提出强制性要求

2007年《卫生职业法》颁布，增加了依法注册的卫生健康专业技术人员必须参加继续职业发展活动的规定，如果没有达到继续教育学分要求，将会影响卫生健康专业技术人员的执业资格再注册，标志着南非继续医学教育走向法制化。

（四）卫生职业委员会全面负责继续职业发展

南非卫生职业委员会是独立法人单位，在注册、教育和培训、职业操守和道德行为等方面管理卫生健康专业技术人员，确保持续的专业发展，设有不同机构对继续医学教育进行具体而细致的管理。

──────────── 参 考 文 献 ────────────

[1] 中华人民共和国外交部. 南非国家概况［EB/OL］.［2025-02-20］.https://www.fmprc.gov.cn/web/gjhdq_ 676201/gj_676203/fz_677316/1206_678284/1206x0_678286/.

[2] 马真. 南非继续医学教育制度的特点及其借鉴［J］.中华医学教育杂志,2016,36(5):789-793.

[3] 朱守信. 南非继续教育体系的结构改革探析［J］.继续教育研究,2012,(3):170-172.

第五篇

国际继续医学教育发展比较分析

第十五章　国际继续医学教育发展共性研究

随着医疗行业的快速发展,医学教育已成为提高医务人员的专业技能和确保医疗服务质量的关键环节。目前,世界各国均高度重视继续医学教育工作。在全球各地,众多国家和地区在继续医学教育的管理结构、认证流程、教学内容、学分获取、评估方法以及资金支持等领域都展现出了各自独特的发展策略。本章以前四篇六个地区中的十余个代表性国家为例,通过对比研究其继续医学教育体系以及有效的运行机制,从全球经验中总结归纳普遍做法,并探索适应我国国情的继续医学教育创新机制,旨在为构建更加科学、高效和可持续的继续医学教育体系提供理论依据和实践指导。

一、国际继续医学教育中多维度研究方法探析

(一) 基于国情构建多维度参照体系法

比较研究多利用构建多维度参照体系的研究方法,通过归纳资料、控制指标、分析特征、总结启示等步骤。在比较研究中归纳和控制是非常重要的基础环节:归纳使众多的文献有序化,控制使不同的指标规范化;分析和总结是非常重要的逻辑环节:分析使复杂的情况清晰化,总结使离散的内容精准化。例如国际继续医学教育(研究对象 A)与中国继续医学教育(参照对象 B)相比,只有确定了研究对象 A 及各项指标,我们才能赋予参照对象 B 诸多评价性和启示性描述。

参照体系在比较研究对象 A 和参照对象 B 时,可以包含宏观和微观的诸多比较指标,因而参照体系通过宏观和微观指标比较结果,使研究对象 A 能够跳出单个指标比较的局限性,进而改进单一结果的评价方式。参照体系通过从国际经验中提取适应我国实际情况的策略和方法,为构建高效、规范的继续医学教育体系奠定了一定的理论与实践基础。这一方法能够有效结合全球视野与本土需求,助力我国继续医学教育实现科学化、系统化发展。

(二) 基于个别国家及地区具体指标的参照体系法

国际继续医学教育发展涉及发展进程、国际因素、政府目标、教育内容手段等多种要

素。该类指标难以量化,我国在构建继续医学教育国际比较研究参照体系时,须倾向于选择质性指标,即以描述的方式将国际继续医学教育的各部分展示出来。通过国际继续医学教育比较研究分析国际现状,选择并借鉴研究成果中有利于我国发展的部分,以及汲取其他国家继续医学教育发展的经验教训。在具体实施中,需要确保研究对象A(国际继续医学教育)与参照对象B(我国继续医学教育)的控制指标齐全和清晰。所以需要研究对象和参照对象指标齐全。参照体系可以是国际继续教育,也可以是我国继续医学教育。通过两者的对比分析,可为我国继续医学教育的发展提供科学依据与优化路径。

以研究对象国际继续医学教育具体指标为主体内容的参照体系,我们可以更好地对照研究对象国际继续医学教育的发展现状、相对优势与存在问题等等。这种研究模型对于了解研究对象国际继续医学教育发展中的各项水平至关重要。例如,我们选取发展历程、管理、内容、形式、学分、评估、经费等七类指标。理想状态下,含这七类指标的参照体系只有一个,而非多个。由于此类参照体系中的发展历程指标来源于世界各国及地区继续医学教育的历史和现状,因而这一系统始终是开放的、发展的、未定的,一旦某国及地区继续医学教育出现新情况,这个参照体系就需要汲取和加入新的发展内容,所以这个系统要始终把握好动态与发展的关系。在具体分析过程中,需要根据不同国家及地区的继续医学教育对这些指标的重视程度进行排序。

例如,不同国家继续医学教育内容都从这个参照体系中提取出A、B、C、D、E、F、G七个指标,但这不能表明不同国家及地区的继续医学教育具有相同的结果。原因在于提取出这七个指标后,还需要根据各国继续医学教育对这些指标的重视程度进行排序(越重要越靠前),排序后可能有些国家的继续医学教育的指标重要程度为E、F、A、D、C、B、G,而其他国家或地区继续医学教育指标的重要程度为G、B、A、E、F、C、D。除了内容以外,继续医学教育管理、认证、内容及形式、学分、评估、经费等要素同样存在重要性排序这个问题。因而,即便多国从这个动态库中提取出相同内容的指标,也不能简单认为它们之间是完全相同的,重要性程度的差异有时可能就是各国发展的本质差异。

以我国继续医学教育具体指标为主体内容构建参照体系,这一模型通过以我国的实际发展状况为核心参照点,能够更有效地分析我国继续医学教育在国际背景下的发展现状、相对优势与存在问题等关键方面。比如,依托欧洲地区、美洲地区、西太平洋地区及其他地区等对国际继续医学教育指标构建参照体系。以每种参照体系观察本国和他国继续医学教育都会得到独特的结论,这些结论的多元性和差异性恰恰彰显了参照体系的构建价值,即比较不是为了得到唯一的结论,而是为了对客观存在的复杂关系有更加全面深刻的认知。

在多重分析视角下,每一种模型都带有不可避免的局限性,基于每种参照体系或者说每种视角得出的结论都具有相对性。因而,要明确减少这种局限性的较好方式就是同时构建多个参照体系,进而从不同视角审视省察同一个国家继续医学教育的现象和特征;在结论层面,基于多种参照体系可以得到关于国际继续医学教育的较多认识,所以可以提出基于多个国家综合指标的参照体系。

(三) 基于多个国家及地区综合指标的参照体系法

除了构建以个别国家具体指标为主体内容的参照体系,我们还可以构建以多个国家继续医学教育综合指标为主体内容的参照体系。相对于个别国家的具体指标,多个国家的综合指标无疑更加完整、更加全面。这里所说的"综合"除了各国及地区继续医学教育具体指标的叠加分析外,还包括抽象思维和系统思维的概括与归纳。

要想发挥这类参照体系的价值,我们需要同时使用多个模型,此类参照体系中的指标只有与世界各国实际情况紧密结合起来,才能反映共性中的本质差异,才能反映国际继续医学教育的内涵和实质。只有厘清这些问题,才能为参照对象 B 提供具有针对性和实用性的指导,使其在借鉴国际经验的过程中,获得更深层次的启示。

构建参考系综合研究比较分析方法能更有效分析我国继续医学教育与国际上先进标准的差异和距离、相较于落后国家所领先的原因。从多层次、多维度对中国继续医学教育与国际继续医学教育差异进行分析研究;从宏观、微观层面的不同指标展开多方位比较研究,为更深入、更全面地剖析国内外差异程度提供一个系统化的统计比较方法,为国家的继续医学教育相关政策制定和调整提供参考依据。

二、国际继续医学教育发展的共性特征

(一) 发展历程

1. **欧洲地区部分国家继续医学教育发展历程**　详见表 5-15-1。

表 5-15-1　欧洲地区部分国家继续医学教育发展历程

国家	大致起始时间	发展阶段	特征及影响
英国	1944 年	首次使用"继续教育"概念	英国继续医学教育实施时间较早;该国继续医学教育是由皇家医学会、大学、国家医疗中心共同承担,法律制度、教学基地、设备等相对完善
	1995 年	首次应用继续医学教育体系	
	2001 年	将继续医学教育改称为继续职业发展	
	2002 年	卫生部确定继续职业发展组织原则	
	2007 年	英国医学总会出版《继续职业发展指导手册》	
	2012 年	《继续职业发展指导手册(修订版)》出版	

续表

国家	大致起始时间	发展阶段	特征及影响
法国	20 世纪 60 年代	医生自愿参加继续医学教育活动	法国继续医学教育发展与英国基本同步，管理与考核制度相对健全
	20 世纪 80 年代	继续医学教育系统正式实行	
	1999 年	设立职业实践评估	
	2009 年	采用继续职业发展概念	
	2016 年	建立国家继续职业发展局负责继续职业发展	
德国	20 世纪中期前	继续医学教育无统一标准	德国继续医学教育发展逐渐规范，相关法规条文较为清晰明确
	1949 年	各州按联邦医学会制定的示范条例自行管理继续医学教育	
	2015 年	颁布了《关于继续医学教育的建议》修订版	
俄罗斯	20 世纪 20 年代	医生进修教育	俄罗斯继续医学教育实施时间相对较晚，且具有强制性。各项规章制度、管理办法和实施方式正在探索和改革中
	20 世纪 90 年代	继续医学教育与国际继续医学教育接轨	
	2003 年	继续医学教育随《博洛尼亚宣言》签署发展变革	
	2013 年	提出继续医学教育实施试点项目	
	2016 年	规定继续医学教育认证要求	
	2022 年	宣布退出《博洛尼亚宣言》，致力于发展本国教育	

2. 美洲地区部分国家继续医学教育发展历程　详见表 5-15-2。

表 5-15-2　美洲地区部分国家继续医学教育主要发展历程

国家	大致起始时间	发展阶段	特征及影响
美国	20 世纪初	出现了自发的继续医学教育活动	美国继续医学教育实施时间较早，要求强制性继续医学教育。有组织和有计划地开展继续医学教育，教育方式多样化和多层次，各项规章制度及管理办法完善
	20 世纪 30 年代	继续医学教育具有了现代概念的基本内涵	
	1947 年	继续医学教育首次迈向制度化	
	1967 年	美国医学会开展了全国性的继续医学教育承办机构的认证活动	
	1968 年	美国医学会建立了医师继续医学教育认可制度，并确定了相关的学分授予体系	
	20 世纪 70 年代	继续医学教育的定义和目标逐渐确立	
	1981 年	美国医学会成立了继续医学教育认证委员会以专门负责认证工作	
	1998 年	继续医学教育认证委员会使用了新的认证标准	
	2004 年	继续医学教育认证委员会制订了商业援助标准	

国家	大致起始时间	发展阶段	特征及影响
加拿大	1975 年	为医师提供继续医学教育项目	加拿大继续医学教育开始时间较晚,继续医学教育的发展正在规范
	1988 年	通过了一项关于建立一套确保专科医师执业能力保持在一定水平的体系的决议	
	1994 年	"能力保持计划"成为正式计划	
	2000 年	制定了继续职业发展项目	
巴西	1988 年	提出卫生人力资源方针,需对卫生领域人员组织培训	巴西继续医学教育实施时间较晚,继续医学教育正进行规范化和制度化的探索
	2003 年	继续医学教育概念正式出现	
	2004 年	正式发布国家继续医学教育政策,并建立继续医学教育中心	
	2007 年	通过法令革新国家继续医学教育政策,并确定了继续医学教育指导方针	
	2017 年	发布条例启动了"加强继续医学教育实践计划"	

3. 西太平洋地区部分国家继续医学教育发展历程　详见表 5-15-3。

表 5-15-3　西太平洋地区部分国家继续医学教育发展历程

国家	起始时间	发展阶段	特征及影响
澳大利亚	1972 年	成立国家专家资格咨询委员会扮演认证角色	澳大利亚继续医学教育实施时间较晚,各项规章制度在逐步完善
	1985 年	成立澳大利亚医学协会	
	2001 年	澳大利亚医学协会开始负责认证工作	
	2010 年	澳大利亚医学协会将认证范围扩大到囊括了职业前培训的认证	
日本	1984 年	为建立医师继续学习体制而召开日本医师继续教育促进会议	日本继续医学教育开始较晚,不具有强制性。制定全国统一的继续医学教育制度和法规,主要依托各医学会来实施相关教育活动
	1985 年	设立了继续教育制度化检查委员会,制定了促进继续教育制度化的指导方针	
	1987 年	以日本医师会的全体会员为对象的继续教育制度正式开始实施	
	1994 年	原来以学习时间为标准的方式改为学分制	
	2004 年	医师临床研修制度化	
	2019 年	将研修医学的继续教育学分纳入专科医生认证体系	

续表

国家	起始时间	发展阶段	特征及影响
新加坡	1988 年	开展面向所有医师的继续医学教育项目	新加坡继续医学教育实施时间较晚,且属于强制性,各项规章制度及认证标准均逐步规范
	1993 年	更为规范的继续医学教育方案开始实施	
	1998 年	将继续医学教育学分认证标准分为三类	
	2003 年	新加坡医理会强制要求所有医师都必须接受继续医学教育	
	2005 年	所有正式注册的医师在更新执业证书时,必须完成规定的继续医学教育要求	

4. 其他地区继续医学教育发展历程 详见表 5-15-4。

表 5-15-4 其他地区部分国家继续医学教育发展历程

国家	起始时间	发展阶段	特征及影响
印度	1985 年	针对注册执业医生开展比较规范的继续医学教育	印度继续医学教育实施时间较晚,没有完善的规章制度
	1993 年	卫生部扩大了继续医学教育计划参与者范围	
	1999 年	卫生部再次扩展继续医学教育项目的举办者范围	
埃及	1980 年	为适应初级保健需要,医学院校进行了重大改革	埃及继续医学教育实施时间较晚,逐步规范
	2017 年	医生培训机构正式设立,负责组织继续医学教育活动、认证继续医学教育中心,并颁发认可的继续医学教育学分	
南非	1974 年	颁布了《医学、牙科和辅助的卫生服务职业法》	南非继续医学教育实施时间较晚,有法律法规制度,逐步规范
	2007 年	上述法令更名为《卫生职业法》并进行了修订	

综上所述,各国继续医学教育发展历程呈现出不同的进程和特点。在 20 世纪中叶,欧美发达国家,如英国已经开始执行并不断完善强制性的继续医学教育制度,制定了如学分认证和职业成长等标准,以确保医生能够持续地提高其专业技能。法国、德国、俄罗斯以及其他欧洲国家均在逐渐推动继续医学教育的制度化和标准化进程。美国、加拿大和巴西等国家逐步通过各种认证和管理方法来加强其执行。在西太平洋地区,澳大利亚、日本和新加坡在较晚的时期开始实施强制性的继续教育制度,强调学分制度和认证标准。在过去的几十年里,印度、埃及和南非等地开始对继续医学教育体系进行规范化建设,逐渐推动医学教育

向国际化和标准化方向发展,以促进医生的专业化进程。

(二)管理特征

1. 集中型和分散型管理　集中型管理是由单一的机构或组织管控整个继续医学教育活动流程,所有与之相关的权力和责任都集中于该机构或组织,以及其下辖单位和部门。具有代表性的国家是法国,采取集中型管理,负责继续医学教育管理的机构是国家继续职业发展局,它既负责建立整个继续职业发展体系,也制定规则,统筹和协调继续医学教育活动,以及管理继续医学教育参与人员。分散型管理是由多个机构、组织和/或团体共同协调管理继续医学教育相关活动,各机构、组织和团体各司其职,但有时管理内容上也有一定重叠。具有代表性的国家是英国,其医学总会负责拟定并监管英国继续医学教育的标准和指导原则,同时也为医生提供继续医学教育的相关指导。高等教育机构、大学和政府卫生机构负责继续医学教育的具体执行工作,提供培训、课程、技能指导和定期的学术会议等活动,以确保政策的实施和执行。

2. 目标性和全面性管理　继续医学教育的管理,是各国为实现既定教育目标,通过规划、组织、评估等环节系统性实施教学过程的工作机制。例如美国继续医学教育认证委员会或其授权的州医学会和相应的医学专科学会负责对有权举办继续医学教育活动的单位进行认证。认证是保证继续医学教育质量的一种有效管理制度,美国继续医学教育认证委员会要求继续医学教育承办机构在计划、实施和评估活动项目时遵守其制定的相关规则,从而保证了继续医学教育的质量。

管理贯穿于继续医学教育的实施过程中,这决定了管理的全面性。例如英国医学总会设立了专门的委员会,该委员会与再认证委员会共同协作,对医师进行行医资格再认证,确保继续教育终身学习的思想在医学院等关键卫生领域得到推广,为继续职业发展的实施做好铺垫;制订最佳培训方针,以便参加继续职业发展的医师能够将学习效果最优化。英国发布了《继续职业发展指导手册》,明确了继续职业发展的组织准则、活动的具体内容以及形式,并鼓励医生和工作单位共同努力,为继续职业发展活动提供必要的学习环境。

3. 规范性和实践性管理　几个世纪以来,一系列概念、原则、条例、法规的出台保障了继续医学教育在国家和地区内的实施具有规范性,相关文件的迭代更新不断壮大继续医学教育的内涵,规范继续医学教育的运行机制。以美国为例,截至 2021 年 1 月,已经有 47 个州以及华盛顿哥伦比亚特区的州医学会出台了特定的条例,以管理继续医学教育的相关事宜。政府机构和医学专业团体不仅遵循认证规则,并通过相关的政策和法规来确保其教育质量和执行成果。实践性体现在通过实践中的不断探索和经验积累,新的法规文件在关键节点颁布,形成对前期的继续医学教育内涵的纠偏甚至改革的态势,从而不断规范各国继续医学教育的管理范围和格局。以法国为例,2004 年数据显示,全国约有三分之二的医生为私人诊所医生。为了更好地管理这一情况,法国于当年发布了《医保改革法案》,并成立了国家卫生专业联盟,代表所有卫生专业人员与医保部门进行协商,涉及继续教育、私人诊所医生与医院医生之间的关系、医疗费用管理等议题。2016年，法国颁布了《卫生系统现代化法》，推动了继续职业发展的改革，尤其是在卫生专业领域的深刻变化下，改变了法国的继续医学教育体系。该法第114条促进了法国继续医学教育管理机构——法国国家继续医学教育委员会的成立，将继续教育的目标群体从仅限于执业医生扩展至护士、助产士、育婴师等多个医疗岗位。

（三）认证特征

继续医学教育认证主要是针对承办机构和参与学员而言，申请认证、获得认证、维护认证是一个不断循环和发展的过程，国际继续医学教育认证有以下特征。

1. **规范认证**　如美国继续医学教育认证制度实行双轨体系：继续医学教育认证委员会负责认证在全国范围内开展继续医学教育活动的承办机构，在州内开展相关活动的承办机构由继续医学教育认证委员会授权的州医学会或相应的医学专科学会进行认证。众多国家也根据既定的认证准则和流程，对需要认证的团体和活动进行详细的评估和确认。例如加拿大继续医学教育委员会呼吁所有获得认证的继续医学教育机构，密切关注继续职业发展的各种干预手段、知识转换策略，以及用于评估实践成效的证据，并确保这些活动具备学术性质。在英国继续医学教育活动认证流程非常严格，首先要有认证的承办机构，只有获得认证的机构才有资格申请认证活动。

2. **周期认证**　美国继续医学教育认证委员会的认证分为三类：初次申请者的认证、已认证的举办单位的重新认证以及资格保留者的审查。初次认证的过程通常需要12至18个月，继续医学教育认证委员会每年分别在3月、7月和12月做出三次认证决定，对于申请重新认证的继续医学教育举办单位，继续医学教育认证委员会发出通知，启动为期13个月的重新认证程序。新加坡的医师执业证书根据不同的从业要求和年限设置不同的学分要求，分为两年制执业证书和一年制执业证书。而俄罗斯的继续医学教育采用5年积分制度，医师需通过参加继续医学教育活动来积累一定的学分，确保医师在五年周期内达到规定的积分要求，以维持其执业资格。

3. **强制认证**　以德国为例，其医师协会认证结果应在收到申请者完整文件后的三个月内给出。根据要求，医师协会将提供有关进一步培训的规定和程序等信息。美国为了确保继续医学教育符合标准并保证活动质量，继续医学教育认证委员会将全面审查申请认证的机构主办的继续医学教育活动，从计划提出阶段到实施阶段，确保整个过程符合规定的标准。学员的学习效果也是认证的重要内容之一。认证过程包括自评、面谈（包括远程面谈）和现场调查等方式，核查活动是否符合标准要求，若不符合标准则不予认证。俄罗斯则实施分阶段强制认证制度，所有医务人员必须完成规定的继续医学教育活动，并通过认证才能保持执业资格。认证由专门机构负责，确保教育活动的质量与医务人员的持续专业发展。

（四）内容与形式

美国的继续医学教育的核心目标是通过一系列教育活动,不断地维护、增强或提高医生的专业知识、技术能力和职业素养,从而更有效地为患者和公众提供医疗服务。继续医学教育的主要内容不仅包括最新的知识和技术,特别强调非临床领域的教育,例如行政管理、医患交流和职业成长等,旨在帮助医生全面提升其专业技能。美国继续医学教育方式多种多样,涵盖了课程设计、定期系列活动、在线直播、试题撰写、委员会学习、行为能力提高、在线搜索以及其他多种学习方式。这些可以满足医生对临床技巧、学术探索、团队合作和交流能力等多个领域的学习要求,帮助他们在不断演变的医学环境中持续进步,从而进一步提升医疗服务的品质。国际继续医学教育的特征如下。

1. **学科覆盖广**　继续医学教育的学科覆盖面广,有利于医学范围内的跨学科学术交流和合作。比如德国的继续医学教育涵盖了广泛的学科领域,旨在提高医师的专业素质和综合能力。医学领域的继续教育内容包括疾病症状、诊断、治疗方法、医疗程序等方面的专业知识,既包括某一特定学科的深度探讨,也涉及跨学科的综合课程。这些课程不仅提供新的科学发现和技术,还通过循证医学方法帮助治疗决策和质量管理。继续医学教育还注重为医师提供技能培训,帮助他们掌握经过验证并实际可行的新医疗程序,以确保医学实践与时俱进。除了医学专业知识,德国的继续医学教育还包括提升医师在沟通、协作、领导力、医疗决策和风险管理等方面的能力。这些非临床课程帮助医师提高自我发展意识,培养独立的科学思维,推动医师在不断变化的医疗环境中保持竞争力。同时也包含医疗保健制度的内容,使医师更加熟悉国家和地区的医疗政策、法律法规等方面的信息,帮助医务人员能够更好地适应和促进医疗体系的发展。这种全面的继续医学教育模式,不仅提升了医师的专业技能,还推动了医学领域内部和跨学科的学术交流与合作,确保医师能够不断提高自身的实践能力和综合素质。

2. **形式多样化**　继续医学教育在全球范围内采用多样化的形式,以满足不同群体的需求并提升参与度。美国的继续医学教育包括传统的面对面教学、远程教育和循证医学形式,灵活适应医疗专业人员的学习需求。英国则结合传统、远程学习和可验证自学等形式,确保医务人员持续进步。俄罗斯的继续医学教育体系也强调通过数字化教育平台、研讨会和会议等多种形式,提升医疗人员的知识和技能,确保他们能够跟上医学领域的最新发展,并提高临床能力和专业素质。这些教育活动共同促进了医学领域的跨学科合作,推动医疗服务质量的不断提升。

（五）学分授予

国际上大部分国家及地区都采用学分制来计算和衡量继续医学教育,欧洲、美洲、西太平洋及其他地区部分国家学时/学分要求如图 5-15-1 所示。

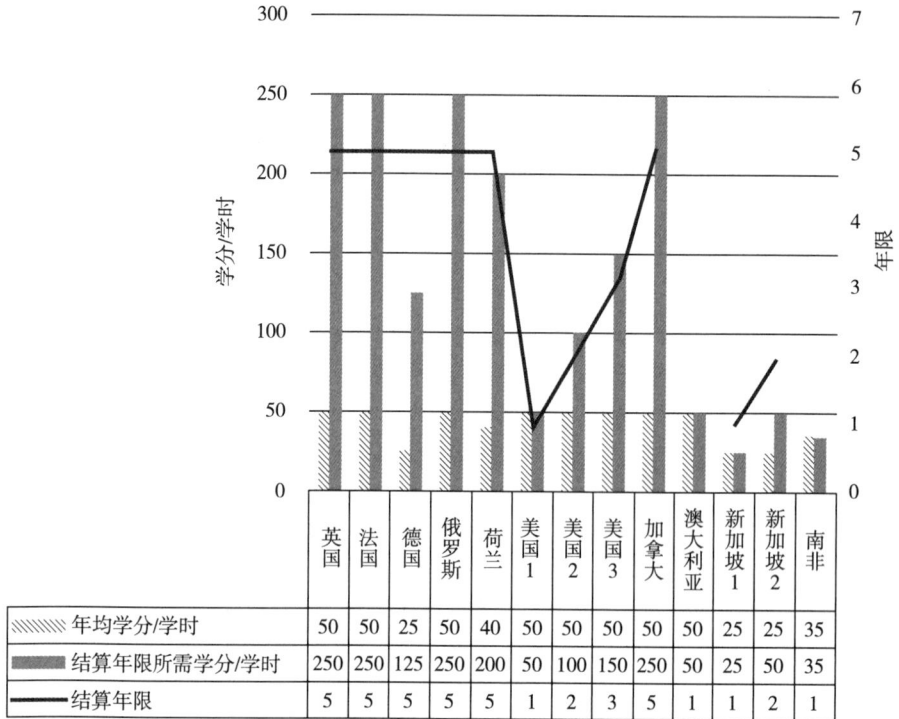

	英国	法国	德国	俄罗斯	荷兰	美国1	美国2	美国3	加拿大	澳大利亚	新加坡1	新加坡2	南非
年均学分/学时	50	50	25	50	40	50	50	50	50	50	25	25	35
结算年限所需学分/学时	250	250	125	250	200	50	100	150	250	50	25	50	35
结算年限	5	5	5	5	5	1	2	3	5	1	1	2	1

注：①美国医师继续医学教育学分要求根据获得证书的年限划分，如美国1表示美国医师获得1年证书的学分及年限要求；美国2表示美国医师获得2年证书的学分及年限要求；美国3表示美国医师获得3年证书的学分及年限要求（新加坡1和新加坡2同理）；②除荷兰和澳大利亚以学时计算，法国曾以学分计算（现行取消学分制度）外其余国家以学分计算。

图 5-15-1 部分国家医生继续医学教育学分／学时一般要求表

（六）评估

对继续医学教育的承办机构、项目内容及效果实行规范化、专业化评估,加强相应的过程与结果质量监控是许多国家与地区通常的做法,一般具有以下特点。

1. **评估的时效性** 即评估具有一定时效,需要不定时进行再次评估。比如在美国,ACCME 或其授权的州医学会和医学专科学会会定期对继续医学教育承办机构的培训计划、培训内容、授课人员、教学条件等方面进行检查评估,学分授予权资格不是永久性的,每 2~4 年重新认定一次,凡不符合条件的继续医学教育承办机构,则取消其资格。

2. **评估的规范性** 即评估具有相关的法规条例以及明确的操作流程等规范化文件可遵循。德国《继续医学教育条例》第 6 条第 1 款中明确规定,每一次继续医学教育活动都必须指派一名医生作为科学协调员,并确保该医生能够出席相关的现场活动。科学协调员需要提交一份声明,以揭示任何可能存在的利益冲突。如果该声明中包含了利益冲突,则需要对参与人员进行培训以保证他们能够识别这些冲突。继续医学教育活动的组织者、科学协调员或主讲者如果存在任何利益冲突,都必须明确地向参与该活动的各方披露。这项规定的目的是保障教育活动的公平性和透明度,同时避免任何潜在的利益冲突对教育内容的客观性和质量产生不良影响。

3. 评估的层次性　即评估分为不同的层次开展,不同层次有不同评估针对性。比如为了保证继续职业发展体系的高质量,自 2016 年起,法国的国家继续职业发展管理机构开始对参与继续职业发展活动的相关机构进行全方位的监督。该监控方案由三个相互补充的阶段构成:①是行政检查阶段,以确保所有活动都符合既定的基础准则;②项目科学性和教学质量将由一个独立的科学委员会进行详尽的评价;③事后审查,特别是基于收集到的举报信息来进行深入的调查和评估。多级评估机制的目标是确保职业发展活动的高质量,并能够及时识别和处理可能出现的问题。

4. 评估的价值性　即评估结果的可应用性及其价值所在。比如德国的评估结果应用表现在如下几个方面:①继续医学教育措施得到其他州医师协会的认可,将被记入继续医学教育证书;②其他州医师协会颁发的继续医学教育证书将得到承认;③另一种获得继续医学教育证书的方式是参与由卫生保健行业协会认可的教育活动。这些活动经过认证能够确保医务人员持续提升专业技能和掌握最新医疗知识,符合行业标准。

(七) 经费

各国继续医学教育经费主要来源于以下七个途径:财政拨款、医疗保险、企业机构、个人出资、慈善捐款、广告展览、证书费用。有研究表明,因商业赞助的影响,继续医学教育的内容或者医学结论有可能出现一定程度的偏差甚至误导,故一般商业赞助较少。不同国家的经费来源也略有不同,见图 5-15-2。

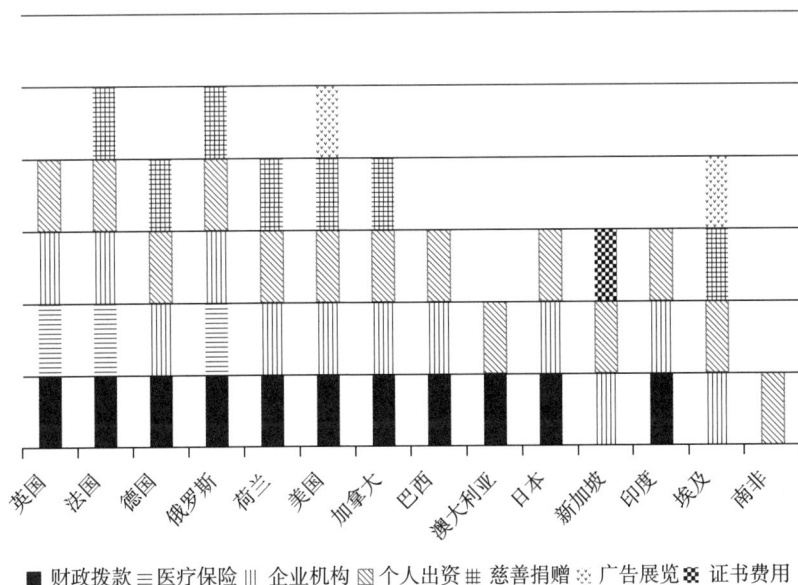

图 5-15-2　各国继续医学教育经费来源构成

　　充足的经费支持不仅有助于继续医学教育的发展,适当的奖励费用支出还有利于提高继续医学教育参与者的积极性,如英国政府每年为每个全科医生提供 2 400 英镑的继续教育费用。此外,也有各种拓宽继续医学教育经费来源渠道,比如社会慈善机构的捐赠,逐步建立社会组织和民间团体的公益性捐赠体系。

第十六章　国际继续医学教育发展差异性研究

前述章节对各国继续医学教育的发展及共性研究进行了深入阐释。本章节以上述内容为基础比较分析并归纳总结各国继续医学教育的差异性,学习和借鉴有关国家继续医学教育管理经验和有效做法,为推进我国继续医学教育改革创新提供可遵循的依据。

一、国际继续医学教育管理

各国大多建立了继续医学教育管理组织与机制,颁布了相关的法律法规,从不同角度来看各具特色。

从管理机制方面来说,各国继续医学教育的主要有三种类型。第一种类型是政府主导型。这是国际上大多数国家继续医学教育的管理模式。俄罗斯是这一类型的典型代表国家。俄罗斯卫生部设立了"继续医学与药物教育协调发展委员会",该委员会负责监管俄罗斯境内的继续医学教育事务。法国建立了全国统一的管理和记录平台,对全国卫生工作人员进行统一化管理,促进各地非强制性的教育活动互认。埃及政府通过医师培训管理局负责继续医学教育的管理工作,而国家培训学院则负责向医务人员提供多样化、多层次的培训服务。第二种类型是学术团体主导、政府参与型。美国、日本等都是这一类型的代表国家。赋予各州较高的自治权限,且州与联邦政府均具备司法职能。继续医学教育的管理工作由美国继续医学教育认证委员会主导,同时,经继续医学教育认证委员会认可与授权的各州医学会及相关医学专科组织也参与其中,共同负责全国的继续医学教育事务。日本的继续医学教育是由公益社团日本医师会组织和认定的。在项目组织过程中,日本医师会关联的各专科学会积极发挥作用,组织该专科的研讨会等活动。项目审批、学分的最终审核以及颁发证书的权力由日本医师会所有。第三种类型是市场主导、政府参与型。如加拿大继续医学教育建立了比较完善的市场化运行体系,在充分进行效果需求评估、尊重被培训者的实际需求的基础上,由政府、企业、协会根据培训的目的和对经济活动产生的影响适当予以资助,以补贴经费、免费提供教学器械或场地等形式资助。

从管理方式上来说,继续医学教育的管理分为强制性、非强制性两种类型,同时也存在强制性与非强制性相结合的混合型管理方式三种类型。第一种采取强制性的代表包括美国、荷兰、新加坡、南非等国家。这些国家强制规定了继续医学教育的学分、培训模块、认证与评估、学习形式与内容等,部分国家甚至将其与执业资格相挂钩。如加拿大继续医学教育的强制性就体现在将其与相关学会资格、执业资格挂钩,这就将大多数医学毕业生纳入该体系之中。新加坡的继续医学教育经历了由自愿参加到强制性实施的过程,强调了通过自我调整和不断更新技能和知识来获取患者的信任的重要性。第二种采取非强制性的模式。日本的继续医学教育就具有非强制性特点,采取个人申报的方式参加继续医学教育活动。英国构建了非强制性的继续医学教育体系(鉴于英国规定了必须要完成的 250 学分的继续医学教育学习,部分学者认为其具有强制性)。第三种采取的是强制性与非强制性两元化模式。德国是该模式的典型的代表。该国继续医学教育实施的是法律体系下的强制性和市场主导下的自由选择相结合的培训方式,整个体系清晰明确,散而不乱。

从政策法规方面来说,大多数国家都建立了相应的继续医学教育体系,并依照体系开展培训。主要有三种类型。第一种是制定了与继续医学教育密切相关的法律法规,如美国、澳大利亚等国。美国认为继续医学教育与医生医疗服务质量有密切关系,因此不但制定了详细的继续医学教育法律,而且制定了相关的部门规章,形成了相对完备的政策法规体系,用以规范继续医学教育的实施。澳大利亚颁布的《2009 年卫生从业人员国家法案》将继续职业发展上升到国家法律层面。第二种类型是未直接针对继续医学教育立法,如印度。印度是普通法系国家,法官在地方习惯法的基础上形成一套适用于整个社会的法律体系,因此印度没有直接的继续医学教育国家层面法规。第三种类型是在法律健全的前提下突出行业自律。如德国的联邦政府、州政府都有相关的继续教育法律法规,而行业协会在政策实施、行业监督、标准制定等方面也起到了桥梁作用。德国的行业协会是以市场性公司形式存在。高度市场化的环境下对继续教育项目的自主选择性很强,这就在客观上对培训主办方提出了高度自律的要求,以满足继续医学教育对象的培训需求。见表 5-16-1。

表 5-16-1　部分国家继续医学教育管理情况一览表

地区	国家	政策法规	管理机构	管理流程
欧洲地区	英国	英国是继续教育立法较早的国家,颁布了诸多与继续职业发展相关的医学法案和医学职业规章制度,其中《医学法案》(1983 年)确立了英国医学总会在继续职业发展中的法人地位,赋予其监督各个医学专业继续职业发展活动的权利	英国医学总会是英国继续医学教育的最高管理机构,独立于政府之外,获得议会授权,并设立了独立的委员会专门监管继续职业发展方面的事务。目前,英国医学总会已将继续医学教育的管理权移交给皇家医师学院	①继续职业发展提供者需要向皇家医师学会联合会提交申请;②皇家医师学会联合会成员批准(由经济团体组织的国家性或国际性活动需要该联合会某个成员医学会的主任批准。地方性外部活动可直接由地方的皇家医师学院机构审批,内部和个人活动没有标准

续表

地区	国家	政策法规	管理机构	管理流程
欧洲地区	英国			的审批过程);③参与者对继续职业发展活动评价(若评价持续较差,皇家医师学会联合会有权利收回认证)
	法国	法国是世界上最早为继续教育立法的国家。2016年颁布的《卫生系统现代化法》从根本上改变了法国继续医学教育制度	①国家继续职业发展局是总领全国的继续职业发展工作的机构;②国家继续职业发展局、专业协会、健康保险共同合作,制定未来数年继续职业发展优先发展方向;③国家继续职业发展局制定并发布继续职业发展的规则	①评估继续职业发展活动组织者可以提交继续职业发展活动资料,独立科学委员会进行审查和评估;②医生在专门网站创建自己的账号,完成档案填写,记录继续职业发展活动;③区域卫生局统计医生信息并定期提交给数字健康局;④国家继续职业发展局每两周自动从数字健康局处更新一次数据
	德国	德国继续医学教育模式纷繁复杂,联邦政府将权力下放给各个州,州卫生专业法和商会法律、《德国医生职业守则》《继续医学教育条例》等构成了继续医学教育的法律框架	①德国医学会和德国继续教育委员会主要负责管理工作;②卫生、教育行政部门负责专业意见和学术规范等;③学术团体负责继续医学教育的具体规划,如教学内容、提案审议和相关研究等	①德国医学会向各州分会发布继续医学教育的宏观指导计划;②州医师协会进行具体业务、工作及经费安排
	俄罗斯	俄罗斯制定的《发展医学和药学继续职业教育构想草案》,阐述了该国发展继续医学教育的基本原则,为俄罗斯发展继续医学教育体系奠定了基础	成立俄罗斯卫生部继续医学和药物教育协调发展委员会,负责管理俄罗斯继续医学教育	①国家和行业医学机构及其协会之间建立了合作伙伴关系;②社会行业认证体系监督教学大纲和各类学习活动质量是否符合规定要求;③加强对专科医师的强制性、人性化考核
	荷兰	荷兰有明确的政策法规对继续医学教育和医生再注册做出具体要求,如其颁布的《医学专科学院框架决策》	①主管继续医学教育的部门是卫生、福利和体育部;②下设卫生保健监察局对医疗卫生领域进行监督,并提供咨询意见;③荷兰皇家医学会是继续医学教育的核心管理机构	①荷兰继续医学教育由专科协会在政府授权下管理,设定学分要求并认证课程;②医生通过在线平台登记学分;③医疗注册委员会每5年审核达标情况

地区	国家	政策法规	管理机构	管理流程
美洲地区	美国	美国实施强制性继续医学教育，高度重视继续医学教育法规建设，至今已经形成了相对完备的政策法规体系。虽然目前联邦政府没有制定专门的全国性继续医学教育法律，但各州政府及其卫生部门依据各州的具体情况通过法律对继续医学教育设置标准。美国有关继续医学教育的部门规章，较法律更加详细完备。规章大致分为两类，一类是认证机构继续医学教育认证委员会提出的认证规则，一类是参与继续医学教育管理机构提出的管理政策	参与继续医学教育管理的机构，分为政府机构和医学专业团体两类。政府机构主要为州政府，全国性医学专科学会以及许多州的医学会对其会员做出了要定期参加继续教育的要求	①政府机构以及医学专业团体，对医师提出定期参加继续医学教育的要求，并将获取一定数量的继续医学教育学分作为再注册或保持会员资格的条件；②政府机构以及医学专业团体在美国医学会建立的医师学分认可和授予体系下和认证机构之间相互合作，以达到促进医师保持医疗质量，及时更新医学知识和技能的目的
	加拿大	在加拿大，医生实行终身教育制度，每年必须通过学术交流、外出进修等多种方式完成规定的继续医学教育学分，才能保证继续从事专业工作的资格	加拿大的继续医学教育主要由医师学院，如加拿大皇家内科及外科医师学院和加拿大家庭医师学院、医学院校和医学专科学会开展	加拿大家庭医师学院强制性要求其成员参加继续医学教育活动，和加拿大学院协会共同对加拿大所有大学的继续教育开展状况进行调查和评审
	巴西	①巴西MS/CNS的第335号决议正式批准"全国卫生系统的培训和发展政策：继续医学教育方法"以及"继续医学教育中心"战略；②卫生部制定《国家继续医学教育政策》，作为统一卫生系统的培训和发展其专业人员的战略；③巴西的1829/MS/GM条例规定卫生部须为继续医学教育提供新财政支持，保证继续医学教育的经费来源；④巴西颁布2 118条例，落	①联邦层面：国家卫生委员会主要负责监督和评估州以及联邦地区的继续医学教育计划实施情况；巴西卫生部下设劳工管理与医学教育秘书处以及其下的健康教育管理部。此外，还专设继续医学教育分管机构，加上联邦医学委员会、巴西医学教育协会等组织机构的建立与完善，从宏观层面保证了巴西继续医学教育的统一领	①联邦层面：国家卫生委员会负责制定国家和联邦继续医学教育政策及指导方针，并批准州和联邦的继续医学教育政策和计划，同时监督和评估州和联邦的继续医学教育计划的实施。卫生部下设的劳工管理与卫生教育秘书处负责与教育部门合作，提供继续医学教育的培训或课程，促进国家继续医学教育政策的落实；②地区层面，区域管理委员会制定区域继续医学教育计划，然后转交

地区	国家	政策法规	管理机构	管理流程
美洲地区	巴西	实了继续医学教育政策的实施;⑤巴西1996/GM/MS法令更新国家继续医学教育政策,并为其实施提供了指导方针;⑥巴西卫生部发布第2 813号条例,制定了继续医学教育的经费标准;⑦巴西MS/SGTES第12和15号条例规定卫生部将资金按计划分配至各州、市的卫生基金;⑧巴西第7 385号条例建立卫生系统的开放大学联盟;⑨巴西卫生部发布第2 651号条例,在全国范围内建立技术学校网络;⑩巴西卫生部发布的第3 194号条例,规定实施加强继续医学教育的计划	导、统一规划和统一实施;②地区层面的继续医学教育政策主要由区域管理合议院负责,设立双边机构委员会和教育服务一体化常设委员会;③SUS全国常设协商委员会负责监督卫生人员的培训和资格认证过程,保证国家继续医学教育政策的顺利实施	给教育服务一体化常设委员会,由其拟定行动项目后提交给区域管理委员会。区域管理委员会审核该项目以及监督该项目的执行情况
西太平洋地区	澳大利亚	澳大利亚非常重视职业技能的继续发展尤其是医疗行业的继续专业化教育。澳大利亚各州和地方议会颁布《2009年卫生从业人员国家法案》,将继续职业发展上升到国家法律层面。其中第38(2)条规定,医疗从业者必须参与受认可的注册标准的继续职业发展项目,由澳大利亚医学委员会和澳大利亚医学协会负责管理继续职业发展项目。澳大利亚医学委员会于2016年颁布了《继续职业发展注册标准》,规定了医师参与继续职业发展的具体要求	澳大利亚医学委员会主管继续职业发展项目。澳大利亚医学协会是认证机构,负责制定认证管理标准,经澳大利亚医学委员会审批后,以此标准为依据评估继续职业发展项目。MBA审议澳大利亚医学协会的认证报告,并决定是否批准相关的经认证的学习计划进行注册。最后由澳大利亚卫生从业人员监管局提供政策支持和医疗从业者的注册认证	①继续职业发展提供者需要向澳大利亚医学协会提交认证申请;②经过澳大利亚医学协会认证小组审核后通过;③周期性的继续职业发展项目审查和执照更新

地区	国家	政策法规	管理机构	管理流程
西太平洋地区	日本	1987年日本医师会制定继续教育制度。该制度至今仍未立法，具有非强制性。日本医师会每两年听取一次继续教育推进委员会的报告，每年出台一部《〈日本医师会继续教育制度〉实施纲要》，成为日本继续医学教育执行的政策依据	日本医师会设立了继续教育及专科医生计划执行委员会，负责制定政策、组织管理、学分证明和认证证书的颁发等工作。都道府县医师会按照政策对继续医学教育讲座进行审批	①无须审批的继续医学教育项目。包括日本医师会管理的线上平台，以及日本医学会联合都道府县医师会承办的讲座等。这些项目由日本医师会直接管理；②需要审批的继续医学教育项目。郡市区医师会、学组和医药企业举办讲座或研讨会时，需要向都道府县医师会申请，每次审批结果当次有效。由都道府县医师会负责相关管理
	新加坡	新加坡《医师注册法》中规定医理会具有根据规定数量的继续医学教育学分颁发和更新执业证书的权力。新加坡现行的2010年《医师注册管理条例》中对颁发及更新医师执业证书的继续医学教育有着明确的学分要求，同时也规定了医理会在继续医学教育活动中的责任	新加坡医理会是新加坡继续医学教育的管理机构。该机构是卫生部下属的法定机构，负责管理新加坡的执业医师注册，管理强制性继续医学教育项目，并监管注册医师的执业行为和道德规范	①新加坡医理会负责制定强制性继续医学教育框架和标准；②新加坡医理会负责审批继续医学教育承办者申请的继续医学教育课程或活动，个人也可以提交申请；③发放积分；④检查医师是否已达到更新执业证书相应的要求
其他地区	印度	印度医学会制定了《印度医学会关于职业行为、礼仪和伦理的规范》，对继续医学教育作出规定，要求所有医生每5年必须参加至少30个小时的继续医学教育活动，否则将暂停其执业注册	①监管部门：国家医学会和邦医学会；②监管机构：印度医学协会和印度医师协会	医生应当参加由知名专业学术机构或其他授权机构组织的学术会议，在每5年的执业周期内，医生向国家医学会或邦医学会报告参加继续医学教育活动情况
	埃及		埃及的继续医学教育由高等教育部负责管理，并于2017年成立了埃及医师培训管理局	
	南非	《卫生职业法》规定，所有注册的卫生专业人员必须参加经过认证的继续职业发展活动；医生、牙医和辅助专业人员适用《卫生职业法》，药学和护理专业人员的继续医学教育分别由《药学法》（1974）和《护理法》（1978）规范管理	卫生职业委员会是南非继续职业发展的管理机构，是根据议会批准的《卫生职业法》成立的独立法人组织。内部设有继续职业发展委员会、专业委员会和行政部门与秘书处来进行具体的管理	①继续职业发展委员会由来自各专业委员会的代表组成，向卫生职业委员会报告有关工作情况；②专业委员会负责卫生从业者注册的统筹管理；③行政部门与秘书处负责管理和监控继续职业发展的日常工作

二、国际继续医学教育认证

各国在广泛推动继续医学教育开展过程中,为加强对继续医学教育活动的管理,保证其质量,逐步建立起了继续医学教育认证制度。从前文整理的资料看,大多数国家实行了继续医学教育认证制度。

从认证性质来看,主要分为两类。第一类是实施强制性认证的国家,如美国、荷兰等国。美国医学教育认证委员会主导颁布了认证标准和政策,主要由三部分组成,即《认证标准》《认证继续教育的完整性和独立性标准》和《认证政策》。此外,经过其认证的州医学会及对应的医学专科组织,会负责对在本州内提供继续医学教育的机构进行认证。美国认证的双轨制模式促使继续医学教育的认证制度和许可过程更加规范。荷兰所有的继续医学教育活动都需要认证,否则不予承认。第二类是有条件的非强制性认证,代表国家为法国。法国在继续医学教育领域未实施强制性认证制度,然而,针对包括妇产科医生在内的 19 种高风险职业,法国卫生部制定了一套可供这些职业人员自愿参与的认证程序。

从认证组织与管理来看,主要分为三类。第一类是由非政府机构主导实施,如美国继续医学教育认证即由非政府机构继续医学教育认证委员会主导实施;英国继续医学教育的认证工作主要由皇家医师学会联合会来完成;加拿大继续医学教育认证实施全国统一标准与程序;澳大利亚医学协会负责医疗专业认证工作。第二类是由政府机构负责实施,如俄罗斯等国。俄罗斯继续医学教育由政府主导设置的中央认证委员开展。第三类是由商业团体主导,如德国的继续医学教育认证通常由州医师协会来负责实施,州医师协会是商业性质团体,本质是公法下的公司,具备法人资格,受各州法律约束。

从文献资料来看,大多数建立继续医学教育认证的国家都制定了认证的标准,并规定了认证实施的程序。个别国家,如法国在认证程序方面比较宽松,将继续医学教育对象的日常与认证相结合,构建了常态化认证机制。此外,认证费用的来源渠道多样,有的由政府直接列入财政预算,有的则由学术团体、行会等组织承担,还有部分来自企业赞助或个人支付等。见表 5-16-2。

三、国际继续医学教育内容与形式

各国在继续医学教育方面,其目的、目标、实施机构、受众群体、培训内容和方法既有相互学习、共同发展的共通点,也存在因各自国家情况差异而形成的不同特点。

从培训目的和目标来看,各国比较趋于一致,主要包括三个方面。一是职业发展,维持、发展或提高医生的知识、技能、各种职业素质及人际关系。二是医疗发展,提高医疗服务质量,更好地为患者、公众和医疗行业提供服务。三是反馈改进,对医疗实践进行分析和评估,以提升医疗质量和安全性。

表 5-16-2　部分国家继续医学教育认证情况一览表

地区	国家	认证组织与管理	认证制度	认证标准	认证程序
欧洲地区	英国	①主要是由皇家医师学会联合会负责;②皇家医师学会联合会根据一定标准判断继续医学教育提供者,即继续医学教育培训机构是否具有举办继续医学教育活动的能力	英国继续医学教育活动有两类,一类是经过认证的继续医学教育活动,另一类是未经过认证的学习活动	①高质量的继续职业发展活动;②声明与商业组织相关的支持、赞助,资助或参与;③商业组织不得影响项目的结构或内容;④目标受众必须在联合会的职权范围内;⑤说明学习目标并确保其适合目标受众;⑥教学方法与学习目标相契合;⑦授课教师资质与能力;⑧既往活动质量	①提出申请;②学生调查;③自我评价;④在线访问;⑤实地调查;⑥学科专家评审;⑦认证委员会根据以上各项评审结果作出评审决定
	法国	卫生管理局负责对医生和医学团队认证过程中的计划和实施	①专门针对19个高风险职业进行执业资格认证。该认证为自愿的风险管理培训,而非强制要求;②每个职业都有其相应的部门制定专门的认证程序与方案;③认定结果减少医生缴纳职业保险金	①对日常实践中出现的照护相关的不良事件分析;②对最佳执业实践的评估;③实践范例操作;④参与知识教育活动;⑤注重团队的重要性,专门设置了团队认证	认证过程与日常活动相结合,医护人员不需要参加额外的考试
	德国	①各州医师协会负责认证(州内的)继续医学教育承办机构;②各州之间,欧盟各国之间的继续医学教育证书互认;③在国外完成的继续医学教育活动,如符合德国国内继续医学教育相关要求的,也可以授予继续医学教育证书	继续医学教育组织者必须在提供继续医学教育活动之前获得国家医师协会的认证	①培训内容符合继续医学教育条例内容的目标;②遵守《职业守则》的规定;③继续医学教育活动的内容不受经济利益的影响,承办机构和继续医学教育授课者的利益冲突须披露;④培训课程向医生公开	①继续医学教育承办机构申请认证;②向活动组织者分发参与者名单;③反对程序;④应主办单位要求颁发认可证书

续表

地区	国家	认证组织与管理	认证制度	认证标准	认证程序
欧洲地区	俄罗斯	俄罗斯卫生部的继续医学和药物教育协同发展委员会负责认证,中央认证委员会至少有33名中央委员会成员,包括中央认证委员会主席,中央医疗保健认证委员会主席等	①在教育机构获得144小时的培训认证;②依托俄罗斯继续医学教育和药学门户网站	在5年内必须获得250积分以进行认证	按照接受高等职业教育或者中等职业教育进行划分,开展两种不同的认证程序
	荷兰	荷兰所有继续医学教育活动都需要得到认证		①项目内容质量/专业知识提升活动;②计划的客观性;③课程和教师的教学质量;④计划的相关性;⑤评估及测试	医生个人申请参加继续医学教育活动。继续医学教育应用网络提供者获得科学学会认可。科学学会通过该程序获得接收提供者的认证申请,并根据认证规定对培训进行评估。培训结束后,培训同时计入医生个人系统
美洲地区	美国	①1981年成立的继续医学教育认证委员会是专门负责认证且具有法律效力的认证组织;②继续医学教育认证委员会认可和授权的州医学会或相应学会也负责一部分认证工作,继续医学教育认证委员会审核申请计划从起始阶段到实施阶段的整个过程是否符合标准要求,同时学员学习效果也是重要的认证内容	美国的继续医学教育认证制度施行双轨体系:继续医学教育认证面向全国开展继续医学教育活动的承办机构;面向州内开展继续医学教育活动的承办机构则由继续医学教育认证委员会认可和授权的州医学专科学会和相应医学专科学会来认证	①初次申请者寻求获得为期两年的临时认证,必须遵守以下核心认证标准:宗旨,项目分析,教学需求,旨在改变和分析变化;②寻求为期四年的继续认证的继续医学教育活动承办机构必须遵守所有核心认证标准。已经获得认证活动的承办机构也可以选择申请荣誉认证,有效期为六年	①预申请合格的初次申请认证主要分为四步:提交《自评报告》和《活动评审表》及认证材料,继续医学教育认证委员会审核是否通过,认证面试和活动评审;②已经获得认证的继续医学教育的维持认证需要在保持符合认证要求,履行规定的5项职责;③申请重新认证的机构需要在13个月内达成7项规定

续表

地区	国家	认证组织与管理	认证制度	认证标准	认证程序
美洲地区	加拿大	加拿大继续医学教育委员会对于提供继续医学教育项目的机构和单位进行认证,认证过程有全国统一的步骤和标准	加拿大继续医学教育委员会要求,所有经过认证的继续医学教育办机构都应保持对继续职业发展干预、知识转换策略或评估实践有效性证据的关注,并体现学术性。医学院内的学术单位应通过从事教育学研究,为继续医学教育学科的发展作出贡献	①制度化管理:机构的继续职业发展任务、运营计划、教育独立、专业及发法律标准;②教育规划:学习目标制定、内容需求开发和标准、促进自主学习和健康教育外部审查;③项目组织:有项目外部审查;④持续改进:有效性评价和评估策略	①考察前准备自我研究报告和一般性文件;②实地考察;③考察报告④认证结果
	巴西	①主要由医学院校认证系统进行外部评估,分析文件,准备报告并就该机构如何发挥最大潜能提出建议;②开放大学联盟中高等教育协作网络对申请加入的高等教育机构网络对申请机构进行认证	①医学院校认证系统认证的有效期为6年,6年之后机构须进行重新评估;②通过认证的课程也须在3年内定期向医学院校认证系统发送报告,医学院校认证系统则根据3年的跟踪报告进行数据分析,确定是否需要重新进行认证	①教育管理:社会责任、对公共政策的支持等14个指标;②教育规划:专业资质、学习成果等21个指标;③学术研究者/教师资格、教育教学者知识等9个指标;④学生:选择和录取流程等17个指标;⑤教育资源:教师工作环境等18个指标	①注册阶段(3天);②自我评估(60天);③外部评估(60天);④形成最终结果
西太平洋地区	澳大利亚	澳大利亚医学协会负责组织专门的认证工作组根据详细评估报告判断继续职业发展项目提供者及其项目内容是否合格	澳大利亚医学协会颁布《2015年澳大利亚医学协会专业医师项目和职业发展项目评估认证标准》和《2019年澳大利亚医学协会专业医师项目和职业发展项目评估认证流程》	①项目提供者应发布自己制定的参与要求;②满足澳大利亚医学委员会和新西兰医学委员会的项目要求;③应明确指出参与者必须参加哪些活动;④要求参与者按照自己的需求来选择课程,还应要求参与者做好学习准备	①提出申请;②初步评估;③澳大利亚医学协会评估团队实地调查;④专业教育认证委员会形成最终报告;⑤澳大利亚医学协会作出评估决定并通知项目提供者,公示最终报告;⑥未被通过的项目提供者可申请复核要求澳

续表

地区	国家	认证组织与管理	认证制度	认证标准	认证程序
西太平洋地区	澳大利亚			环;⑤应提供继续职业发展项目计划和教育活动介绍以供所有专业的医疗从业者使用;⑥做好项目评估与反馈;⑦为参与继续职业发展项目提供一个记录继续职业发展参与情况的清单;⑧负责监督参与者参与继续职业发展及时联系并按定期审核参与者的学习记录。提供商要及时联系未按期达成学习任务的参与者	大利亚医学协会内部审查;⑦澳大利亚医学协会主管作出最终决定
	日本	①都道府县医师会组织和管理;②郡市区医师会、低级别医学会或学组、医药企业等,于举办前一个月之前提交申请	①申请内容须符合《日本医师会继续医学教育课程 2016》;②都道府县医师会按照规定审批,批准相应的学分和课程代码	①申请内容须符合《日本医师会继续医学教育课程 2016》;②获得认证的讲座按时间计算学分,每小时记 1 学分,同一项内容记 1 个课程代码	①填写申请;②提交给都道府县医师会;③都道府县医师会理事会商议;④以邮件等形式告知
	新加坡	继续医学教育课程和活动政策和项目	继续医学教育提供者向继续医学教育委员会提出活动申请,活动被认证后,认证和继续医学教育在线系统平台上,医师们访问在线系统平台来获取活动信息	继续医学教育提供者的标准:①医院和其他公共医疗机构;②专业医学机构,如新加坡医学院、新加坡家庭医生学院和新加坡保健服务医理会;③私人医疗机构(详细要求见第十六章);④医学协会/志愿福利机构(详细要求见第十六章)	①继续医学教育提供者向继续医学教育委员会提出活动申请;②继续医学教育委员会认证该活动为继续医学教育活动;③活动被放到继续医学教育在线系统平台,以便医师们获取活动信息

续表

地区	国家	认证组织与管理	认证制度	认证标准	认证程序
西太平洋地区	新加坡			制药/商业公司必须与专业医学机构或医疗机构合作,共同组织继续医学教育活动,才可以获得认证资格。医师自己也可以在网上申请成为继续医学教育提供者	
其他地区	印度	国家医学会或邦医学会负责继续医学教育活动的认证工作	①继续医学教育的组织者需要在活动开始前向国家或邦医学会提出认证申请,支付一定费用;②申请书须包括演讲者的个人资料用以证明他们的专业知识,还应包括演讲者的简要摘录	①由项目的质量以及演讲者的身份和信誉等来决定是否授予学分;②提供演讲的主题、活动的完整时间表和成绩单;③经过认证的专业继续医学教育的定期观察员前去考察;④邦医学会宣传者向参加者发放许可证书;⑤组织者向国内向参加人员发放时间表;⑥组织者向邦医学会宣传;⑦组织者反馈会参加人员名单;⑧向邦医学会提交摘要、报告、代表名单和注册号	①合格的专业机构向各邦的医学会进行继续医学教育认证;②邦医学会受理认证申请;③邦医学会检查会受理认证申请,课程内容及相关细节;④如果拒绝,邦医学会要通知申请的原因;机构拒绝批准认证申请;⑤如果同意,邦医学会要告知继续医学机构,认证有效期为5年
其他地区	埃及	埃及继续教育发展协会关注埃及和中东地区的医疗体系,促进和保证继续医学教育活动质量			①在继续医学教育活动开始前4周提交认证申请;②工作小组由审查委员会、科学委员会和行政管理办公室人员组成,将在7个工作日内通过认证申请中登记的电子邮件/件回

续表

地区	国家	认证组织与管理	认证制度	认证标准	认证程序
其他地区	埃及				复是否接受请求;③如果拒绝继续医学教育活动申请,将发送电子邮件说明拒绝理由,申请者可以重新提出申请;④在继续医学教育项目得到批准前,所开展的活动不能被认为是继续医学教育的培训项目
	南非	卫生职业委员会负责继续职业发展活动的认证工作	按照《认证标准和指南》开展认证工作。对高等学校、专业学术团体等进行举办机构认证,也可对单项活动进行认证。认证的有效期限一般为1年		①提交认证申请书,所需的文件和费用;②培训机构须非全职或单位通过全职工作人员进行继续职业发展活动的能力;③经过评审后将为通过的单位或项目发放审核批准书

从承办机构来看,各国都注重继续医学教育项目提供主体的多元化,承办机构包括高等医学院校、医学学术团体、药企、慈善机构等。

从教育对象方面来看,大多数国家将医疗行业工作者中的临床医生都纳入了继续医学教育范畴,对于其他如药师、护理、麻醉等岗位的从业人员,各国做法不尽相同。如美国各州有关继续医学教育的法律均主要以医师为对象,尚未明确将其他卫生专业人员纳入法律框架。相比之下,英国将医师的毕业后教育及在职教育均视为继续医学教育的一部分。埃及的继续医学教育则覆盖了执业医师、牙医、药剂师、护士、医学技术人员和管理人员等多个职业群体,几乎囊括了医疗卫生行业的全部从业人员。从培训内容来看,主要包括五种类型。第一种强调实操,这也是继续医学教育最基本的功能,如与自身从事专业相关的临床技术应用、操作规范等。第二种是医学人文教育,如医生职业道德、医学管理、医患沟通、医学伦理等方面的知识和技能。第三种是医疗法规的培训,这是维护良好医患关系的保障。第四种是新技术、新方法、新理念的培训与应用。以循证医学为例,它结合医生个人专业技能和多年临床经验,考虑患者的价值和愿望,将三者完美地结合并制定出适合患者的治疗措施,已成为英国、德国、美国等国家继续医学教育的重要组成部分。第五种是突发的重大公共卫生事件培训。英国对继续医学教育的内容未设限制,但强调每位医生都需掌握国家重大的公共卫生事件相关知识。总体而言,继续医学教育侧重于新知识和新技术的学习,同时也涵盖医学人文等方面。只要这些内容对医疗卫生人员职业发展、患者照护及公众健康有益,且得到基础医学、临床医学和公共卫生等领域的认可,即可被纳入教育体系。

从培训方式来看,传统的培训方式如自主学习(如个人研究项目)、课程和研讨会、小组工作、研读科学出版物、听讲座、出诊、(结构化)专业培训课程和研究生学习课程等在各个国家仍占较高比例;依赖于医生个人的内在动力和主动性的自学模式,同样在继续医学教育中占有一定的地位,医生会根据自己的工作需要、职业发展,以及上级医生、同事及考核官的建议等选择适合自己的继续医学教育项目和内容。此外,随着全球计算机网络的迅猛发展,充分利用信息技术开展远程培训也逐渐成为继续医学教育的主流方式。

此外,还有部分国家在继续医学教育培训时设置了必修和选修相结合的方式进行。此举旨在避免医生学习内容过于宽泛,因此设定了医生必须掌握的特定知识作为医师执照再注册时继续医学教育的必修内容,涵盖艾滋病防控、医疗风险管理、临终关怀、慢性疼痛管理、传染病防治、家庭暴力应对及相关政策法规等领域。超过半数的美国州已制定相关规则,尽管各州的具体要求各有侧重,不尽相同。见表5-16-3。

表 5-16-3　部分国家继续医学教育内容与形式情况一览表

地区	国家	目的与目标	教育对象	承办机构	内容规划	内容	方式
欧洲地区	英国	英国继续职业发展的主要目的是帮助医生提高为患者和公众提供的照护质量，并提高所在团队的服务标准，通过继续医学教育，医生应该确认自身擅长什么，解决需要改进的领域内问题，探索新的知识，提高自身技能（英国医学总会）	英国将毕业后教育和对从业医生的继续教育都纳入继续医学教育的范畴	皇家医学院、医学院、高等教育机构、专业行业团体和政府卫生机构等	皇家医师学会联合会以《大学/团体继续职业发展主题的十个原则》为基础，指导如何在其专业领域内进行继续职业发展。除此之外，医学新成就、新理论、新技术和新疗法，已经成为继续职业发展的重要组成部分，高等教育机构、专业团体和其他组织也为继续职业发展提供一系列有益的课程和学习材料	①知识、技能和表现；②安全和质量；③沟通、伙伴关系和团队合作；④保持信任；⑤医学新成就、新理论、新技术和新疗法，⑥循证医学，已经成为继续职业发展的重要组成部分	英国继续医学教育形式多样，可以归纳为传统形式、远程教育形式和可验证的自学三种类型
	法国	法国继续职业发展的目的是通过继续教育帮助医疗专业人员保持、更新和加强职业技能；对医疗实践进行分析和评估，对不良事件进行分析和改善，并且重视患者的体验，以提高照护者体验、质量和安全性	法国继续职业发展专门针对法国的医疗保健人员，包括药师、护士、助产士、营养师、医生、矫形师、足疗师、语治疗师等职业在内的 27 个职业	除药企外，医学会、非营利性组织、营利性组织、医院、医学院等能力的社会组织均可以在国家继续职业发展局申请开展继续职业发展活动	①规划了国家优先进行的继续职业发展活动范围；②设置预防、照护课程和创新三个大项，34个小项；③继续职业发展活动基于循环设计；④各个专业和职业都有不同的优先活动范围	主要包括专业实践评估，风险管理培训和继续教育培训三个内容，19个种类，其中专业实践评估 11 种，风险管理 3 种，继续教育培训 5 种	①继续职业发展活动以小组形式进行，每组最多 20 人，每个活动在一年里需要进行 3 到 10 次会议；②需要三年至少参加两项活动以完成要求

续表

地区	国家	目的与目标	教育对象	承办机构	内容规划	内容	方式
欧洲地区	德国	德国继续医学教育的目的在于保持和发展医疗工作者的专业能力,不断提高医疗质量,从而保证为患者提供最佳的医疗服务		①承办机构包括研究机构,大型医院、开业诊所,医疗相关公司,以及医学领域同行的专业讨论等;②对继续医学教育课程的讲授者有特殊要求	①继续医学教育内容由各州的医师协会根据当地医师工作中存在的问题和需要来进行规划;②强调可持续发展,学习目标以及对学习者的调查,充分了解其培训需求	①提供关于疾病、症状、发现、诊断、临床图片、治疗、医疗和咨询课程的专业理论知识;②新的科学发现和医疗程序;③循证医学;④加强医生在沟通、协作,领导、医疗决策、风险管理、知识传播、终身学习、独立科学思维方面的能力	主要包括:个人研究、介绍和讨论、课程和研讨会/小组工作、科学出版物和讲座、出诊、(结构化)专业培训课程和研究生学习课程、电子学习、混合学习等
	俄罗斯	①专业目的:通过继续医学教育使医务人员不断改善和提高专业知识和技能,从而提高医疗质量;②社会目的:通过继续医学教育补充无和丰富医务工作者与社会的相互作用,使他们更强烈的责任心适应社会需求;③个人目的:通过继续医学教育能够满足医务人员的认知需求,为他们提供了获得新科技能和职业发展的机会	继续医学教育的对象为受过高等教育和中等职业教育专家、医学教师资人员	俄罗斯卫生部继续医学和药学教育协调委员会,劳工委员会、基金会,教育委员会、监督组织,俄罗斯联邦卫生部与公共专业协会等有关组织合作承办	继续医学教育分为医师进修教育、教师进修教育和卫生干部培训三种	①系统学习专业知识;②学习管理、经济、沟通等方面的知识和技能,包括在培训中重视医患关系的道德原则等;③在培训中强调使用创新教育方法,如电子、远程、电信、模拟等技术和现代化的教学方法支持培训过程	俄罗斯在保持原有医疗体系和国立医师进修体系的基础上,将参加由行业医疗机构举办且符合规定要求的会议和研讨会等学习活动纳入继续医学教育活动范畴

续表

地区	国家	目的与目标	教育对象	承办机构	内容规划	内容	方式
欧洲地区	荷兰	主要包括一般培训和专业性在职培训:①一般培训是指非专业性的进修课程,如健康法、医学伦理、沟通技能、管理技能和医疗保健系统现状等;②专业在职培训是针对特定专业群体进行的在职培训,由科学学会和专科协会来负责评估和授予认证点数,不同专业可能有着不同的认证规则					①结合个人发展计划中制定的发展目标来充分促进专业知识的提升;②POP由专家制定且可测试,包括与评估其个人功能相关的发展个人目标和活动
美洲地区	美国	美国医学会在对继续医学教育做出的定义又中指出的定义,继续医学教育由教育活动组成,这些教育活动旨在维持、发展或提高医生的知识、技能、各种职业素质及人际关系,以更好地为患者、公众和医疗行业提供服务	虽然美国医学会规定继续医学教育对象主要指临床医生,也包括不是医生的对象,如护士、药师等	继续医学教育的开展和执行是多层次、多渠道的,通过各种机构实现。这些机构包括:职业团体或行业协会、医学教育代理机构、医院、医学院校等	继续医学教育活动应该以新知识和新技术为主,也包括非临床内容,只要这些内容适合医生受众,有利于职业和公众健康,并且被基础护和临床医学、基础和公共卫生等专业所接受即可。为防止医生的学习过于内容过迁化,部分州医学会提出了一定比例的必修内容	①管理,适用于负责管理医疗机构的医生;②教学方法,适用于在医学院校教学的医生;③执业管理,适用于有兴趣为患者提供更好服务的医生;④医疗实践中的医疗服务编码和报销	继续医学教育活动主要有13类,分别是课程、定期直播课、网络直播活动、试题编写、委员会学习活动、行为表现提升活动、网络检索和学习活动、使用维持大性资料的网络学习、使用其他维持大性资料的学习、在教学中学习、期刊审稿和继续医学教育、杂志审稿和其他活动等

续表

地区	国家	目的与目标	教育对象	承办机构	内容规划	内容	方式
美洲地区	加拿大	认证维护项目计划的目标包括加强和支持医师的终身学习和专业发展，以提高为患者提供的照护质量。参与继续医学教育活动对更新知识、提升能力和表现有良好的促进作用	认证维护项目面向两大群体。一是加拿大皇家医师学会会员。二是非皇家医学会成员及其他国家或省级医师组织	加拿大的继续医学教育承办机构有医学院校的继续医学教育办公室（或同等机构）、全国的医学专科学会及其他国家省级医学专科学会组织	①团体学习。包括会议、课程、巡讲、文献俱乐部和小组学习，无论是线下面对面还是线上形式；②自学。包括为解决特定需求、增强对与实践潜在相关的新证据的认识或提高多个系统的质量而计划的活动；③评估。向医生或医疗小组提供数据和反馈的评估活动，有助于确定在知识、技能、能力和表现领域的需求	①现场参与；②基于互联网/计算机的学习；③视频；④音频；⑤手持材料；⑥教育出版物	
	巴西	以工作为中心、以工作中的实际问题为基础，以居民卫生服务需求为导向开展，主要目的是在卫生系统的各个层面上对卫生人员的工作过程进行资格鉴定和改进，从而全面提高卫生专业人员的服务质量，使卫生服务更加人性化，满足居民逐渐增长的卫生服务需求，并加强卫生系统的政治和体制管理	全体卫生专业人员，包括医生、护士、技术人员等，覆盖面广泛	主要是卫生机构和高等院校，尤其是高等院校，是巴西继续医学教育承办的重要承办机构	巴西继续医学教育的内容由各地区的教育服务委员会根据一体化常设委员会当地卫生专业人员的需求、卫生服务现状以及居民卫生服务需求进行区域规划，并且须征求区域管理会议院的同意	①寻求解决公共卫生问题的解决方案；②以居民需求为导向，切实考虑公众的卫生服务需求；③解决不同层面卫生专业人员的问题，包括专业课程和拓展课程	巴西继续医学教育形式多样，主要包括传统继续医学教育形式、非传统继续医学教育形式、远程继续医学教育形式和循证医学继续医学教育形式四种类型

续表

地区	国家	目的与目标	教育对象	承办机构	内容规划	内容	方式
西太平洋地区	澳大利亚	保持、发展、更新和提高医疗工作者的知识、技能和表现，确保澳大利亚的医务工作能提供适当和安全的照护	所有注册医生，不适用于医学生	受到认证的教育提供机构，比如组织、大学继续职业发展部门、制药和医疗技术行业、社区组织、健康消费者组织以及营利性继续职业发展提供商	主要特点是自我指导的基于实践的学习活动，设有很多措施来引导医生自我主动学习，自主安排学习规划。专业认证委员会要求继续职业发展项目提供者必须基于培训内容里面囊括基于反思的实践因素内容来促进医生主动学习。还要求医生撰写学习计划来督促自己	①临床审核；②同行评议；③表现考核；④有关课程；⑤会议、论坛、研讨会；⑥在线学习；⑦医学阅读；⑧研讨会俱乐部；⑨出版刊物；⑩学术研究；⑪参与医院督导；⑫其他	包括传统形式、非传统形式、远程继续教育形式、循证医学教育形式和其他
	日本	目的是向国民展示医师不断学习的态度，为国民提供更高质量的医疗服务，保障国民健康	《日本医师会继续教育制度》以持有医师执照的临床医师为对象	日本的继续医学教育承办机构层次多样：①日本医师会；②日本医学会总会或各都道府县级以上日本医学会加盟学会；③都道府县医师会；④郡市区医师会；⑤小的学会学组；⑥医药企业；⑦医学院校；⑧医疗机构	日本现行的继续医学教育课程内容依据《日本医师会继续医学教育课程 2016》来规划和实施。以日本高发疾病的预防保健为核心，涉及医师诊疗过程中的态度、知识、技能等学习内容，目标是使医师了解最新的视角，具备提供最恰当的初级诊病和必要的慢性病诊疗服务的能力	内容包括：①医师职业精神，医学伦理等内容的总论部分；②休克、急性中毒等慢性病的症状等部分；③慢性病高血压等慢性病部分；④不包含在三部分但应该掌握的其他内容	包括传统形式、远程教育形式和其他形式三种类型，其中其他包括医师国家考试命题和观摩学习等

续表

地区	国家	目的与目标	教育对象	承办机构	内容规划	内容	方式
西太平洋地区	新加坡	新加坡的继续医学教育主要是为维持医疗服务的高水准，使医师的能力得到持续提高而开设的有效医疗保健所需要的知识、技能和态度学习活动	所有的注册专科医师，尤其是知识技能更新较快的专科学科。个体行医者也可参加继续医学教育	医院和其他公共医疗机构、专业医学机构，如新加坡医学院、新加坡家庭医生学院和新加坡医理会，以及加入规定的私人医疗保健机构和医学协会/志愿福利机构等	①国内活动；②刊物；③自学和在线课程；④海外活动；⑤海外研究生学位或文凭		
其他地区	印度	促进临床实践的改变，根据印度国内医学发展的实际情况以及医疗卫生现状开展继续医学教育活动，提高医疗卫生水平，解决存在的医疗卫生方面较为突出的问题	临床医生、医疗卫生行业的管理人员、领导及相关人员	①印度所有的医院可以优先举办继续医学教育项目；②大学、学术机构的负责人或系主任以及全国各类医学协会主任委员可以优先举办继续医学教育项目		疾病概述、疾病进展、疾病管理，国际和国家会议上共享的最新或更新概念以及管理疾病的并发症等	①传统的继续医学教育形式：研讨会、讲习班、专题讨论会、会议等；②远程继续医学教育：网络研讨会、视频会议等

地区	国家	目的与目标	教育对象	承办机构	内容规划	内容	方式
	埃及	确保执业医师、牙医和药剂师获得最新的医学信息	医师、卫生保健专业人员、医学院从事教学工作的医生、其他临床专业人员	埃及卫生部下设的国家培训学院	维持、发展或增加医生、牙医和药剂师等为患者提供服务所需要的知识、技能、职业道德的教育活动		①传统的继续医学教育方式主要有讨论、实际操作、讲座、疑问解答、小组学习等；②远程继续医学教育主要是在线学习和网络直播
其他地区	南非	继续职业发展的目的是致力于达到最佳的实践精神，以良好的态度提供医疗服务，其目标不仅是获取最新的或更新的知识和技能，更在于使卫生专业人员保持和获得不断更新的知识、技能和态度，并且能够加强和促进其职业操守，最终使患者受益	对象包括医生、牙医和辅助专业技术人员等卫生专业人员	高等学校、医疗卫生机构、专业学会或正式成立的专业团体	内容主要涉及卫生健康领域的专业内容和伦理、道德、卫生法规等方面	Ⅰ类活动包括早餐会或演讲会；医院或部门间会议或培训，病例研讨会等；Ⅱ类活动包括被相关专业委员会认可的研究生学位、文凭和证书的获取；短期课程	形式主要包括传统的面授，网络在线学习、专业杂志在线学习和个人自学

四、国际继续医学教育学分

大多数国家实施了继续医学教育学分制,且呈现不同的特色。综合来看,主要包括以下几个方面。

一是学分制定与换算机动灵活。实施学分制的国家大多制定了严格的学分计算规定,即继续医学教育培训不同内容(科学出版物和讲座、病例讨论、同行评议、研讨会等)、时长等所折算的学分不等,并将其纳入相关政策法规。

二是学分审验时间周期普遍较长。大多数国家继续医学教育学分以 3~5 年为一个审验期,实行学分年审的国家较少。如英国医学总会规定了医生需要在 5 年内完成 250 学分;俄罗斯要求在 5 年之内获得 250 学分;荷兰规定,专科医生在五年内参与专业知识学习的活动,需平均每年累积至少 40 小时,或获取相应数量的学分作为等价替代;加拿大除了规定每 5 年周期中必须获得 400 学分外,还规定每一年至少获得 40 学分。

三是学分互认。继续医学教育学分灵活的转换方式与互认模式充分尊重了成人学习者的学习实际,调动了学习者的积极性,扩展了学习者的选择空间,促使各类继续教育机构协调发展,最大限度地实现了各办学机构之间教育资源的共享。英国、俄罗斯等欧盟各国之间相关学习证书目前可以互认。俄罗斯高等院校的继续医学教育现在普遍实行学时制。而根据《博洛尼亚宣言》的相关规定,俄罗斯还实行可在欧洲各国之间转换流通的"欧洲学分转换体制",因此,其继续医学教育将更多地与欧洲学分而不是学习年限挂钩。

四是重视反思改进。英国的继续医学教育在这一方面值得一提。英国规定医生参加任何继续医学教育活动,不仅需要学分,还需要写反思报告,反思报告的内容也在继续职业发展指南中做了明确要求。主要是医生个人学习所得,以及对临床治疗方案的改善、对提升治疗水平的启发和未来的应用。反思报告篇幅灵活,其核心在于总结学习成果,包括知识增长、技能提升、态度转变等方面,并探讨这些进步如何可能促进未来临床实践的改进、患者健康的改善、教学或管理能力的提升,以及个人职业发展的积极影响,如职位晋升等。

五是学分审验较为人性化。英国继续医学教育学分制给予了医生很大的自主权,考虑到继续教育对象来自不同地区、不同教育背景和不同专业,学习的需求不同,英国的医生可以自由选择修哪些学分。英国对 1 学分的获得进行了明确定义,即 1 学分须进行 1 个小时的学习活动,但这个规定也有一定的弹性空间。如参加影响力大的活动,可以乘以系数,如 1 小时折合 1.5 学分或 2 学分,甚至活动过程中一些无法计时的学习过程,例如阅读、写作或者线上学习,经过参加继续医学教育的医生和活动负责人协商后,也可以认证记录一个合理的学分。此外,英国考虑到培训人员由于生病或产假等特殊原因,当年没能完成 50 学分的继续教育学分也可以在下一年补交,但原则上需要每年至少完成 50 学分。俄罗斯的继续医学教育对象如果一年中获得的分数超过 50 学分,那么超出的分数将结转到下一年的学习中。

六是学分与职业发展的关联性。许多国家将继续医学教育学分与相关学会资格、执业资格挂钩,能够将大多数医学毕业生纳入该体系,如加拿大、美国等。

值得一提的是,在没有实施学分制的国家中,继续医学教育也以任务清单的方式要求医疗从业者完成。如废除学分制的法国,所有继续医学教育都没有学分,但是培训内容设置了预防、照护课程和创新3个大项、34个小项,规划了国家优先进行的继续医学教育活动范围。虽然各专业和职业有其各自的优先活动领域,但这些领域尚未形成统一的标准和制度框架。所有的继续医学教育活动都基于 Deming 循环(Deming Cycle)设计,并按照法国卫生管理局设计的 28 种不同方法实施,以使活动质量持续改进,见表5-16-4。

表 5-16-4　部分国家继续医学教育学分情况一览表

地区	国家	学分管理	学分授予	学分审验
欧洲地区	英国	①继续职业发展学分由英国皇家医学会和专科医师协会授予;②英国医学总会每五年会对医师开业执照进行再认定;③医生需要在 5 年内完成 250 学分(地位较高的顾问医师也需要完成每年 50 小时的继续教育);④英国皇家全科医师学会学分认定:1 学分等于 1 个小时的学习活动;影响力大的活动可实施弹性学分,如乘以系数,1 小时学习活动折算为 1.5 学分或 2 学分	①学分需要达到继续职业发展官方出勤认证标准;②活动过程中一些无法计时的学习过程,例如阅读、写作或者线上学习,可经过参加继续职业发展的医生和活动负责人协商后,认证记录一个合理的学分;③讲座或其他教学活动,可以通过讲座的 PPT、讲稿和听讲者的反馈进行学分认定;④其他可验证的自学活动的学分,则由考核官根据自学后的反思报告进行确认	①继续职业发展学分由英国医学总会进行审验,获得资质的考核官负责审核,每年一次;②医生在指定网站提交学分及材料接受审核;③审查不合格者影响其五年一次的医师资格再审核;④如果由于生病或生育等特殊原因,可于下一年补全学分,但原则上需要每年至少完成 50 学分
	法国	法国废除了学分制,继续职业发展活动不设置学分,但是要求在三年内至少参加专业实践评估、风险管理培训和继续教育培训中的两项活动以完成要求		
	德国	国内外大型专业研讨会、德国医师协会认可的课程、医院学习小组、专业杂志推出的在线学习等继续医学教育学习形式等均可获得学分	①德国继续教育培训活动具有统一的学分授予标准,其基本单位为 1 学时(45 分钟);②德国医生每五年必须累积 125 学分;③专科医师三年内每年要学习 60 课时,其中 60% 要在本州继续医学教育承办机构内学习,40% 可在其他州举办的课程或其他学习活动中完成	医生填写表格并提交给各州的医师协会审验,审验通过后可获得继续医学教育证书
	俄罗斯	通过俄罗斯卫生部的继续医学教育和药学门户网站进行学分管理	①在俄罗斯卫生部的继续医学教育和药学门户网注册;②根据继续医学教育活动以及教育周期数据制订个人	①俄罗斯卫生部继续医学教育门户网站中的继续医学教育项目才能获得积分;②一个学时培训可

续表

地区	国家	学分管理	学分授予	学分审验
欧洲地区	俄罗斯		培训计划;③个人培训计划书需要所在机构相应负责人签字并提交;④个人和教育机构签订培训合同,完成任务后,在系统中记录学分	获一个积分,一项活动的最高指标为12学分;③在5年内,必须在继续医学教育系统投入至少250个小时获得250学分才能认证
	荷兰	①5年内完成40个小时的同行评审;②5年内至少有3年参与了同行评审		同行评审
美洲地区	美国	①为便于统一管理全国的继续医学教育活动,美国医学会于1968年创建了医师认可和学分授予系统;②医院的资格认证机构、州的医师执照委员会及专科医师认证委员会承认并接受该学分。学分分为1类学分和2类学分;③州医学会或相应的医学专科学会通过规定医生必须获得的学分数,对医生的继续医学教育活动进行宏观控制	①美国医学会PRA 1类学分通过由获得继续医学教育认证委员会认证的继续医学教育承办机构授予、直接由美国医学会授予以及通过参加国际继续医学教育活动申领三种渠道;②美国医学会PRA 2类学分应符合其关于继续医学教育的定义,遵守美国医学会伦理观点;医师认为与其临床相关的、不被授予1类学分的其他学习活动,可以被授予2类学分	州医学会接受学术组织的学分证明,实质上是将学分学时的验证工作委托给各个学术组织。 美国医学会PRA 1类学分的审验工作由学分授予单位(即获得认证的继续医学教育承办机构和美国医学会)承担。 医生参加满足要求的美国医学会PRA 2类学分活动后,应自行申请相应活动的学分并提交相应材料,向AMA PRA系统提交申请,等待审验
	加拿大	①加入加拿大皇家内科及外科医师学院的专科医生,须参加认证维护项目。在每一个五年周期中,加拿大皇家内科及外科医师学院的会员必须获得400学分,每一年至少获得40学分;②加入加拿大家庭医师学院的家庭医生则需要通过参加"水平保持计划"项目,在五年的周期内获得250学分,每一年至少获得50学分;③为了获得并维持加拿大皇家内科及外科医师学院或加拿大家庭医师学院的会员资格,每个学习周期还需要额外的24学分的更高水平学习	①认证维护项目,由加拿大皇家内科及外科医师学院、全国医学专科学会和大学继续医学教育办公室授予学分;②水平保持计划项目,由加拿大家庭医师学院及其在各省的分支和大学继续医学教育办公室授予;③学分授予的标准根据预先设定的活动类型及对应学分来进行	①认证维护项目的参与者自我报告他们对已经取得认证的继续医学教育活动的参与情况,并通过MAINPORT记录学习成果。参与者在线提交相关文件材料,或邮寄或传真到RCPSC的专业事务办公室,从而获得学分;②水平保持计划项目的参与者通过相应在线账户记录参与继续医学教育活动的情况,提交后等待学分审验

地区	国家	学分管理	学分授予	学分审验
美洲地区	巴西	①开放大学联盟的课程学分管理在 Arouca 平台进行,完成课程学习和相应的任务即可获得该课程学分;②针对不同时长的课程,其学分也有所不同,平台会根据学员选择的课程以及学习情况进行学员的学分管理;③参与巴西初级卫生专业人员专业化计划的学员,必须参加开放大学联盟提供的初级卫生专业课程,并且需要每周在其就职的卫生部门进行 32 小时的实践活动和 8 小时的专业课程学习,才能获得相应的学分和资格证书	开放大学联盟平台中的所有课程都会标明学时,学员注册后可以选择课程进行学习,完成课程学习和相应的任务即可获得该课程的学分	①管理平台的审验主要依据学员的各种学习和考核记录;②课程主管会监督学员的实际学习情况,并给出两次评估报告;③学员的自我评估
西太平洋地区	澳大利亚	①澳大利亚继续职业发展参与要求主要是按小时计算,每年 50 小时即达标;②一般一个小时的继续职业发展学习则计为一学分,记录在继续职业发展提供者给每位医师提供的个人继续职业发展学习主页上以备查验	①在参与继续职业发展提供者的项目学习后,系统会主动为医生记录学习时长;②对于参与研讨、督导等无法记录时长的学习需要提交规定要求的证明材料	①澳大利亚继续职业发展项目很注重医生的个人学习记录,要求每一位医生都要有个人学习主页来记录学习时长;②澳大利亚医学委员会在 2018 年制定的职业行为框架强调每个医生都必须拥有个人继续职业发展学习记录主页,每年进行至少 50 小时的继续职业发展学习,且内容须包括表现回顾、成果分析和教育活动等,否则影响其医生执业执照的更新;③如有生病等特殊情况除外
	日本	①参照《〈日本医师会继续教育制度〉实施纲要》第三部分中关于学分及课程代码的规定执行;②由日本医师会直接管理的学分。学员学习结束后,学分已自动录入管理系统;③需要申请审	参照《〈日本医师会继续教育制度〉实施纲要》第四项"授予学分证明"规定实施。每年可申请一次学分证明:①答题获得学分。回答相应数量的题目,满足正	①都道府县医师会审验;②日本医师做最终审验

续表

地区	国家	学分管理	学分授予	学分审验
西太平洋地区	日本	核的学分。完成继续医学教育的相关活动后，获得主办方开具的证明，每年一次提交申请，经都道府县医师会审核后录入管理系统，最后经日本医师会审核	确率要求，获得相应的学分和课程代码；②各级医师会举办的讲座。1小时记1学分，相同内容记1个课程代码；③其他关于学分授予的规定	
	新加坡	①继续医学教育学分由继续医学教育委员会审核后发放；②两年制执业证书须在2年内有50学分，其中20%必须是针对每个专业的核心学分；一年制执业证书须在1年内有25学分，其中20%必须是针对每个专业的核心学分	①国内的活动类学分申请须由继续医学教育提供者在线上平台上提交并达到出勤认证标准；②刊物类学分申请由医师个人提交。出版物的发表时间不得超出继续医学教育申请时间；③自学和在线课程学分申请由医师个人提交，读物须符合要求。在线课程应具有可核实的自我评估，并且必须将评估分数/结果的副本提交；④海外活动类学分申请所有证明文件提交给继续医学教育委员会；⑤医师可就修读继续医学教育委员会认可的海外研究生学位/文凭课程申请继续医学教育学分	①对于继续医学教育委员会认证成功的活动，在活动结束后，由活动的提供者使用认证账号在线上平台提交参与名单，由继续医学教育委员会审核后发放学分；②由医师个人提交申请的学分以及证明材料，继续医学教育委员会可要求医师补充证明材料，继续医学教育委员会审核后发放学分；③对于不符合要求的申请不予发放学分；④医师可在线上平台查看学分发放情况
其他地区	印度	由各邦医学会根据继续医学教育内容的质量以及演讲者的身份和信誉来决定是否授予学分	①印度的各邦医学会对学分授予有不同的标准。半天继续医学教育活动授予2或1学分不等；②参加出版物编写、发表期刊学术论文；参加国际、国家会议等均可获得数量不等的学分	
	埃及	按学习时间计算学分	按学习时间的长短可授予相应的学分，一个培训项目最少为0.25学分，最多为30学分。每15分钟记0.25学分，动手操作30~60分钟可授予0.5个学分	
	南非	①学分管理以12个月为一个周期，获得的学分24个月内有效。卫生专业人员如果在2个不同专业注册，必须满足相应的专业委员会的要求；②未	①面授按照1小时授予1学分，每天最多授予8学分；②在线继续职业发展活动每小时1学分，每天最多授予6学分；③通过刊物学	①卫生专业人员自己记录继续职业发展活动，21日内提交申请；②专门部门随机对卫生专业人员学分获得情况进行抽查

地区	国家	学分管理	学分授予	学分审验
其他地区	南非	达到学分规定或延期提交材料的处理。注册类别改为受监督执业；暂停注册资格；参加专业委员会组织的考试；可以用 6 个月的时间来完成学分要求或补交材料	习每期最多授予 3 学分；④审核通过的个人自学可获得 30 学分；⑤其他继续职业发展项目根据具体情况授予相应的学分	

五、国际继续医学教育评估

大多数国家都重视继续医学教育评估活动,将其视为保障和改进继续医学教育质量的有力措施和手段,下面从不同层面阐述。

在对承办单位评估方面,有专门的机构负责组织继续医学教育评估,实施的主体有政府部门、学术团体等。巴西的继续医学教育评估工作主要由国家高等教育评估系统负责,该系统包含自我评估、外部评估、教学条件评估以及地区教育发展与创新综合评估四大环节。而在美国,继续医学教育的承办单位评估则由继续医学教育认证委员会或其授权的州医学会、医学专科学会承担,这些机构会定期对承办机构的培训计划、内容、讲师资质及教学设施等进行全面的审核与评估。印度继续医学教育评估主要由医学会负责。以果阿邦为例,任何希望举办继续医学教育课程的专业团体、组织、机构,应按规定的格式向邦医学员会提出认证申请,联邦医学会的理事会在核实该组织的资格证书和评估继续医学教育计划后,向该组织颁发认可证书。每 5 年对这些机构的认可资格进行一次审查,并在适当时间更新获得认证资格的机构。荷兰的继续医学教育事务由荷兰皇家医学会统筹,并设立了两个独立组织以保障医疗专业质量:医学专科学院和医学专家注册委员会。具体而言,医学专科学院负责制定规范、设定培训及专业实践标准;而医学专家注册委员会负责定期核查医生资质及培训课程是否遵循医学专科学院所定的规则。在对继续医学教育项目进行评估方面,大多设置了详细的评估维度与细则。继续医学教育项目评估旨在确认所实施的教学活动是否有效促进医生的学习,能否达成预期目标,以及是否能提升医生的临床实践技能。在英国,对继续医学教育进行质量评估时,主要关注的是教学质量保障体系与学分管理制度的完善程度,教材的品质、教学方法的有效性,以及教师团队的构成是否合理,尤其是针对核心课程、重点学科及新兴学科的学习成效进行评估。法国独立科学委员会高度重视继续职业发展活动的内容和科学性,包括目标、实施方式、方法的掌握,并通过 9 条标准来判断活动科学性,如医护人员在管理层中的比例;通过 10 条标准来评估教育方式和教育活动,如该活动的需求评估、审计评估等;通过 5 条标准来评估活动的经济独立性。

俄罗斯继续医学教育针对不同承办单位(教育机构、专业非营利性组织、医疗机构)实施不同标准的评估。英国十分重视继续医学教育项目的质量评估,英国医学总会出版了《继续职业发展指导手册》,其中主要涉及继续医学教育活动的组织、认证以及两者之间的合作,从规章制度建设、教学资源、师资队伍建设等三个方面开展评估工作。

对继续医学教育效益和效果的评估方面,不同国家标准不同。德国在评估继续医学教育学习流程或成果时,采用了包括第三方评估和自我评价在内的适宜方法。而美国对继续医学教育的效益与成效进行评估时,分为两部分:一是参与者自我评估对某项继续医学教育活动的满意度,二是外部机构评估医师参与继续医学教育活动后的实际学习效果。

评估结果的应用直接关系到医生及承办机构的切身利益,最直接的影响体现在医生的执业执照再认证过程以及承办机构的存续状态上。见表 5-16-5。

表 5-16-5　部分国家继续医学教育评估情况一览表

地区	国家	对承办单位的评估	对继续医学教育项目的评估	对继续医学教育效益和效果的评估	对评估结果的应用
欧洲地区	英国	①教学质量保障制度和学分制管理制度的建设;②教材的质量和教学方式;③学校师资结构合理性;④重点评估主干课、重点学科和专业、新学科和专业学习效果	主要包括规章制度建设评估、教学资源的评估、师资队伍建设评估三个方面	尚未制定较好的方案,但可通过自我评价进行诊断性评估,是评价继续医学教育效果和进行反馈的重要手段	医生执业执照的再认证须提供继续职业发展信息
	法国	①根据活动的受众不同,承办单位需要接受国家继续职业发展局下属的七个独立科学委员会之一的审核与评价;②评估标准:9 条标准判断承办单位的科学性;10 条标准评估承办单位的教育方式和教育活动;3 条标准评估承办单位的经济独立性	国家继续职业发展局对承办单位提供的继续职业发展活动进行全面监控,即:继续职业发展活动实施前的行政检查、独立科学委员会对项目的科学性和教学质量进行评估以及事后检查,还会根据收到的举报信息进行检查	法国医生协会理事会负责对医生继续职业发展活动的评估	法国的继续职业发展系统既没有激励措施,也没有惩罚措施
	德国	①继续医学教育单元的内容符合本继续医学教育规定;②职业守则的要求得到遵守;③内容与经	①国家医师协会颁布指导方针;②主办者和科学协调员提供符合德国医学会	继续教育措施纳入了对学习程序或学习成果进行第三方或自我评估的适当	①继续医学教育措施得到其他州医师协会的认可,也将被记入继续医学教

地区	国家	对承办单位的评估	对继续医学教育项目的评估	对继续医学教育效益和效果的评估	对评估结果的应用
欧洲地区	德国	济利益无关,组织者和演讲者也透露任何利益冲突;④继续医学教育资源应向所有医师开放	现行版本"继续医学教育建议"的声明	方法,包括交互式对话系统、实用考试以及口头或书面考试等	育证书;②其他州医师协会颁发的继续医学教育证书将得到承认;③卫生保健行业协会认可的继续医学教育措施,可获得国家医师协会的继续医学教育证书
	俄罗斯	俄罗斯承办单位主要分为教育机构、专业非营利性组织、医疗机构3种,不同承办机构评估标准与程序不同			①医务人员获得继续医学教育学分是获得从业资格证书的先决条件;②为改进继续医学教育提供重要依据
	荷兰	荷兰的继续医学教育由荷兰皇家医学会主管。荷兰皇家医学会通过培训和(再)注册医生来保证医疗质量,荷兰皇家医学会已经建立了两个独立的机构医学专科学院和医学专家注册委员会来保证医疗专业的质量。其中,医学专科学院负责制定规则、规定培训和专业实践的要求,医学专家注册委员会负责定期检查医生和培训课程是否符合医学专科学院制定的规则。一般培训认证局、电子学习格式认证局、资格认证局一组、专科医生认证委员会以及社会医学认证机构也参与到继续医学教育的管理和评估中			
美洲地区	美国	继续医学教育认证委员会或其授权的州医学会和医学专科学会会定期对承办机构的培训计划,培训内容、授课人员、教学条件等方面进行检查评估	美国继续医学教育活动的评估从低到高分为七个水平,即参与度、满意度、陈述性知识和程序性知识的学习、能力的学习、表现、患者健康、社区健康。此外,承办机构还通过各种方法评估其活动的质量和效果,利用数据研究继续医学教育对学习者能力改变的影响等	由参加者评估自己对某一继续医学教育活动的满意程度和外部评估医师参加继续医学教育活动的效果两方面	提出改进意见以及决定继续医学教育承办机构是否有学分授予权

续表

地区	国家	对承办单位的评估	对继续医学教育项目的评估	对继续医学教育效益和效果的评估	对评估结果的应用
美洲地区	巴西	①自我评估:继续医学教育机构须进行持续性自我评估,每三年向国家高等教育评估系统提交一次评估结果;②外部评估:外部评估委员会实地访问,并进行现场评估;③教学条件评估:这种评估方式主要针对的是评估委员会认为有必要进行重新认证的课程或机构;④地区教育发展与创新综合评估:主要在课程中期或后期对继续医学教育课程中的学员进行抽样测验	①双边机构间委员会负责,该委员会根据区域继续医学教育培训的执行情况、各项指标及目标的完成情况,定期评估委员会的工作是否尽到落实继续医学教育的责任;②联邦层面的继续医学教育项目评估主要由卫生部负责,卫生部定期监督和评估国家和联邦区继续医学教育项目的实施情况		
西太平洋地区	澳大利亚	根据《2019年澳大利亚医学协会专业医师项目和职业发展项目评估认证流程》规定,已经通过认证可以开始运营的继续医学教育项目必须在两年后再次提交重复认证申请,并且项目运营组织方需要周期性地向医学协会做项目运营报告,不断反映组织方在运营过程中出现的问题和情况	包括课程内容设置、知识点的分布、教学资源配置的评价和教学能力的评估	借助效果评估和项目运行问题反馈,澳大利亚医学协会能够及时向项目提供者提出建议,以更好地为医生提供服务	用于在周期性审查时确保执照及时更新
其他地区	印度	①资格证书;②继续医学教育计划			
	埃及	埃及继续教育发展协会对大学、医院、国家或国际医学会、有执照的医疗培训公司开展的继续医学教育活动进行评估	包括对以前的继续医学教育活动的评估,对潜在参与者的调查,新的临床指南或新的研究成果的发表,对影响临床服务变化的相关研讨,确定培训项目的预期教育结果,受训者对培训项目的反馈及出勤情况		

地区	国家	对承办单位的评估	对继续医学教育项目的评估	对继续医学教育效益和效果的评估	对评估结果的应用
其他地区	南非	①审查举办组织的认证申请;②监督是否遵守相关规定和要求;③修订在举办者不遵守继续职业发展计划的规则和规定的情况下授予的继续教育学分;④审查经过认证的举办组织,并向相关专业委员会提交年度报告;⑤调查对举办组织的投诉;⑥向卫生职业委员会提交经认可的继续职业发展活动,以便将相关信息在官方网站上发布	对所有继续职业发展活动进行正式评估,主要关注提高医疗质量和患者预后方面	①专业委员会或其指定的认证机构将负责监督认证举办者向卫生专业人员提供的继续职业发展活动的质量;②认证机构、委员会成员或继续职业发展委员会成员可以随时进行审核;③根据审核结果或在提请继续职业发展委员会注意任何重大事件的情况下,审核或撤销经认证的举办者的认证状态;④质量措施包括:提供年度所有活动的清单;遵守为学习活动授予学分的准则;所有必要的文件;遵守年度报告要求;所有与道德相关的学习活动;与实践领域相关的活动的相关性;遇到或报告的任何问题	

六、国际继续医学教育经费来源

各国继续医学教育经费来源结构各有特色,综合来看主要有四类。

第一类是经费提供主体多元化,如美国、法国等国。美国继续医学教育的资金筹集渠道多样,主要包括医师注册与认证收费、企业赞助、广告及展览收益、私人捐赠以及政府财政支持。在这些来源中,医师注册与认证费用占据主导地位,例如2019年该部分收入高达16.75亿美元;紧随其后的是企业赞助、广告及展览所带来的收入以及私人捐赠;相比之下,政府财政支持所占比重最小,2019年仅为0.39亿美元。法国国家医保基金为医生参加继续教育活动提供资助和补偿,此外医药企业的赞助也是继续医学教育活动经费的主要来源。

第二类以政府拨款为主,其他渠道为辅,如英国、巴西等国。英国将继续医学教育的费用支出纳入财政预算,每年由政府拨款,即英联邦政府补助地方政府税收和地方政府税收,某些特殊情况下英联邦政府会拨给专款用于继续医学教育工作,药厂、医疗保险组织和社会慈善机构的资助以及会员或受教育者交纳学费等也是继续医学教育经费的有效补充渠道。俄罗斯继续医学教育的经费主要来源于联邦预算、联邦强制医疗保险基金和地区强制性医疗保险基金或其他途径。巴西的继续医学教育活动经费主要来源于政府的财政支持,除此之外,还有企业资助和个人出资,其中巴西卫生部用财政资金作为经济激励措施,直接转移到市政和州卫生基金,以促进地方各级继续医学教育的实施和发展,财政资源在各联邦区或州的分配标准与继续医学教育评估的指标相关。印度的大部分继续医学教育项目都能够获得政府资助,此外个人支付、主办机构资助和制药企业资助等也是补充渠道。

第三类遵循市场化原则,企业有条件地提供培训经费。德国继续医学教育90%以上的经费来自医师协会会员费和医生选择继续医学教育课程时所付费用,但针对药厂等企业和社会慈善机构的捐赠,必须遵守服务和回报服务之间的适当比例原则、透明原则和内容的中立性等原则。南非继续医学教育不能从政府或任何其他来源获得赠款或补贴,资金完全来自法律授权收取的费用。

第四类禁止企业单位赞助。为了削弱医药企业在继续医学教育领域的影响力,法国政府采取了措施,明确禁止药品公司将自身注册为继续医学教育的举办单位,并阻断了它们直接资助相关教育活动的途径。相比之下,加拿大能够维持各类继续医学教育活动的持续运作,这得益于来自多个渠道的稳定经费资助。其中,来自制药行业的赞助占所有经费的5%~50%。制药行业对继续医学教育的投入及其潜在的利益相关性,也引起了各方的批评和反对。加拿大皇家内科及外科医师学院允许企业与医师组织共同发展继续医学教育,但禁止企业代表参加科学计划委员会。见表5-16-6。

表 5-16-6　部分国家继续医学教育经费情况一览表

地区	国家	经费来源
欧洲地区	英国	①纳入财政预算,每年由政府拨款;②由英联邦教育部、就业部、继续教育基金委员会、地方政府教育部门、培训部门和企业委员会共同支付;③药厂、医疗保险组织和社会慈善机构的资助以及会员或受教育者缴纳学费等
	法国	①国家医保基金为个体医生参加继续教育活动提供资助和补偿;②医师学会将继续医学教育纳入资助范围;③机构和个人捐款(禁止医药企业直接赞助继续教育活动)
	德国	①90%以上的经费来自医师协会会员费和医生选择继续医学教育课程时所付费用;②药厂等企业和社会慈善机构等的捐赠
	俄罗斯	①主要来源是联邦和地方预算;②其他来源:联邦强制医疗保险基金和地区强制性医疗保险基金或其他途径
美洲地区	美国	继续医学教育的经费有5大来源,分别是注册费用、商业赞助、广告和展览收入、私人捐款以及政府拨款。其中注册/认证费用最多(如2019年高达16.75亿美元),其次是商业赞助、广告和展览收入以及私人捐款,而政府拨款最少(如2019年为0.39亿美元)
	加拿大	①来自制药行业的赞助占所有经费的5%~50%;②来自医学院的资助一般占经费的10%;③其余来自项目费用、与政府和非政府机构的合同,以及研究资助
	巴西	①财政支持,巴西卫生部用财政资金作为经济激励措施,直接转移到市政和州卫生基金,以促进地方各级继续医学教育的实施和发展;②企业资助;③个人出资

续表

地区	国家	经费来源
西太平洋地区	澳大利亚	①主要由澳大利亚卫生部承担,由国家卫生部门拨款给地方的继续职业发展承办机构,再由承办机构拨款到各个分站点内医生普通培训项目里的继续职业发展项目;②公益继续职业发展教育机构资助为医生无偿提供培训课;③继续职业发展参与医生学费的缴纳
	日本	日本各级医师会是公益社团法人性质,其主要收入来源于会费
	新加坡	尚未找到准确的资料,可能来自以下两方面:①续签执业证书费用;②参加活动缴纳费用
其他地区	印度	大部分继续医学教育项目都能够获得政府资助。印度卫生部在每年的预算中发布针对继续医学教育的年度资助计划
	埃及	①培训举办方的自有资金;②参加培训人员的注册费;③符合规定的赞助商提供的教育资金;④培训活动期间的展位费用;⑤活动期间组织的商业座谈会;⑥培训项目之外的广告费用
	南非	负责继续医学教育工作的卫生职业委员会是独立法人组织,不能从政府或任何其他来源获得赠款或补贴,资金完全来自法律授权收取的费用

第十七章　全球标准及我国继续医学教育创新机制研究

在医学教育体系的三个阶段中,院校医学教育(Basic Medical Education,BME)和毕业后医学教育(Postgraduate Medical Education,PME)为卫生专业技术人员提供一个良好的起点和基础,而贯穿整个职业生涯的继续医学教育(CME)是卫生专业技术人员维持知识更新和提升工作能力的重要途径。2003 年,世界医学教育联合会(World Federation for Medical Education,WFME)正式颁布《医生继续职业发展质量改进全球标准》(*Global Standards for Continuing Professional Development of Doctors*,以下简称 2003 版标准),开始使用继续职业发展(CPD)取代继续医学教育(CME)。相比较继续医学教育指医学实践的知识和技能领域内的继续教育,而继续职业发展却包含着高质量医务工作所需要的更广泛的专业范围(例如医学的、管理的、社会的和人的学科专业等)。

2003 版标准一经颁布便在世界各地得到广泛应用,帮助不同国家和地区制定符合当地经济、文化、教育模式的继续医学教育改革方案。伴随着社会的进步和新问题的不断出现,基于过去近十年世界各地反馈的建议和意见,WFME 于 2012 年启动了修订进程,并在 2015 年颁布《医生继续职业发展质量改进全球标准》(*Global Standards for Quality Improment in Continuing Professional Development*,以下简称新标准)。本文对全球标准新旧两版进行对比分析,通过总结其中的变化探讨世界继续医学教育的新趋势,以期为完善我国继续医学教育制度、制定继续职业发展标准提供参考。

一、全球标准新旧版本对比

新标准分为 9 个领域和 32 个子领域,共 76 项基本标准、62 项发展标准和 80 项注释。与 2003 年标准的 9 个领域和 36 个子领域、36 项基本标准和发展标准、56 项注释相比,虽然总体框架没有太大调整,但是继续职业发展的概念、管理和实施等层面都有新变化,而且子领域部分使用了更清晰明确的分项和定义,并针对一些新出现的重要名词提供更详细的注释。

(一)对继续职业发展基本要素的重新认识

1. **基本概念**　新标准认为继续职业发展不仅限于职业生涯,医学教育的各个阶段和临床实践阶段都应该培养医生的终身学习观念,注重其学习动机。新标准对医生们的主观能动性予以肯定,指出医生们进行持续专业学习的动机是其保持自身医疗服务质量的意愿和期望。对继续职业发展的内容,新标准也进行了重新界定,旧标准中完全将督导下的培训排除在继续职业发展外,新标准重新界定为"继续职业发展很少涉及长时间的监督培训"。由于患者和医疗体系的需求不断变化,新标准认为将来有必要利用反馈和监管以提高继续职业发展活动的效率。

2. **教育理念** 新标准重新审视了医生个体进行继续职业发展的动机。原标准认为继续职业发展是雇主的要求和社会赋予医生的义务,新标准将这一描述扩充为聘用单位、同事、专业组织和社会要求等赋予医生的义务。此外,新标准强调 WFME 认为在大多数情况下,与患者、同事的对话以及对医疗服务系统有重要意义的事项是评估继续职业发展需求的基础,这些评估使继续职业发展更加有效。

3. **组织和方法** 在讨论继续职业发展活动中各组织的角色时,WFME 在新标准中对医学院校在继续职业发展过程中的职能作了更多的说明,确保医学院校通过院校医学教育课程体系使医学生为终身学习作好准备,激发学生参与继续职业发展活动的积极性并提升相关能力。此外,新标准还提到,在线学习、混合式学习等方式对继续职业发展供给侧的影响日益增强。

4. **评估和记录** 继续职业发展活动的结果和效果测量一直是一个难题,新标准也继承了 2003 版标准中相应的评述,即继续职业发展活动的教学成果很难明确,更难去测量。但是新标准却肯定了它在拓展医生能力和改善患者照护质量方面的作用。因此,对待继续职业发展不应有毕其功于一役的想法,不能认为单个的继续职业发展项目可以有力改善患者的治疗效果。对于通常在继续职业发展中使用的学分制,新标准指出它在实际应用中的危害:积分制将学分作为一种激励措施,使其成为继续职业发展活动的主要目标(特别是以小时为计算标准),将有碍于继续职业发展活动与执业实践和医疗服务发展相融合。此外,新标准延续了之前对应用个人档案袋或日志来记录继续职业发展活动的肯定。

5. **标准的制定前提与使用** 在标准的制定前提上,WFME 与 2003 版标准基本保持一致,强调标准的普遍适用性,继续职业发展的最终目的不是"达到标准",而是通过培训与学习来促进医生能力的提高。在具体的前提上,新的标准有以下改进:在继续职业发展的内容、方法、环境、结果等宏观方面新增了评估要求;标准不应定义为全球最低要求,而是鼓励在此基础上追求更好的质量;全球标准并不意味各国必须做到和标准一致。

在具体操作中,需要注意的有:每条标准所依据的原则都是核心要点,但是不要过分关注细节,以至于掩盖应用基本标准的必要性以及为保障质量发展所作的努力;在组织个人继续职业发展活动时,不一定要满足标准文件中的所有细节;继续职业发展参与者在自我评估和自我完善时应当辅以同事的反馈以及相关效果的评估。

(二)标准的具体内容变化

新标准和 2003 版标准在框架上没有大的变化,但是部分领域名称发生了改变,因此下文用"/"分隔,如"学习方法/教育规划"代表2003年的名称为学习方法,新标准为教育规划,依此类推。对于分级编号,本文采用了两个版本标准中的原始编号,其中2003版标准编号到二级,而新标准编号到四级。

　　总体而言,新标准在制订时顺应时代发展,拓展了继续职业发展的概念,将多方利益纳入考量,重视医生作为继续职业发展的执行主体的地位。在具体内容上,新标准重视近年来信息技术和医学的发展,强调信息技术和循证医学在继续职业发展中的应用。此外,新标准还肯定了医学院校在培养医学生、研究医学教育以及组织和实施医学教育上的作用,并且鼓励医学院校更多地参与继续职业发展。具体内容变化对比见表5-17-1。

表5-17-1　全球标准新旧版本内容对比

项目	2003 版标准	新标准
1　宗旨与结果	1.1　陈述宗旨与结果 基本标准:医疗行业在与相关权力机构和雇主协商后,必须明确继续职业发展的宗旨和预期结果,并将它们公布于众 质量提高标准:宗旨应该鼓励和支持医生改进他们的实践表现,并且应该要求医疗行业有责任为有效的继续职业发展改善条件	1.1　宗旨 基本标准:医疗行业必须明确继续职业发展提供者和继续职业发展活动的目的任务(B 1.1.1);向其服务的卫生健康部门汇报目的任务(B 1.1.2) 宗旨需基于:需求评估(B 1.1.3);专业人员的普遍需求,探索、发展和研究工作能力新领域的一般需求(B 1.1.4);与同行一起,对自己和他人的医务工作进行反思和讨论(B 1.1.5);协调一般活动和特定活动之间的目的任务(B 1.1.6) 宗旨需包含:与临床工作、教学、研究或管理的组织相关的,在临床技能、理论知识、态度和沟通技巧方面的职责和目标能力决定的要求(B 1.1.7);医学伦理学/生物伦理学(B 1.1.8);学习的后续行为(B 1.1.9);在复杂和不可预测的情况下做出判断的能力培训。(B 1.1.10);全社会的卫生健康需求,以及医疗服务体系和社会责任其他方面需求的考虑(B 1.1.11) 发展标准:医疗行业应当确保宗旨,鼓励和支持医生改进他们的执业行为表现(Q 1.1.1);履行改善有效继续职业发展条件的义务(Q.1.1.2)
	1.3　职业技能和自主权 基本标准:继续职业发展必须服务于增强医生职业和个人的发展目的 质量提高标准:继续职业发展的过程应该服务于强化医生职业技能并且使他们能为患者和社会的最大利益自主地采取行动	1.2　职业素养和职业自主权 基本标准:医疗行业必须确保继续职业发展活动为促进医生的专业和个人发展而服务(B 1.2.1) 发展标准:医疗行业应当继续职业发展活动的程序服务于增强医生为患者和社会的最大利益而自主地规划和选择继续职业发展活动的可能性(Q 1.2.1);学术自由(Q 1.2.2)

续表

项目	2003 版标准	新标准
1 宗旨与结果	1.4 继续职业发展的结果 基本标准:医生必须确保所采用的继续职业发展活动适于保持和发展满足患者和社会所必需的能力 质量提高标准:经向同行和行业组织咨询,医生应当明确继续职业发展活动所要达到的能力培训和效益。从继续职业发展活动中学习到的知识应与同行们分享	1.3 继续职业发展的结果 基本标准:医疗行业必须明确继续职业发展的结果;适于维持和发展必要的胜任力,以满足个体医生、医疗行业专业人员、患者和社会的需求(B 1.3.1);确保医生对同事及其他医护人员、患者及其亲属的行为得当(B 1.3.2);涵盖终身自主学习的要求(B 1.3.3);基于临床数据(B 1.3.4);公开预期结果(B 1.3.5) 发展标准:医疗行业应当经与专业组织协商后,确保医生在继续职业发展活动中的学习内容可以与同事共享(Q 1.3.1)
	1.2 参与制定宗旨与结果 基本标准:继续职业发展宗旨与预期结果的陈述必须由其主要的利益方来确定 质量提高标准:制定宗旨与结果的陈述应该建立在吸纳更广泛的利益方意见的基础上	1.4 参与制定宗旨与结果 基本标准:医疗行业必须公开与其主要利益方共同规定的继续职业发展活动的宗旨与预期结果(B 1.4.1) 发展标准:医疗行业应当根据其他利益方的意见,制定继续职业发展活动的宗旨与结果(Q 1.4.1)
2 学习方法/教育计划	2.1 开展继续职业发展的途径 基本标准:继续职业发展必须适应每个医生的需要,并且要持续地实施。为了提高医学实践能力,学习必须包含完整的实践和理论内容 质量提高标准:继续职业发展应该利用各种各样的学习方式,医生应该在学习网络中与同事分享学习经验,并从合作学习中受益	2.1 继续职业发展活动框架 基本标准:医疗行业必须识别医疗服务系统需求,根据个体医生的需要和意愿,为他们专门制订继续职业发展活动(B 2.1.1);保障和支持继续职业发展活动(B 2.1.2);将理论与实践相结合(B 2.1.3);确保继续职业发展活动是依据有代表性的专业组织的政策规定组织实施的(包括对活动的申报认可)(B 2.1.4);符合伦理规范(B 2.1.5) 发展标准:医疗行业应当利用多种多样的教学和学习方式开展继续职业发展(Q 2.1.1);鼓励医生参与同行间的学习,在适当的情况下分享经验,并从合作学习中受益(Q 2.1.2);鼓励在国家、地区和全球范围内的合适框架下进行合作和相互认可(Q 2.1.3)
	2.2 科学方法 基本标准:继续职业发展内容无论何时都必须建立在坚实的科学和实践证据的基础上 质量提高标准:通过继续职业发展,从显现的科学证据中取得资料,医生应该能够改进他们的实践。医生应	2.2 科学方法 基本标准:医疗行业必须尽可能将继续职业发展活动的内容牢固地建立在科学、循证医学和经验的基础之上(B 2.2.1) 发展标准:医疗行业应当组织和利用继续职业发展活动;以方便获取最新证据、科学成果和实践经验(Q 2.2.1);以新证据改善医疗服务供给系统的组织和

续表

项目	2003 版标准	新标准
	该能够得到或收到建立在临床知识、技能和态度基础上的最新的论据。在学习过程中,医生应该获得适当的科学方法的知识,以改进其急难重症鉴定的技能	实践(Q 2.2.2);运用适当科学方法的知识,提高医生批判性评价的技能(Q 2.2.3)
	2.3　继续职业发展的内容 基本标准:继续职业发展的内容必须是多样的和灵活的,使医生能够改进他们的医疗实践 质量提高标准:医生应该根据自我学习计划挑选继续职业发展内容,学习内容与他们的职业任务相一致	2.3　继续职业发展活动内容 基本标准:医疗行业必须确保继续职业发展活动的内容多样化和个性化,促进医生能够在其医务工作中得到发展进步(B 2.3.1);以患者安全和自主性为关注点来组织继续职业发展活动(B 2.3.2) 发展标准:医疗行业应当根据个体医生的自我计划选择适合的继续职业发展活动内容,以支持医生不同职业角色的学习(Q 2.3.1);根据聘用单位的需求,组织继续职业发展活动(Q 2.3.2)
2　学习方法/教育计划	2.4　继续职业发展的过程 基本标准:站在国家的立场上并与其他利益方协商后,医疗行业必须说明对继续职业发展作为终身学习过程的期望,以非正式的自我指导学习作为继续职业发展的基石 质量提高标准:医疗行业应该与其他利益方建立正式合作,以便实现拓宽学习内容的可能性	在新标准中没有直接对应的内容
	2.5　继续职业发展与服务的关系 基本标准:必须承认继续职业发展在预算、资源分配和时间规划上是医学实践整体的一部分,并且对服务需求而言不是次要的 质量提高标准:继续职业发展应该适合弥补知识、技能、态度和管理方面的缺陷,识别服务评价或个人对实践和个人兴趣(利益)的想法。继续职业发展应该用于实现卫生保健部门的实践和组织方面的科学发展与进步	2.4　继续职业发展与业务的关系 基本标准:医疗行业必须专门制定继续职业发展活动,以填补医生在知识、技术、态度和管理能力方面的差距,这些差距是根据业务评价或通过医生对其医务工作和学习计划的个人反思或回顾而具体确定的(B 2.4.1) 发展标准:医疗行业应当确保继续职业发展活动是医务工作中必不可少的一部分,这体现在预算、资源配置、工作条件和时间规划上,并将继续职业发展活动可能会减少业务工作时间的因素考虑在内(Q 2.4.1)

续表

项目	2003 版标准	新标准
2　学习方法 / 教育计划	2.6　继续职业发展的管理 基本标准:医生必须为其需要而规划和实施的继续职业发展最终负责 质量提高标准:医疗行业应该与相关的利益方合作,组织继续职业发展活动,并建立相应的系统以资助和维持继续职业发展应对其成员认定的需要	在新标准中没有直接对应的内容
3　规划与文件 / 评价与记录	3.1　规划继续职业发展需要的文件 基本标准:规划继续职业发展活动的主要依据必须提到临床实践和公共健康的需要。医疗行业必须确定医生意识到的需要,并将这些需要纳入继续职业发展规划 质量提高标准:应当有系统提供文件记录资料,提示医生和利益方关注实践质量、结果跟踪和与同行比较	3.1　评价方式 基本标准:医疗行业必须制订并实施对评价继续职业发展活动的评价制度(B 3.1.1);制定并明确适当的评价方式(B 3.1.2) 发展标准:医疗行业应当促进继续职业发展活动评价的适当发展(Q 3.1.1)
	3.2　制定继续职业发展活动的文件 基本标准:必须建立体制去记录被认可的继续职业发展活动是按系统和透明方式进行的。继续职业发展的文件必须用来作为一种考查学习的工具,以及提供关于规划的继续职业发展的适宜性和质量的反馈意见 质量提高标准:继续职业发展的任何文件系统的目标应该是关注实际的学习和能力的适当提高,而不只是关注参加继续职业发展活动。医生应该建立能够与同行分享的个人学习文件夹	继续职业发展活动记录 基本标准:医疗行业必须建立系统和透明的制度监督并记录继续职业发展活动参与(B 3.2.1);创建可以与同行分享的医生个人相关学习记录(B 3.2.2);利用继续职业发展活动的系统性文档记录作为一项规范化的学习工具(B 3.2.3);利用继续职业发展活动的针对性和质量反馈来进行继续职业发展的规划(B 3.2.4) 发展标准:医疗行业应当确保继续职业发展活动的文档记录关注实际的学习,并基于能力的提高,而不仅仅是参与继续职业发展活动(Q 3.2.1)
4　医生个人	4.1　动力 基本标准:提供高质量的保健服务必须是医生参加继续职业发展活动的动力。医生在选择继续职业发展活动时必须判断它的教育价值,选择高质量的并且适合他们学习需要的活动	4.1　动力 基本标准:医疗行业必须确保提供优质医疗服务是医生参与继续职业发展活动的驱动力(B 4.1.1);认识到在继续职业发展活动规划中医生个人对参与其继续职业发展活动负有主要责任(B 4.1.2);鼓励医生个人参与继续职业发展活动(B 4.1.3);提供相关的学术咨询(B 4.1.4);鼓励医生评判可参加的继续职业发展

项目	2003 版标准	新标准
4　医生个人	质量提高标准:继续职业发展活动应该增强学习和提高的动力,并被认可是一项有价值的职业活动	活动的个人教育价值(B 4.1.5);选择与医生个人的学习需求相关的适当活动,例如基于临床数据的活动(B 4.1.6) 发展标准:医疗行业应当继续职业发展制度增强学习积极性(Q 4.1.1);继续职业发展活动被认可为一项有价值的职业活动(Q 4.1.2)
	4.2　学习策略 基本标准:医生们基于行业组织,必须根据已确定的学习需要来提高系统地规划、执行和记录以实践为基础的学习的能力,必须发展自我评估方法以帮助确认学习的需求 质量提高标准:医生的继续职业发展活动应该基于学习策略,使活动导向提高保健质量,适当时还包括各学科间的集体学习	4.2　学习策略 基本标准:医疗行业必须培养医生个人的能力,使医生能够根据自己已确定的学习需求,按部就班地计划、执行并记录自己基于医务工作的学习情况(B 4.2.1);制定办法来帮助医生明确其继续职业发展需求(B 4.2.2) 发展标准:医疗行业应当要求医生的继续职业发展活动基于医生个人专门制定的学习策略(Q 4.2.1);鼓励开展远程学习(Q 4.2.2)
	4.3　工作条件 基本标准:行医和雇佣医生的工作条件必须为继续职业发展提供时间和其他资源 质量提高标准:医生的报酬体制应该允许医生参加与其需求相关的范围广泛的继续职业发展活动	4.4　工作条件 基本标准:医疗行业必须医生的工作和就业条件为继续职业发展活动提供有保障的时间和其他资源(B 4.4.1);医生具有对医务工作进行反思的机会(B 4.4.2) 发展标准:医疗行业应当建立医生的认可制度或其他类型的激励制度,使医生能够参与与其学习需求相关的更大范围的继续职业发展活动(Q 4.4.1)
	4.4　医生对继续职业发展的影响 基本标准:必须给医生提供与继续职业发展提供者讨论他们学习需要的机会 质量提高标准:应该建立体制使医生参与规划和执行继续职业发展活动	4.3　医生个人对继续职业发展的影响 基本标准:医疗行业必须为医生提供相关机会与继续职业发展提供方讨论他们的学习需求(B 4.3.1) 发展标准:医疗行业应当让医生参与规划和开展继续职业发展活动(Q 4.3.1)
5　继续职业发展提供者/继续职业发展供给	5.1　认可政策 基本标准:必须有一个认可继续职业发展提供者和/或个人继续职业发展活动的系统 质量提高标准:所有继续职业发展提供者应该能够描述他们活动的教育基础,包括能够使用的教育专家。继续职业发展提供者之间的利益冲突应该加以说明	5.1　认定政策 基本标准:医疗行业必须明确继续职业发展供给和/或个人继续职业发展活动的评估和认定制度(B 5.1.1);依据统一标准,与相关部门协商,建立一套继续职业发展供给项目的认定机制(B 5.1.2) 发展标准:医疗行业应当要求继续职业发展提供方能够描述其教育活动教学设计的主要组成,包括教育专家的参与(Q 5.1.1)

续表

项目	2003 版标准	新标准
5　继续职业发展提供者 / 继续职业发展供给	5.2　提供者的义务 基本标准:继续职业发展活动的提供者必须满足商定的教育质量要求 质量提高标准:提供者在规划和实施他们的活动中,应该示范使用适当的教育方法和技术	5.2　供给方的责任与发展 基本标准:医疗行业必须保证提供的继续职业发展活动符合普遍公认的教育质量要求(B 5.2.1);确保任何关于继续职业发展供给的利益冲突都得到明确指出、公布及妥善解决(B 5.2.2) 发展标准:医疗行业应当为继续职业发展活动的供给建立一套公认的规则(Q 5.2.1);确保继续职业发展供给方能够遵守规则(Q 5.2.2);要求供给方在计划和开展他们的活动时,展示出实用有效的教育方法和技术(Q 5.2.3)
	5.3　对提供者的反馈 基本标准:必须在实施过程中给出对继续职业发展提供者关于实施和医生学习需求方面的建设性的反馈意见 质量提高标准:应当建立接受提供继续职业发展的准则,并为所有提供者遵循。应该发展向继续职业发展组织者和负责机构进行系统反馈的体系	不再单独保留这一部分
	5.4　医学院校的作用 基本标准:医学院校必须在改进继续职业发展质量方面起领导作用。医学院校必须在本科医学教育课程计划实施时就开始培养学生参加继续职业发展进行终身学习的动力和能力 质量提高标准:医学院校应该在适当的时候提供继续职业发展活动。医学院校应该与其他利益方合作从事继续职业发展活动的研究工作	5.3　医学院校的作用 基本标准:医疗行业必须促进医学院校参与改善继续职业发展活动的质量(B 5.3.1);确保医学院校通过院校医学教育课程体系使学生为终身学习做好准备,从而激发学生参与继续职业发展活动的积极性并提升相关能力(B 5.3.2) 发展标准:医疗行业应当鼓励医学院校在适当时举办继续职业发展活动(Q 5.3.1);激励医学院校开展关于继续职业发展活动的研究(Q 5.3.2)
6　教育环境与资源 / 教育资源	6.1　培训构架 基本标准:继续职业发展活动必须是在有益于有效学习的基地和环境下提供 质量提高标准:在内部自我评估基础上,继续职业发展应该包括对实践学习环境的定期外部审查	6.1　基础设施 基本标准:医疗行业必须确保足够的专业文献资源的可获得性(B 6.1.1);确保能够使用技能培训设备(B 6.1.2);提供一个安全的学习环境(B 6.1.3) 发展标准:医疗行业应当确保对基础设施和技能培训设备进行评估和定期更新,从而为继续职业发展活动提供充分的条件(Q 6.1.1)

项目	2003 版标准	新标准
6 教育环境与资源/教育资源	**6.2 硬件设施和装备** 基本标准:为了开展继续职业发展,医生必须有可以保障的时间和机会从事实践和深入学习,以获得充足的职业知识和技能培训的机会 质量提高标准:硬件设备、技能培训装备和工作日程应该定期地评估和更新,以保持其为继续职业发展提供适当的环境和条件	**6.2 学习环境** 基本标准:医疗行业必须确保在有助于高效学习的学习环境和境况中提供继续职业发展活动(B 6.2.1) 发展标准:医疗行业应当支持与利益相关方的正式及非正式合作,以获得多种用途的学习环境(Q 6.2.1)
	6.3 与同事的互动 基本标准:继续职业发展必须包括与同事和其他卫生专家合作的经验 质量提高标准:为提高继续职业发展,医生应该加入教育网络,应该参与他们的同事包括培训过程中的医生、学生、相关健康人员能力的发展	**6.4 同事交流** 基本标准:医疗行业必须鼓励在继续职业发展活动中同行间及与其他卫生专业人员间的合作(B 6.4.1) 发展标准:医疗行业应当让医生参与支持同行的能力提升,包括住院医师、医学生和其他医务人员(B 6.4.1)
	6.4 信息技术 基本标准:必须把使用相关信息和通信技术作为继续职业发展过程中不可缺少的一部分 质量提高标准:医生应该具有获得信息和通信技术并将其用于自我指导学习、与同事交流、资料检索以及进行患者和临床实践管理	**6.3 信息技术** 基本标准:医疗行业必须确保能够访问网络或其他电子媒体。(B 6.3.1);以高效且合乎道德的方式使用信息和通信技术,作为继续职业发展活动的组成部分(B 6.3.2) 发展标准:医疗行业应当鼓励医生能够将信息和通信技术用于以下几个方面:自主学习(Q 6.3.1);与同行交流(Q 6.3.2);获取相关患者数据以及进入医疗信息系统(Q 6.3.3);患者管理/医务工作管理(Q 6.3.4)
	6.5 正规的继续职业发展活动 基本标准:医疗行业必须与其他利益方合作,必须促进鼓励和认可参加地方、国家和国际继续职业发展课程、科学会议和其他正式活动的体制。医生必须有机会参加此类继续职业发展活动 质量提高标准:当需要以有效的途径深入学习以达到更高水平的能力时,医生应该有机会计划和实施继续职业发展活动	**6.5 正式继续职业发展活动** 基本标准:医疗行业必须与利益相关方共同制定制度,鼓励并认可参与地区、国家和国际继续职业发展活动、科学会议和其他正式活动(B 6.5.1);确保医生有机会参加正式继续职业发展活动(B 6.5.2) 发展标准:医疗行业应当确保医生有机会策划和举办专门的继续职业发展活动,例如关于提高医生岗位胜任力水平的深入研究(Q 6.5.1)

续表

项目	2003 版标准	新标准
6　教育环境与资源 / 教育资源	6.6　教育专家 基本标准:医疗行业必须制定一项使用教育专家在规划、实施和评估继续职业发展的政策 质量提高标准:使用教育专家应该是可以请到的,并且应该用于继续职业发展活动	6.7　教育专家 基本标准:医疗行业必须制定政策并推行,以发挥教育专家在继续职业发展活动的策划、举办和评估中的作用(B 6.7.1) 发展标准:医疗行业应当确保每位医生能够在继续职业发展活动中获取并运用教育专家的意见(Q 6.7.1)
	6.7　其他单位的和国外的经验 基本标准:为了促进医生通过访问国内外的其他单位获得经验的能力,医疗行业必须制定确保医生自由活动的政策 质量提高标准:医疗行业与其他利益方合作,应该为医生国内或国际学习参观提供方便。有关的权力机构应该与相应的国家或国际机构建立关系,以便相互提供和承认继续职业发展活动	6.8　在非传统环境中学习 基本标准:医疗行业必须保障医生的行动自由,促进其通过参访国内外的其他机构或场所来获取经验和提升能力(B 6.8.1) 发展标准:医疗行业应当与利益相关方合作,促进医生们国内外的考察访问(Q 6.8.1);确保有关部门同相应的国家、区域和全球机构建立关系,以促进继续职业发展活动的供给和相互认可(Q 6.8.2)
	无新版本标准中对应的部分	6.6　医学研究和学术成就 基本标准:医疗行业必须确保参与继续职业发展质量建设活动的可能性,作为继续职业发展的组成部分(B 6.6.1) 发展标准:医疗行业应当允许参与相关研究项目,作为继续职业发展的组成部分(Q 6.6.1)
7　方法与能力的评估 / 继续职业发展活动评估	7.1　评估机制 基本标准:医疗行业应该建立继续职业发展活动评估和对学习结果适当考核的机制 质量提高标准:继续职业发展评估应该包含医学教育专家并注意到学习过程的连贯性,继续职业发展构架和特殊组成部分以及学习结果	7.1　项目监督评估机制 基本标准:医疗行业必须建立机制并应用于监督继续职业发展活动(B 7.1.1);评估继续职业发展活动的过程和效果(B 7.1.2) 发展标准:医疗行业应当在监督和评估中介绍任务、目标效果、教育方案、评价(如果有的话)、文档记录、个体医生在继续职业发展中的参与情况、继续职业发展的供给和教学资源(Q 7.1.1);利用数据来监测和评估培训效果,包括提供高水平的患者医疗服务的能力(Q 7.1.2);注重专家在医疗服务提供和医学教育中的参与,以进行继续职业发展评估(Q 7.1.3)

项目	2003 版标准	新标准
7 方法与能力的评估/继续职业发展活动评估	7.2 来自继续职业发展活动的反馈 基本标准:来自继续职业发展活动参加者的反馈必须系统地搜集、分析和改进,并使利益方得到相关信息 质量提高标准:继续职业发展参加者应该积极地参加继续职业发展评价,并使用评价结果来作规划	7.2 给提供方的反馈 基本标准:医疗行业必须确保继续职业发展提供方不断地向目标医生寻求其职业表现和学习需求的信息(B 7.2.1);继续职业发展活动参与者提出的建设性反馈得到系统地搜集、分析并采取行动(B 7.2.2);反馈效果的信息将提供给利益相关方(B 7.2.3) 发展标准:医疗行业应当确保建立一套继续职业发展活动参与者向继续职业发展提供方和负责继续职业发展活动的部门提供系统化反馈的体系(Q 7.2.1);分析医生参与与其学习需求相关的继续职业发展活动的收获(Q 7.2.2);确保继续职业发展参与者积极参加继续职业发展活动的评估,并将评估效果用于规划继续职业发展(Q 7.2.3)
	7.3 根据医生工作情况的活动 基本标准:继续职业发展活动的提供者必须寻找来自选定的医生听众的信息,作为规划的依据 质量提高标准:参加继续职业发展活动的效益应该与医生的需求进行比较分析,并用来向行业机构和继续职业发展提供者提供反馈	7.3 利益相关方的参与 基本标准:医疗行业必须确保主要利益相关方参与项目监督与评估(B 7.3.1) 发展标准:医疗行业应当对于其他利益相关方,使其了解课程和项目评估的效果(Q 7.3.1);征询其对医生业务表现的反馈意见(Q 7.3.2);征询其对项目的反馈意见(Q 7.3.3)
	7.4 监控和认可继续职业发展 基本标准:继续职业发展活动正式构架必须由医疗行业与相关权力机构协商在认同的标准的基础上予以批准 质量提高标准:由参加者确定的相关继续职业发展活动的文件应该在能力评估系统中起重要作用,不考虑认可医生的实践系统	不再单独保留这一部分
8 组织	8.1 准则 基本标准:继续职业发展必须根据代表性的行业机构的政策实施,包括活动及其评价的认可 质量提高标准:应该鼓励以国家和国际的适当的准则进行合作和相互认可	8.1 继续职业发展规划的需要和文档记录 基本标准:医疗行业必须依据公布确定的目的任务和目标效果来规划继续职业发展活动(B 8.1.1) 发展标准:医疗行业应当开发系统,记录医务工作质量、效果追踪和同行群体比较的数据,以起到提醒医生和主要利益相关方的作用(Q 8.1.1)

续表

项目	2003 版标准	新标准
8　组织	8.2　职业领导 基本标准:医疗行业机构必须负责继续职业发展活动的领导和组织 质量提高标准:应该定期地评估行业领导实现继续职业发展的宗旨和结果的情况	8.2　学术领导 基本标准:医疗行业必须承担领导和组织继续职业发展活动的责任(B 8.2.1) 发展标准:医疗行业应当确保定期就继续职业发展活动的目的任务和目标效果的完成情况对领导进行评估(Q 8.2.1)
	8.3　资金和资源分配 基本标准:继续职业发展活动的资金必须是卫生保健系统开支的一部分。医生的工作条件必须使他们能够选择和参加继续职业发展活动 质量提高标准:继续职业发展的资助系统应该确保医生在选择继续职业发展活动时的独立性	8.3　教育预算与资源配置 基本标准:医疗行业必须建立预算制度,根据行业和继续职业发展供给方确定的需求,为继续职业发展活动提供资金和支持(B 8.3.1);确保继续职业发展活动经费原则上列入卫生健康系统开支的一部分(B 8.3.2) 发展标准:医疗行业应当建立继续职业发展活动的经费支持制度,确保医生们能够自主选择继续职业发展活动(Q 8.3.1)
	8.4　管理 基本标准:必须适当地管理继续职业发展活动并提供资源 质量提高标准:继续职业发展的管理结构应该包括质量保障和改进	8.4　管理 基本标准:医疗行业必须确保继续职业发展活动得到适当的管理(B 8.4.1) 发展标准:医疗行业应当确保正式继续职业发展活动的管理结构有助于质量保障和提升(Q 8.4.1)
9　持续更新	基本标准: 医疗行业必须启动相关程序,定期复核和更新继续职业发展活动的构架、功能和质量并改正不足 质量提高标准:更新的过程应该建立在研究的基础上,继续职业发展的宗旨和结果适应社会科学、社会经济和文化的发展;重新审查和确定将医学科学进步和人们需求的变化相结合所需要的能力;审查学习途径和培训方法,以确保它们是适合的和恰当的;有利于医生终身学习、提出(自我)评估和以实践为基础的学习方法;发展有助于医生满足其患者需要和提供高质量保健的组织和管理结构;思考和持续改进继续职业发展的内容和方法学	基本标准:医疗行业必须创建程序,以定期评审项目,并更新项目的过程、结构、内容、效果/能力、评价以及学习环境(B 9.0.1);改正已有继续职业发展活动中的不足之处(B 9.0.2);为持续更新继续职业发展活动配置资源(B 9.0.3) 发展标准:医疗行业应当更新过程以前瞻性研究和分析为基础,以本地评估效果和医学教育文献为依据(Q 9.0.1);确保更新和调整的过程能够促进继续职业发展政策的修订和活动的改进,这些修订依据是过去的经验、当前的活动和对未来的展望(Q 9.0.2);在继续职业发展活动的更新过程中,解决以下问题,如改进宗旨和结果以适应社会的科学、经济和文化发展(Q 9.0.3);重新审查和定义随医学科学进步和社会需求不断变化所需要的能力(Q 9.0.4);反思学习框架和教学方法,以保证它们是适当且相关的(Q 9.0.5);发展自我评价和以实践为基础的学习方法,以促进医生的终身学习(Q 9.0.6);发展组织和管理结构,以帮助医生提供高质量的医疗服务和满足患者的新需要(Q 9.0.7);反思并不断改进内容和方法(Q 9.0.8)

世界医学教育联合会《医生继续职业发展质量改进全球标准》(2015 年版)。

二、继续职业发展全球标准的价值趋向

（一）继续职业发展概念与标准层面

1. 继续职业发展概念范围的延展　在新标准中，一个重大变化是进一步延展了继续职业发展的时间跨度。WFME 一直秉持医生要树立终身学习的观念，强调医学教育的各个阶段（院校医学教育、毕业后医学教育和继续医学教育）都应该培养该理念。为了尽早树立医疗卫生领域从业人员继续职业发展的意识，WFME 执行委员会将新标准中继续职业发展的开始时间提早到了学生入读医学院时，随后一直持续，直至覆盖医生的整个职业生涯。

2. 标准的使用愈加机动灵活　在新旧两个版本的标准中，WFME 都说明在使用继续职业发展全球标准时要注意因地制宜进行调整。新标准在之前的基础上，针对该点作了具体阐释，进一步放宽了标准的使用条件。

首先，在标准的制定前提部分，新标准特意声明，制定全球标准不是倡导让各个承办机构刻板地以达到该标准中的具体要求为目标，通过提供继续职业发展活动项目来提高医生在各个方面的能力才是最终目标。其次，各个国家在使用全球标准时，不必强求一定要与标准完全一致或是拘泥于标准中条条框框的细节，以至于失去该标准为保障质量而制定的初衷。尤其是在策划个人的继续职业发展活动时，更要注重灵活调整，因人而异。但是，对于与标准所规定之处相异的地方，各相关组织或机构要提供清楚的描述，并将其处理好。

（二）继续职业发展活动管理层面

1. 纳入多方利益相关者　在 2003 版标准中，并未单独列出继续职业发展的各利益相关方和其在继续职业发展过程中的作用。而在新标准中，多个条目（如学习环境、继续职业发展活动、教育专家、在非传统环境中学习、给提供方的反馈、继续职业发展规划的需求与记录等条目）都补充了关于利益攸关者的说明。例如在构建继续职业发展的学习环境时，要支持各个利益相关方彼此之间的正式或非正式合作，以保障学习环境的广泛性和多元性；在正式的继续职业发展活动中，建立活动制度时要邀请各利益相关方的加入；有关教育专家的政策，虽然由主要责任人负责制定，但是各利益相关方也要参与协商；提供给继续职业发展活动承办机构的效果反馈信息，同时也要提供给各利益相关方等。

而在继续职业发展活动评估模块中，WFME 直接增加"利益相关方的参与"这一子模块，尤其强调在评估工作中纳入主要利益相关方（这里指医生个体和继续职业发展承办机构），使其参与项目的监督与评估，以了解课程和项目评估的效果，征询他们对医生执业表现的反馈意见和对相关继续职业发展项目的反馈意见。

2. 强调国际交流与合作　WFME 高度重视国际交流与合作，这一点在其修订继续职业发展全球标准时组织国际专家广泛参与就可以看出。相比于旧版本，新标准中在"继续职业发展活动的体系机制"部分新增条目,认为一个高质量的体系机制能够鼓励继续职业发展活动在国家、地区或全球范围内合作和相互认可。

(三) 继续职业发展活动具体实施层面

1. **评价** 无论是在标准的引言部分,还是在标准的正文部分,都体现出新标准相较于前一个版本更加注重对继续职业发展的评价。2003 版标准引言部分提出了继续职业发展的内容、过程、教育环境和结果等四个应关注的广泛范畴,而在新标准引言部分的相应条目中,除了措辞和语序上的微调,又特别增加了两个方面,其中之一就是继续职业发展活动的评价。认为需要利用评价和监督来提高继续职业发展活动的效率。在新标准的正文部分,直接将第 3 模块(原名为规划与文件)更名为"评价与记录",将制订和实施继续职业发展活动的评价策略、发展和明确适当的评价方法列为基本标准,在此基础上鼓励进一步发展合适的继续职业发展活动评价方法。

2. **信息技术的使用** 在继续职业发展中更多地使用信息技术是新标准较之 12 年前版本的另一个明显变化。无论是鼓励使用计算机模拟系统、倡导开展远程学习活动,还是在评价中更大地发挥电子学习档案袋的作用,无一不是建立在现代信息技术手段的基础上,可见 WFME 深刻意识到当前信息社会 2.0、新技术革命带来的巨大变革对各个专业领域产生深远影响,医疗卫生行业也要顺应时势,把握机会,将新技术工具与继续职业发展进行整合,提高继续职业发展活动的质量。

3. **基于证据的继续职业发展** 医生在临床工作中需要立足于最新的科学研究以开发新的诊疗手段,如今,基于证据的继续职业发展也成为必然的发展趋势。2003 版标准中就已经指出继续职业发展内容无论何时都必须建立在坚实的科学和实践证据的基础上,新标准保留了这一点,并在教育资源模块中增加更多的条目,确保医生能够获得足够多的专业文献,鼓励医生开展医学研究,包括与继续职业发展本身相关的研究,使更多研究成果能够及时、合理地应用到继续职业发展中,促进继续职业发展质量的提升,更好地维持、更新、发展和增强医疗卫生行业工作人员在实践中所需的知识、技能和态度。

4. **医学院校的参与** 在所有类型的继续职业发展承办机构中,新标准突出强调了医学院校的重要性。医学院校代表了教育和研究方面的专业性,在医学教育三个阶段的相互作用中起着关键作用,指导医学生在整个医学职业生涯中如何保持终身学习,培养他们自我改进的意识,并选择符合他们需要的继续职业发展活动。因此,医学院校应该更积极地参与继续职业发展活动的设计、组织、监管和研究。

三、我国继续医学教育创新机制研究

根据世界医学教育联合会《医生继续职业发展质量改进全球标准》和关于欧洲、美洲、西太平洋及其他地区 14 个国家继续医学教育发展的多维度多角度深入研究比较及特性共性分析,总结出国际上一些有代表性的做法和经验。

(一)认知理念创新

继续医学教育的目标、内容、方法与评价方式向继续职业发展转变。

1. 强化目标:教育目标从单一概念化转向具体层次化 在世界医学教育联合会新标准定义中提出,"继续职业发展(CPD),是一个比继续医学教育更广泛的概念,指的是医疗实践中应当具有的多方面能力的持续发展,不仅仅是医疗实践的知识和技能,还包含高质量医务工作所需的更广泛的职业范畴(如医学、管理、社会和专业学科)。继续职业发展包括医生为了维持、更新、发展和增强应对患者所需要的知识、技能和态度,所进行的所有正式和非正式活动"。

继续职业发展的主要目标为:①保持并发展必要的岗位胜任力,满足医生、医疗行业、患者和社会的需求;②确保医生对同事及其他医护人员、患者及其亲属的行为得当;③涵盖终身自主学习的要求;④以临床数据为导向;⑤医生继续职业发展的学习成果与同行共享。

2. 丰富内容:教育内容从传统课程转向多元课程 根据世界医学教育联合会新标准,继续职业发展的内容包含:①管理、教学、研究方面的能力要求;②理论知识、临床技能、态度和沟通技巧方面的能力要求;③医学伦理学和生物伦理学;④学习后续跟进;⑤风险判定能力;⑥全社会的卫生健康需求,以及医疗服务体系和社会责任的其他方面需求的考虑。

继续职业发展的学习内容更为多元,除包含理论知识、临床技能、态度和沟通技巧方面的能力培训外,还包括管理、教学、研究方面的能力培训、学习后续跟进、卫生健康行业和患者及社会的需求等。继续医学教育的内容,很大程度上是由卫生专业人员的职业发展需求决定的,不同层级、不同专业、不同岗位的卫生专业人员具有不同方面的需求。继续医学教育内容的多元化改革,在提升医疗服务质量、改善医患关系、促进医务人员的职业发展方面有着重要作用。

3. 拓宽形式:教育形式从被动应付转向主动激发 根据新标准,继续职业发展为提高医生专业素养、促进医生职业发展而服务,继续职业发展的运行机制服务于增强医生以医治患者和服务社会为目的自主规划并选择继续职业发展项目。继续职业发展以需求评估、反思和讨论为依据,其中需求评估包括医务人员日常诊疗工作的普遍需求以及探索新领域、新技术的需求;反思和讨论指对自己和他人的医务工作需要提升的方面进行的反思与讨论。

国际继续职业发展强调医务人员的自主规划,提倡首先通过反思、沟通讨论来发现学习需求,对日常诊疗工作中的需求和探索新领域、新技术的需求进行评估,以确定个人的年度继续职业发展规划,进而选择有针对性、实效性的继续职业发展项目,激发医务人员阶梯式的学习动机。这也是传统教育方法需要突出改进之处,更加强调通过反思和互动沟通促进需求的明确,如运用菜单式培训、技能技巧培训、阶梯式培训、适宜技术培训、个性化培训等形式,以医务人员分层分类的切实需求为导向,进而增强教育的个性化和有效性。

4. 注重效果:教育评价从传统测试转向形成性反馈 在国际继续医学教育研究中发

现,以需求为导向的继续职业发展理念下,评价体系更侧重于诊断性评价和形成性评价,即更强调教育培训前期的需求沟通、教育过程中的互动交流、教育培训后的反思和基于临床数据的能力提升反馈。

继续职业发展理念下的教育评价更加推动通过教育培训促进临床医疗能力的实际提升,基于临床数据的能力反馈,得益于教育理念的进步和信息技术的发展。继续医学教育评价在吸收传统评价形式和优势的基础上,应加强信息化建设,注重教育培训后的反思和基于临床数据的能力提升反馈,更加促进继续医学教育项目质量的提高,符合社会对卫生健康系统的要求。

(二)政策制度创新

1. 完善新时代我国继续医学教育政策规定和管理细则　具体如下。

(1)以服务大局、分类施策、资源共享为原则制定政策规定。

1)服务发展大局:围绕社会发展需求,聚焦健康中国战略,科学谋划继续医学教育改革思路和政策措施,促进卫生专业人才队伍规模、质量和结构与社会发展相适应、相协调,实现卫生专业人员能力建设发展与健康中国建设深度融合。

2)体现分类施策:根据卫生专业人员不同层级、专业特点,坚持从实际出发,具体问题具体分析,增强继续医学教育改革创新针对性、精准性。在世界医学教育联合会《医生继续职业发展全球标准》中分为基础标准和质量提高标准。结合我国目前继续医学教育发展不平衡、人员多元化等特点,分地区分人员制定继续医学教育标准,对各级各类从业人员根据实际水平实施差异化发展措施。比如:发达地区以国家标准实施,与国际化标准接轨;欠发达地区以地区标准实施,与国家标准接轨。

3)扩大资源共享:树立全球视野和战略眼光,充分开发利用国内国际医学教育资源,主动参与国际医学教育,完善更加开放、更加灵活的人才培养、吸引和使用机制。

(2)注重综合多元化需求制定政策规定。在国际继续医学教育比较研究中,大部分国家都注重根据继续医学教育各利益相关方的多元化需求来制定政策。结合我国继续医学教育现状,目前存在的主要需求如下:①继续医学教育"四新"需求。新知识、新理论、新方法、新技术是全世界通用的需求;②医疗机构本身的技术需求;③不同地区不同专业不同层级卫生专业人员能力水平与岗位相匹配以及医生自我成长的需求;④中国特色的"补课"的需求。对于中专、大专医生来讲需要补医学本科的课,对专科医生来讲需要补规培的课,这是其他国家少有,中国特有的问题;⑤医改延伸的继续医学教育需求。例如目前医改出台全科医师的激励方式,深圳市相应出台政策把全科医生的万人数列为每个区的政府绩效考核指标,从而使基层医疗机构(区医院),为快速补充全科医师人数而进行转岗培训,主动参加全科转岗继续医学教育。

2. 促进卫生专业人员继续教育和职业发展与卫生健康事业发展深度融合　根据世界医学教育联合会《医生继续职业发展质量改进全球标准》,继续职业发展包含全社会的卫生健康需求,以及医疗服务体系和社会责任的其他方面需求的考虑。在《中华人民共和国基本医疗卫生与健康促进法》第四章医疗卫生人员第五十二条中也提出:"国家制定医疗卫生人员培养规划,建立适应行业特点和社会需求的医疗卫生人员培养机制和供需平衡机制。"

（1）制定"十四五"时期继续医学教育规划。围绕实施国家"十四五"规划,包括《"十四五"卫生健康标准工作规划》《"十四五"国家临床专科能力建设规划》《"十四五"全民医疗保障规划》《"十四五"数字经济发展规划》《"十四五"优质高效医疗卫生服务体系建设实施方案》,以及《"健康中国2030"规划纲要》《关于深化卫生专业技术人员职称制度改革的指导意见》等,编制《"十四五"继续医学教育规划》。坚持教育引领创新发展,将卫生专业人员继续教育、能力建设和职业发展列为卫生健康事业发展综合评价指标。坚持继续医学教育发展与实施健康中国战略、调整产业布局同步谋划、同步推进。研究制定继续医学教育协作体系建设以及国家重大卫生健康项目等继续医学教育支持措施。

（2）以年度卫生健康事业高质量发展为重点,加强继续医学教育工作。

1）加强继续医学教育,推动临床重点专科建设和规划布局。

2）加强基层继续医学教育工作,巩固健康扶贫成效,与乡村振兴相衔接,促进县级医务人员、乡村医生继续医学教育体系健康发展,提升县域综合服务能力。

3）深入推进继续医学教育与健康中国行动相配合,完善继续医学教育在重大疾病防控策略中的应用,加强重大传染病和慢性病防治的继续医学教育工作。

4）深入推进继续医学教育与全面实施中医药振兴发展重大工程相配合,完善中医药继续医学教育管理服务体系,深化继续医学教育在中西医临床协同攻关中的应用。在《中华人民共和国医师法》第四章第三十七条中也提出:国家采取措施,完善中医西医相互学习的教育制度,培养高层次中西医结合人才和能够提供中西医结合服务的全科医生。

5）推进继续医学教育管理人才队伍建设,对继续医学教育管理人员进行系统化培训,使其了解掌握继续医学教育发展历程和继续医学教育的规则等,积极推动继续医学教育创新发展,强化继续医学教育科普宣教,积极参与全球卫生治理。

（三）组织管理创新

1. 规范继续医学教育管理体系,实行属地化分级管理 具体如下。

（1）明确各级卫生行政部门职责与权力。建立国家、省、市、区县、基层医疗机构五级层面继续医学教育管理服务权力清单和责任清单,政社分开、政事分开、管办分离,推动各级卫生健康行政部门"放管服",理顺流程并切实履行管宏观、管政策、管协调、管服务职责。构建组织部门牵头抓总、科学决策、宏观指导、统筹协调、督促落实,有关部门统一思想、各司其职、密切配合、上下联动,社会力量发挥重要作用的继续医学教育工作新格局,为继续医学教育创造健康有序发展的大平台。

（2）规范完善继续医学教育管理评估体系。定期就继续医学教育目标任务的完成情况自上向下对各级继续医学教育管理部门和责任领导进行评估,确保各地区继续医学教育的管理机制有助于医疗质量保障和提升。

（3）制定统一的继续医学教育学分认证体系。①完善学分认证制度，制定统一的学分认证标准，包括不同层级正规化继续医学教育学分和可验证自学模式继续医学教育学分，为不同地域、不同层级卫生专业人员提供多元化学习渠道和有效发展途径；②建立统一信息化管理平台，建立国家、省、市、县、单位之间的学分信息互通机制，使学员学习数据在全国范围内可查、互认，突破信息瓶颈和盲点；③创新学分管理机制，适当延长继续医学教育评价考核周期；④可与国际相关机构建立联系，探索建立与国际继续医学教育学分实行互认机制。

（4）开展区域差异化继续医学教育管理改革试验探索。鼓励支持各地区各类别各学科专业因地制宜，创新各地区继续医学教育发展政策，结合实际研究制定实施意见和任务分工方案，明确继续医学教育工作的进度安排。

（5）注重加强基层继续医学教育和相关政策倾斜。与城市三甲医院相比，我国基层医疗机构，特别是村和乡镇卫生院卫生专业人员的继续医学教育更需要提高重视程度。建立区域/县域继续医学教育协作体，组织联合攻关，将高质量、有针对性、实效性的继续医学教育项目下沉到基层，提高基层卫生专业人员的能力和整体素质。

（6）加强政策解读和舆论引导。形成全社会关心支持继续医学教育发展体制机制改革的良好氛围。

2. 健全继续医学教育服务体系，促进标准化、规范化、社会化服务　具体如下。

（1）建立健全继续医学教育行业组织服务体系。通过国际继续医学教育比较研究，多数国家和地区继续医学教育工作以第三方行业学协会为主导，注重发挥行业组织和专业团体的服务作用。我国应学习国外先进经验，明确继续医学教育相关机构的职责和权利，建立相关机构权力清单和责任清单，明确标准制定、项目评审、机构评估、教育培训、信息化管理等各方面职能分配，建立科学有序、运转良好的大环境和大平台，促进继续医学教育管理服务专业化、社会化。

（2）制定标准化的继续医学教育培训体系，制定分级分类培训指南。如同院校教育和毕业后教育具有专门培训大纲，继续医学教育应制定不同学科的培训指南，包括培训大纲和培训内容，促进继续医学教育项目教学内容体系化、规范化。

（3）构建系统化的继续医学教育项目供给体系，完善继续医学教育按需提供施教机制。加强继续医学教育项目提供单位同继续医学教育基地和远程继续医学教育机构合作创新，开展远程＋面授＋实操＋进修的四级系统化、规范化、专业化继续医学教育项目培训体系，增强继续医学教育的针对性、系统性和实效性。积极培育各类专业继续医学教育服务提供机构，有序承接政府转移的继续医学教育项目等职能，扩大继续医学教育项目服务覆盖面。

（4）健全专业化的继续医学教育项目评估体系，完善继续医学教育项目评审标准。注重项目申办的需求评估和项目举办后的效果评估，鼓励继续医学教育项目举办方提供具有针对性、实效性的高质量继续医学教育项目，充分运用云计算和大数据等技术，为医疗机构和卫生专业人员提供高效便捷的继续医学教育服务。

3. 推进继续医学教育管理数字化改革创新,大力支持各级继续医学教育管理信息化、专业化　具体如下。

(1)建立全国继续医学教育信息化管理体系。我国目前继续医学教育管理系统信息化比较落后,学分登记、学分互认等手续还不能实现信息化操作,有些地区在学分登记中存在不公平、不透明现象,不同区域间数字鸿沟未有效弥合。根据国际继续医学教育研究,如英、美等先进国家继续医学教育管理信息化功能非常完善。根据《"十四五"数字经济发展规划》,我国数字政府建设成效显著,一体化政务服务和监管效能大幅度提升,"一网通办""一网统管""一网协同"等服务管理新模式广泛普及,在线政务服务水平跃居全球领先行列。在继续医学教育方面我国应紧跟时代步伐,开发完善全国统一的继续医学教育综合管理平台电脑端和移动 APP 端,对接全国各省继续医学教育管理数据,卫技人员每参加一项继续医学教育项目,系统里具有相应打卡记录功能,可以连接医院系统,使信息化在继续医学教育管理领域互通,使政府更易监控,更易了解需求,同时也更好进行质量控制,节约大量人力物力,提高继续医学教育管理水平和效率。

(2)完善管理平台系统多元信息化功能。具备需求交互功能、认证审批功能、课程查询功能、项目课程管理功能、教务管理功能、监督管理功能、学习记录功能、学分管理功能、电子证书发放功能、评价反馈功能、个人电子学习档案功能、同行交流互动功能、效果追踪功能、同行群体数据比较功能、大数据智能化评估分析功能等,极大提升管理效率,提高管理质量,并起到提醒医生和主要利益相关方进行持续改进的作用。

其中项目课程管理功能包含:①学生基础信息记录;②学生学习记录;③课程学习记录;④学生测评结果;⑤课程评价记录;⑥项目评估记录;⑦工作人员联系方式;⑧财务记录。

(四)方式方法创新

1. 建立双轨制机制　以统筹综合需求为依据,自上而下规划正式继续医学教育项目与自下而上开展个人继续医学教育有计划的自学模式同时进行,达到提升医疗服务水平的目的。

(1)继续医学教育要基于医生、医院、行业、职业、患者、医疗服务体系的需求,以及全社会的卫生健康需求和社会责任需求,注重针对性和实效性,鼓励和支持医生改进执业行为表现。

(2)国家卫生健康行政部门应组织相关机构自上而下制定年度继续医学教育工作指引,统筹各地区各层级各专业的相关需求和岗位胜任力目标,为包括国家级和省级继续医学教育基地和国家远程继续医学教育机构在内的继续医学教育项目提供方更新年度继续医学教育项目提供参考和指引。

(3)各级卫生健康行政部门或医疗机构建立自下而上继续医学教育需求提出渠道,为用人单位和医务人员提供相关机会与继续医学教育提供方讨论切实的学习培训需求。鼓励医生参与规划和开展继续医学教育活动。

（4）专门定制继续医学教育项目，实现继续医学教育自下而上贯通。识别医疗服务系统需求，根据个体医生或用人单位的需要和意愿，为其专门定制继续医学教育项目，以填补医生在知识、技术、态度和管理能力方面的差距，这些差距是根据业务评价或通过医生对其医务工作和学习计划的个人反思或回顾而具体确定的。

2. 开展有计划的自学模式 以提高医生专业素养、促进医生职业发展为路径，鼓励医生以医治患者和服务社会为目的，大力开展继续医学教育有计划的自主学习模式。

（1）创新开展继续医学教育可验证自学模式。在遵循成人学习理论和规律的基础上，结合继续医学教育的特点和我国的实际情况，充分激发继续医学教育对象的学习内生动力，调动学习积极性和主动性，满足专业化和个性化需求。

（2）卫生健康管理部门应汇总并公布每年各省、市、县、乡、村级常住人口疾病研究和卫生健康系统诊疗能力报告，以此为依据，以患者健康安全为中心，制定各地区、各层级、各专业卫生专业人员岗位胜任力的模块化标准指南。

（3）医生参考分层分类分专业的专业技术指南来制定个人年度继续医学教育可验证自学计划，根据实际情况和现实差距规划学习内容、学习时间和学习形式，制定相应内容梯度规划，并按计划自主实施或选择适合的继续医学教育项目活动，以支持医生不同职业角色的学习，及时了解并满足患者和社会的需要。

3. 共享学习成果 为保障卫生专业技术人员参加继续医学教育项目和有计划的自学质量，借鉴英国继续医学教育经验，卫生专业技术人员在学习后，以改善医疗水平为目标导向，根据反思提纲要求完成反思记录，同时可将反思记录上传管理平台，促进学习成果共享。

（1）学习内容反思。以患者安全和自主权为关注点来组织继续医学教育项目活动，确保继续职业发展活动的内容多样化和个性化，促进医务人员能够在其医务工作中得到发展进步。根据世界医学教育联合会发布的《医生继续职业发展质量改进全球标准》，医务人员参加继续医学教育的项目内容取决于综合需求和目标效果，结合所选医学专科领域的水平，继续医学教育项目学习内容包括以下方面：①对患者进行适当、有效和富于同情心的医疗服务，来解决患者的健康问题，同时提升患者包括安全在内的健康素养；②医学知识的理解掌握：(a)基础生物医学科学，(b)行为和社会科学，(c)与医务工作相关的医学伦理，人权和法医学，(d)临床科学，包括有关诊断流程、操作流程、沟通技巧、疗法（包括姑息疗法）和疾病预防、健康促进和康复的临床技能。它还包括临床推理和解决问题的能力，以及在医患关系中着重于富有同情心的态度和人道主义精神；③新科学知识的评价和运用，以不断改善和更新临床实践；④人际交往和沟通能力；⑤对同事、医学生和其他卫生专业人员起到督导员、培训师和教师的作用；⑥具有学术和科研能力，为所选医学领域的发展和研究作出贡献；⑦职业素养，包括维护患者的意愿和能力，以及避免对医疗服务的商业利用；⑧公共卫生知识和卫生健康政策问题的了解。

（2）学习反思。反思继续医学教育项目活动的组织和实施内容是否牢固建立在科学、循证医学和经验的基础之上。①认知反思。在继续医学教育项目的组织和实施中，反思是否充分认识到科学、循证医学和经验的重要性；是否将这一理念贯穿于课程设计、师资选择和学员学习的全过程中。②内容反思。反思课程内容是否严格遵循循证医学原则，是否基于最新科学研究和临床实践；是否避免了过时或未经证实的理论和方法，确保内容的科学性和实用性。③实践反思。在项目实施过程中，反思是否通过案例分析、实践操作等方式强化学员对循证医学的应用能力；是否建立了有效的反馈机制，确保学员能够将所学知识科学地应用于实际临床工作。

（五）远程教育创新

1. 完善标准化远程继续医学教育制度体系　根据世界医学教育联合会于 2021 年发布的《分布式和远程医学教育标准》，制定完善远程继续医学教育管理细则、远程机构评估标准和管理制度，加强专业化、市场化、社会化制度研究，明确远程继续医学教育各相关方职责，包括课程开发、实施和审查等每个领域，建立责任分配清单和问责机制，职责范围包含远程项目课程设计、远程教育培训方法、评估、学生支持、远程授课教师和专家责任、课程管理、质量保证和资源分配等，界定对远程教育负有责任的医学教育委员会职责，明确沟通、报告和问责程序。

2. 完善远程继续医学教育流程体系　具体如下。

（1）前期远程继续医学教育规划指引。发挥国家远程医学教育管理部门统筹协调和规划引导作用，制定发布年度性《远程继续医学教育工作指引》（以下简称《工作指引》），强化国家层面对远程继续医学教育工作的统筹规划，落实对远程继续医学教育工作的科学指导。《工作指引》是国家远程继续医学教育管理部门落实中央和国家卫生健康行政部门重大人才培训需求、科学合理制定医学人才远程培养规划、统筹开展远程继续医学教育培训工作的参考性文件。《工作指引》将为各远程继续医学教育机构规划当年度培训工作重点、为广大医务人员科学制定年度学习计划、为医疗卫生机构指导本单位人员开展教育培训活动提供基本的指导和遵循依据。

1）内容来源：《工作指引》的内容主要来源于以下几个方面，一是党中央、国务院以及国家卫生健康委发布的各项政策规划、指导意见等，如《"十四五"国家临床专科能力建设规划》《国务院办公厅关于加快医学教育创新发展的指导意见》（国办发〔2020〕34 号）、《国务院办公厅关于深化医教协同进一步推进医学教育改革与发展的意见》（国办发〔2017〕63号）、《国家卫生健康委办公厅关于进一步加强贫困地区卫生健康人才队伍建设的通知》（国卫办人函〔2019〕329 号）等文件，其中涉及医学人才培养、人才队伍建设等的内容均可作为《工作指引》的内容来源。二是医疗卫生相关机构组织开展的各项医学教育需求调研，如针对基层农村地区医疗卫生需求调研、针对中西部贫困地区人才培训需求调研、针对县级及以下医疗卫生机构医务人员培训需求调研等，调研报告结果可作为编制《工作指引》的依据。三是有关个人的意见建议等。如行业领域专家对学科建设的提案建议，医务人员个人的培训需求等。

2）发布和应用:《工作指引》由国家远程继续医学教育管理部门根据国家年度性重大决策部署、重点工作任务,以及基层紧迫需求、各专科学科能力建设短板弱项等内容进行编制并发布,发布时间为每年年初。《工作指引》适用对象主要包括各远程继续医学教育机构、广大医务人员和所在医疗卫生机构。远程继续医学教育机构接到《工作指引》后,可有计划、有重点地申报远程继续医学教育项目和课程,制作规范化、体系化、连续性的远程继续医学教育培训内容,加强培训针对性和有效性,避免医学教育资源的浪费。医务人员接到《工作指引》后,可结合自身实际和职业发展需求,科学合理制订个人年度学习计划,合理规划各项远程继续医学教育活动的开展,真正提升自身能力和水平。医疗卫生机构接到《工作指引》后,可根据实际情况规划本单位远程继续医学教育培训计划,并落实监督职责,指导本单位职工做好年度培训计划和培训任务的完成。

(2)中期远程继续医学教育监管。远程继续医学教育具有不受时间和空间限制的天然优势,极大地方便医务人员利用碎片化的时间进行自我学习和提升,符合当前医疗大环境和医务人员工作实际需求,但如果不加强远程继续医学教育质量监督和过程管理,将很难发挥出远程继续医学教育的优势,甚至会造成学习造假等现象的发生。加强远程继续医学教育监管,须从内容、过程、结果三方面发力。

1）远程继续医学教育内容抽检:当前,远程继续医学教育项目实行申报审批制,主要针对项目名称、课程名称、授课教师等基本信息进行评审,无法审核培训课程的具体内容。同时,远程继续医学教育具有海量丰富的特性,对远程继续医学教育课程进行逐一评审,不现实也不科学。各远程继续医学教育机构可采取课程信息登记的形式,对所要开展的远程继续医学教育课程进行信息登记,登记后即可开展培训。登记时间不受限制,登记平台由国家远程继续医学教育管理部门统一搭建并免费开放使用。为了兼顾对课程内容和课程数量审核的要求,对已登记的课程可采取按比例抽检的形式进行检查,抽检出来的课程要从培训内容适用性、授课对象接受度、学习成果转化率等方面进行评审,抽检结果作为评价远程继续医学教育机构申报项目整体水平的依据。

2）远程继续医学教育过程监管:加强远程继续医学教育过程监管是有效提升培训效果、保证培训质量的重要手段。过程监管是指对医务人员参加远程继续医学教育学习过程的监督和管理,以及对远程继续医学教育机构学习数据导出和传输过程的监管。医务人员线上学习过程是完全自主的个人学习行为,缺少像线下培训签到、授课老师现场监督等有效的过程管理手段,如不加强线上学习过程管理,则很可能造成线上学习流于形式。线上学习过程管理主要包括:首次学习过程进度条不允许拖拽、学习过程中有相应的随堂测试、随堂测试题随机生成、不定时检测是否真实在线学习等,线上学习开始前应通过多种手段核验学员身份,避免代学,如通过手机号或身份证号验证、人脸识别等。对远程继续医学教育机构教学过程的监管主要为了避免学习记录造假,远程继续医学教育机构上传或交换的数据应是医务人员真实的学习数据,而非人为篡改后的数据。通过制定统一的标准,实现远程继续医学教育学习过程规范化管理,也避免了远程继续医学教育机构间的恶性竞争,避免某一家机构为吸引学员,故意降低门槛和要求。

3)远程继续医学教育结果应用:要加强对远程继续医学教育监督结果的应用,通过对远程继续医学教育课程的抽检和学习过程的管理,建立远程继续医学教育机构信用清单,对违反有关政策法规、侵害学员利益、开展恶意竞争等不良行为,由国家远程继续医学教育行政主管部门进行行政处罚。

(3)后期远程继续医学教育评价。

①远程继续医学教育内容评价:远程继续医学教育课程内容质量是保证远程教育培训质量和效果的核心和基础,评价课程质量的维度主要包括以下几个方面:一是评价课程的学术质量,课程内容是否紧跟科技前沿,代表国际或国内学术研究的最新进展,是否对学科发展有一定的推广和指导作用。二是评价课程可用性,课程可用性包括学员在网上学习时操作方便性,如导航、界面、帮助、提示信息、素材内容在视觉和听觉方面的质量等。三是评价课程专业性,专业性是从教学设计的角度进行评价,包括目标、反馈、学生参与等内容指标。四是评价课程技术性,技术性是指网络课件安装和运行时的技术指标,涵盖目标、内容、策略、媒体、评价等各方面。

②远程继续医学教育形式评价:远程继续医学教育的一个重要特点是学员分散,学习不受地点和时间限制,以学生自主学习为主,师生的交流、讨论及学习活动主要在线上平台上进行,具有开放性、协作性、互动性等特点,远程继续医学教育机构通过网络教学平台为学生提供课程学习、测试评价、网上答疑等教学辅导服务。远程继续医学教育在教学形式上也丰富多样,包括视频点播、直播、VR示教、线上讨论、手术示教等,不同的远程教学课程内容可以采取不同的教学形式进行展现,而不同的教学形式所能达到的培训效果也不一样。通过采取合适的教学形式可以更加吸引学员学习,如有的课程内容适合在线讨论、有的课程内容适合线上操作教学、有的课程内容适合VR示教等。

③远程继续医学教育教师评价:良好的线上培训效果需要优秀的授课老师进行呈现,线上培训教学不像线下面授培训一样,能与学员有良好的互动,可以根据学员的反馈及时调整授课方式和表现手法。线上教学完全取决于授课教师经验丰富程度以及对线上培训内涵的理解。所以,师资队伍建设是开展好远程继续医学教育的关键,远程继续医学教育机构除了提供多媒体教学资源及有效的支持服务外,还要培养具有一定专业水平、知识结构合理、线上教学经验丰富的师资队伍。远程教学人员结构包括专兼职教师、专职教学管理人员和专职技术人员等,考察师资队伍的整体水平,需要从以下几个方面:一是考察师资队伍结构是否合理,重点学科、重点专业、新学科、新专业的师资状况以及实践教学环节教师队伍的状况。二是考察师资队伍稳定性,即师资队伍的变动情况(补充、调离、退休、进修等)。三是考察师资队伍的发展状况,是否有学科带头人并已形成梯队和有数量适宜的骨干教师。四是考察师资队伍教学理念,远程医学教育师资是否具有现代教育理念,能否熟练运用先进的网络计算机和现代通信技术手段、组织研发课件和利用远程手段开展教学。

3. 平衡远程继续医学教育区域发展 远程继续医学教育因其不受时间、空间限制的特性,很大程度上解决了医学教育资源区域分配不均的问题,尤其随着网络信息技术的高速发展,越来越多的基层医务工作者接触到"互联网+"医学教育服务,也更倾向于通过信息化手段参加继续教育,提升自身能力和水平。但是,因我国区域经济社会发展还不够充分,不同地区政策规定不统一等原因,远程继续医学教育在不同地区还存在发展不平衡的问题,主要表现在:一是部分地区远程继续医学教育学习平台有限,仅支持1~2家远程继续医学教育机构开展培训。二是部分省份远程继续医学教育管理手段落后,尚需要手工统计学员学习记录。三是中西部基层贫困地区学习手段简陋,尚未实现计算机网络全覆盖。为有效发挥远程继续医学教育优势,必须充分解决地区发展不平衡的问题。

(1)国家层面远程继续医学教育发展。从国家层面建立标准统一的远程继续医学教育管理规范,构建面向全国的远程继续医学教育学习平台,协同远程继续医学教育机构开发优质远程继续医学教育培训课件,向全国卫生专业技术人员开发使用。远程继续医学教育机构面向31个省(自治区、直辖市)开展培训,避免省域间形成区域壁垒,从国家层面促进远程继续医学教育区域平衡发展。

(2)省级层面远程继续医学教育发展。省级层面远程继续医学教育可着眼于本地区医学教育发展水平和学科建设需求,在国家远程继续医学教育统筹规划下,开发适合本地区医务人员学习的远程继续医学教育课程,构建有区域特色的远程继续医学教育服务体系。

(3)贫困地区远程继续医学教育发展。针对基层贫困地区,首先要解决硬件设施问题,加大对基层医疗卫生机构的扶持力度,协同地方财政,为其配备计算机,安装光纤或加强网络覆盖面积,为基层医务人员创造学习条件。同时,加强对基层医务人员进行计算机操作培训,提高应用"互联网+"信息技术开展远程继续医学教育自我学习的能力。

4. 丰富远程继续医学教育资源　具体如下。

(1)建设基础精品体系化数据库。系统建设国家层面统一的远程继续医学教育基础精品课程数据库,通过课程学习平台(包括电脑端和移动APP端),将各专业课程进行模块化组建,保证远程课程的学术标准,分析并保证课程设计与相应层级医疗机构现有技术之间的匹配。应用相关课程要素,确保学习过程的丰富性。通过远程项目课程的各个部分,制定出清晰合理的学习路径,明确学习目标方向,阐明课程之间的逻辑和能力提升目标的联系。使全国范围内包括偏远地区的卫生专业人员通过电脑和手机都能学习到系统优质课件,享受同等学习待遇。

1)多媒体素材:医学多媒体素材是传播医学教学信息的基本材料单元,可分为五大类:文本类素材、图形(图像)类素材、音频类素材、视频类素材、动画类素材。常用采集方法有:一是从现存素材盘上、网络上取得素材,或者利用抓图工具软件采集文件;二是利用扫描仪、用数码相机从外部采集图像数据;三是根据需要自己制作文本、图像、动画素材。

2)试题素材:医学题库是按照医学教学大纲要求和医学教育测量理论,在计算机系统中实现的医学各学科题目的集合,是在数学模型基础上建立的医学教育测量工具。题目既要覆盖医学各学科的各个方面,又要反映不同层次测试目标的要求。

3）试卷素材：是按照基础医学，预防医学，临床医学，麻醉学，医学影像学，医学检验，口腔医学，法医学，护理学等二级学科分类，将具有典型意义的试题进行集合、归类、整理，形成的统一试卷素材。

4）案例库：是建立具有教学意义的代表性的事件或现象库，整理形成的医学教学案例。

5）文献资料库：按医学不同学科分类整理汇总的文献资料。包括重要文章、期刊、书籍、国际会议记录等。

（2）模拟仿真库建设。国内外目前网络教育在语音识别、文字识别、图像识别、语音合成、自然语言处理技术、深度学习技术、虚拟现实等技术的赋能下，智能化正成为新的远程教育形态。我国应在原有远程教育形态的基础上，增强新科技在远程教育技术中的应用，支持鼓励远程继续医学教育机构运用虚拟现实相关技术开发更高质量远程继续医学教育课件，促进远程学习的针对性、趣味性、实效性和立体仿真性。

临床医学虚拟仿真资源库包括临床基本操作技能、人体实验室、PBL 模块、临床决策能力以及临床进阶操作技能，通过仿真训练系统、心音听诊音虚拟实验、医学虚拟系统、肺部听诊音虚拟实验、人体信号虚拟实验以及血型判断虚拟实验等进行各种模拟操作，帮助学员在临床工作前掌握基本的操作技能和规范，例如：消化内镜的操作、腹部触诊、心肺听诊、腹部听诊、心肺复苏全过程等等。通过这样的平台能够使学员早临床并且多临床，从而使学员的临床技能得到有效提高。

5. 拓宽远程继续医学教育形式　具体如下。

（1）自学形式。自主学习是目前远程继续医学教育中重要的学习方法，是指在没有教师的直接连续指导下，由学员自主规划并进行有目的的系统学习，学员成为教育和教学活动的中心，在教师的必要指导和帮助下，学习者自主制订学习计划、选择学习内容和学习方式，并完成自我效果评估等教学活动。自主规划学习主要通过利用各远程继续医学教育机构提供的线上培训平台进行学习，学员可查阅多媒体课件、网上书刊、网上图书馆和数据库等，从而获得所需知识。自主学习要求学员有较强的自学和自我管控能力及一定的计算机和网络技术。自主学习还可以通过围绕解决问题进行一系列探索活动而完成学习，在教学设计中，问题的提出是取得良好学习效果的关键。

（2）慕课形式。慕课是指利用大规模、开放性应用网络平台进行课程学习。慕课强调互动学习，并且尊重个性化和自主性，这特别符合继续医学教育的特点。传统的继续医学教育模式不能充分满足现代多元化全方位的继续医学教育需求，利用网络教学，把网络课程按照慕课形式设计，课前提出开放性问题，使学员可以提前预习相应知识，利用微视频和课件充分讲授知识内容，在线答疑互动，增加学生与学生间、学生与老师间的讨论，通过模块学习或者单元学习的课后习题作业，及时有效地进行反馈和评价，充分利用翻转课堂等形式教学，使继续医学教育网络课程体系设计更完善。继续医学教育学习者能够利用碎片化时间学习，并且能够及时在线讨论问题，可以降低学习成本。

（3）互动形式。

1）线上病例讨论：病例学习是继续医学教育的重要方式，通过典型病例讨论可使继续医学教育学员掌握常规病例分析原理，并借助原理独立分析和解决特殊病例，为今后的实践工作奠定基础。传统的病例学习常常是在带教教师以及上级医生的指导下对少数典型或疑难病例进行分析，因此学习的病例数量有限，病种较单一，而且不能同一病例反复学习。远程继续医学教育通过利用虚拟现实等计算机仿真技术，可以生成交互式的三维动态场景，为学员提供沉浸式的仿真环境，在虚拟现实中进行在线病例讨论。

2）线上手术示教：通过现代网络信息技术，可以将手术室内实时进行的手术操作或其他常规教学难以实现的教学场景搬向屏幕，比如模拟心肺复苏的急救、心脏手术模拟等，这样不仅节约成本，而且所形成全方位、立体化和接近真实的互动，可以更好地增强学员的体验感、获得感，极大地调动学习积极性，有效浓缩学员见习、实习时间，提升继续医学教育学习效率。在对"虚拟仿真患者"的不同医疗环境的诊治中，不断地重复实践，不仅培养学员分析问题和解决问题综合技能，而且学员可积累对不同疾病的处理能力和经验，提高理论和实践结合的能力。

3）线上教学查房：教学查房是上级医师带教学员最有效的培养手段之一，可直观有效地培养学员临床思维能力和诊疗操作水平。通过远程继续医学教育方式可将大医院的教学查房最大化地开放给基层学员，拓宽学员覆盖范围。线上教学查房具有常规教学查房不具备的优势，可以进行可视化互动交流，实时不间断获取患者的医疗数据，如电子病历、生命基本体征以及医学实验室检查、影像等结果。同时，可以获得带教教师查房时对每个病例的详细分析，若存在疑问还能在线与患者进行沟通和问诊，与带教教师进行互动讨论，带教教师也能了解学员的学习情况，掌握其薄弱点，进行针对性的辅导和教学，达到教学相长的目的，从而提高了总体教学水平。

（六）质量控制创新

1. 建设学习支持和反馈系统　建设学生支持系统和学习反馈系统，医疗机构或学员根据实际问题提出继续医学教育学习需求；学员学习后向继续医学教育提供方和继续医学教育项目管理监督部门提供学习反馈信息。学习支持和反馈系统用于以下方面。

（1）继续医学教育项目提供方定期向目标医生收集其继续医学教育学习需求信息。

（2）继续医学教育项目活动参与者提出的建设性反馈得到系统地收集、分析并采取改进措施与行动。

（3）反馈效果的信息将提供给利益相关方。

（4）分析医生参与与其学习需求相关的继续医学教育项目活动的收获。

2. 远程学习与临床实践相结合　根据世界医学教育联合会《分布式和远程医学教育标准》，建议各地区结合实际情况，建立医学教育中心，或与当地医疗服务机构、公共卫生服务机构、社区医疗机构合作，分析其提供服务的特点和质量、病例范围和病例量，确保当地中心有教学人员、基础设施和足够的工作量,为学员提供适当的临床接触和学习机会,将远程学习与临床实践相结合,为学生的学习反馈提供指导,有效提升远程学习的质量。同时规划对当地临床教师的监督、管理和支持方式,确保临床经验和监督质量的一致性。

3. 开展远程继续医学教育师资培训 保证具备知识、技能和经验的教师在以下方面得到培训和支持:①远程教学的流程和原则;②教学设计;③评估;④使用信息技术、媒体和新科技方法进行远程教学;⑤沟通方式;⑥使用不同方法和媒体,以多种方式提供反馈;⑦与学生或同事一起解决问题;⑧参与团队课程制作和实施。

(七)评价监管创新

1. 创新继续医学教育项目监督评估机制 发挥政府、卫生健康行业、专业组织、用人单位等多元评价主体作用。

(1)改进创新继续医学教育项目评估方式,建立完善科学化、社会化、行业化的继续医学教育项目评估制度。根据美国等先进国家继续医学教育评估考核经验,建立评估考核体系。我国继续医学教育项目评估过去以人数规模、班型、培训内容、教学水平、学科覆盖等为评估标准,经历了继续医学教育项目从无到有、再到快速发展阶段。目前由快速发展阶段过渡到高质量发展阶段,结合我国实际,以社会学理论中的项目评估理论为指导开展继续医学教育项目评估,分为①项目需求评估、②项目设计理论评估、③项目过程和执行评估、④项目产出和影响评估、⑤项目成本和效率评估共五个层次对我国继续医学教育项目实行规范化、专业化评估,制定继续医学教育项目质量评估标准,注重引入国际同行评价。

(2)建立完善信息化评估机制,注重对继续医学教育项目效果进行评估。我国一直以来比较注重对继续医学教育项目执行过程的监督评估,在随机检查中注重监督继续医学教育项目的目的任务、目标效果、教育方案、评价方式、文档记录、个体医生在继续医学教育中的参与情况、教学培训和教学资源与举办前申报文件和实际情况是否相符。根据国际先进国家继续医学教育研究比较,我国正在逐步加强对继续医学教育效果的评估,利用医务工作中的实践和绩效数据来监测和评估继续医学教育培训效果,包括提供高水平的患者医疗服务的能力。

(3)加强评估专家数据库建设,建立评价责任和信誉制度。注重专家在医疗服务提供和医学教育中的参与,以进行高质量继续医学教育评估。

2. 建立完善继续医学教育信息化综合管理平台功能 对医务人员参与继续医学教育项目学习情况进行系统且透明的监督和记录。

(1)在平台创建可以与同行分享的医生个人继续医学教育学习档案。

(2)利用参与继续医学教育项目活动的系统性文档记录作为一项规范化的学习工具,按期上传学习和反思记录。确保文档记录关注实际的学习,并基于能力的提高,而不仅仅是参与继续医学教育活动。

(3)参考平台上关于继续医学教育项目的针对性和质量反馈来进行个人年度继续医学

教育规划。

3. **确保利益相关方参与项目监督与评估**　利益相关方包括政府、卫生健康行业、专业组织、用人单位、患者和社会相关团体代表等,使其了解课程和项目评估的效果,征询其对医生业务表现的反馈意见,征询其对项目的反馈意见。

（八）支持保障创新

1. **加强对继续医学教育工作的领导**　具体如下。

（1）实行继续医学教育工作目标责任考核,建立各级领导干部继续医学教育工作目标责任制。

细化考核指标,加大考核力度,将考核结果作为领导班子评优、干部评价的重要依据。将继续医学教育工作列为各级卫生健康行政部门和医疗机构落实工作责任制情况的重要内容。

（2）坚持对继续医学教育专家的组织凝聚服务,进一步发挥继续医学教育专家作用。

成立国家卫生健康委继续医学教育专家委员会,建立继续医学教育新型智库,增强继续医学教育专家的认同感和向心力,充分发挥新型智库作用。完善专家决策咨询制度,畅通建言献策渠道。加强优秀继续医学教育工作典型宣传,营造尊重教育、见贤思齐的医疗环境,鼓励创新、集思广益的工作环境,公开平等、择优共享的制度环境。

2. **完善继续医学教育经费多元投入机制**　具体如下。

（1）继续医学教育经费建立政府、用人单位、社会、个人多元投入机制。

我国应在制度文件中明确经费指标或按考核指标来确定继续医学教育经费支出百分比,经费来源渠道主要有卫生健康行政部门、医疗机构用人单位、社会和医生个人四方面。一是注重发挥继续医学教育专项资金政府投入的引导和撬动作用,划出一定比例的管理费用和培训费用。二是鼓励医疗机构用人单位加大继续医学教育投入,依法依规使用教育经费。三是建立社会多元化经费投入机制,为继续医学教育活动提供资金和支持。四是在一定范围内降低个人费用承担比例,提高个人参与继续医学教育的积极性。

（2）政府财政建立继续医学教育预算制度,优化卫生专业人员继续教育财政支出结构。

调整和规范继续医学教育项目财政性支出,确保继续医学教育经费原则上列入卫生健康系统支出的一部分。实施国家急需紧缺重大继续医学教育项目时,统筹安排继续医学教育项目经费,提高继续医学教育资金使用效益。

（3）各层级医疗机构建立继续医学教育活动经费支持制度。

制定继续医学教育经费管理实施办法及经费使用审批制度,确保医务人员能够自主选择继续医学教育活动。配置专职财务人员,监管继续医学教育经费使用,保证继续医学教育经费使用范围明确化,管理规范化。

（4）创新继续医学教育与资本、技术对接合作模式。

研究制定鼓励企业、社会组织加大继续医学教育投入的政策措施。卫生健康行政部门制定关于企业资助的细化引导性文件,具体措施要求具有明确规定,不能影响继续医学教育项目的主要内容。

（5）落实有利于继续医学教育发展的税收支持政策。

完善国家有关鼓励开展和参加继续医学教育项目的税收优惠政策。目前我国由 2019 年 1 月 1 日起正式施行的《个人所得税专项附加扣除暂行办法》第三章继续教育第八条中提出:纳税人在中国境内接受学历(学位)继续教育的支出,在学历(学位)教育期间按照每月 400 元定额扣除。同一学历(学位)继续教育的扣除期限不能超过 48 个月。纳税人接受技能人员职业资格继续教育、专业技术人员职业资格继续教育的支出,在取得相关证书的当年,按照 3 600 元定额扣除。

3. 各地医疗机构用人单位建立完善继续医学教育保障机制 具体如下。

（1）医疗机构用人单位建立继续医学教育保障制度,为医务人员开展或参加继续医学教育活动提供时间保障、工资保障和其他资源。

（2）医疗机构用人单位建立医务人员关于医务工作的实时或定期反思机制,保障医务人员及时梳理继续医学教育阶梯目标和需求。

（3）建立医生的认可制度或其他类型的激励制度,并提供医生实时或定期对医务工作进行反思的机会,使医生能够参与与其学习需求相关的更大范围的继续医学教育活动。

（4）医疗机构用人单位与利益相关方共同制定制度,鼓励并认可参与地区、国家和国际继续医学教育活动、科学会议和其他正式活动,确保医生有机会参加正式继续医学教育活动,有机会策划和举办专门的继续医学教育活动,例如开展关于提高医生岗位胜任力水平的深入研究和教学培训。

4. 鼓励医务人员参与国内外继续医学教育交流学习 具体如下。

（1）促进医生们为提升其执业能力,通过参访国内外的其他机构或场所来获取经验。

（2）国家卫生健康行业或医疗机构用人单位与利益相关方合作,促进医务人员国内外的考察访问。

（3）我国卫生健康行政部门同世界其他国家、区域和全球性机构建立联系,以促进国家间继续医学教育活动的开展和相互认可。

参 考 文 献

［1］WFME.Continuing professional development of medical doctors WFME global standards for quality improvement［EB/OL］.［2024-12-24］.https://wfme.org/wp-content/uploads/2015/01/CPD_2015_v2.pdf.

［2］WFME.Continuing professional development［EB/OL］.［2024-12-24］.https://wfme.org/standards/cpd/.

［3］RAYBURN W F,REGNIER K,MCMAHON G T. Comparison of continuing medical education at U.S. medical schools and other accredited organizations:a 20-year analysis［J］. Academic Medicine,2020,95（4）:623-628.

［4］马真.继续职业发展的国际标准［J］.医学教育,2003(05):52-58.

［5］陈锐,崔树起,路孝琴,等.发达国家全科医生持续职业发展教育模式的启示与思考［J］.继续医学教育,2013,27(08):65-68.

［6］聂英坤,于慧敏,张凤山.浅谈我国继续医学教育模式的实施与管理［J］.继续医学教育,2006,(33):18-20.

［7］中华人民共和国卫生部.继续医学教育学分授予与管理办法［J］.继续医学教育,2007,(32):2-4.

［8］岳根全,王海生,武瑞兵,等.慕课在医学教育中的探索［J］.中国当代医药,2018,25(09):152-154.

［9］GOLESTANEH L,COWAN E. Hidden conflicts of interest in continuing medical education［J］. Lancet. 2017,390(10108):2128-2130.

附　　录

国家卫生健康委办公厅关于印发继续医学教育学分管理办法（试行）的通知

国卫办科教发〔2024〕20 号

各省、自治区、直辖市及新疆生产建设兵团卫生健康委，委直属和联系单位，有关单位：

为进一步完善继续医学教育制度，加强规范管理，不断提升继续医学教育质量，根据继续医学教育管理规定（试行）有关要求，我委制定了《继续医学教育学分管理办法（试行）》。现印发给你们，请结合实际认真贯彻执行。

国家卫生健康委办公厅

2024 年 10 月 23 日

（信息公开形式：主动公开）

继续医学教育学分管理办法（试行）

为加强和规范卫生专业技术人员继续医学教育活动学分管理，根据继续医学教育管理规定（试行）有关要求，制定本办法。

一、学分要求

继续医学教育实行学分制，卫生专业技术人员每年所获得学分累计不低于 25 学分（不少于 90 学时）。

二、可授予学分的继续医学教育活动

卫生专业技术人员参加继续医学教育项目、进修学习、在职学历（学位）教育、有组织的继续医学教育实践活动、政府指令性医疗卫生任务、有计划地自学以及符合规定的其他方式等，可获得相应学分。

（一）继续医学教育项目

继续医学教育项目是指具有明确教学目标和考核评价手段,在规定时间内完成的继续医学教育活动,包括继续医学教育推荐项目和继续医学教育推广项目。

1. 国家卫生健康委公布的继续医学教育项目包括推荐项目和推广项目。

继续医学教育推荐项目立足卫生健康事业发展需要,体现先进性、前瞻性。国家卫生健康委定期发布项目申报要求,广泛征集各地优质资源。各省级卫生健康委、国家卫生健康委有关直属和联系单位等按要求推荐。国家卫生健康委组织专家遴选后,将符合条件的继续医学教育项目定期向社会公布,供各地卫生专业技术人员选择。

继续医学教育推广项目由国家卫生健康委围绕健康中国建设、深化医药卫生体制改革、科技创新与成果转化等重大部署和年度重点工作任务设立,根据需要适时公布。推广项目主要包括面向基层的相关专业技术培训,以及传染病防控、突发公共卫生事件应急处置、医学技术新进展等各类专项培训,各省级卫生健康委按要求组织卫生专业技术人员参加。

2. 省级卫生健康委公布的继续医学教育项目。省级卫生健康委可结合实际,设立本省继续医学教育推荐项目和推广项目。

（二）进修学习

指经用人单位批准,脱产到其他医疗卫生机构进修、出国学习,或参加提高岗位胜任能力为目标的各类专项培训等。

（三）在职学历（学位）教育

指经用人单位批准,参加脱产或半脱产学历（学位）教育等。

（四）有组织的继续医学教育实践活动

指以手术示范、新技术推广、多学科诊疗、教学病例讨论、科技成果转化活动等形式开展的实践锻炼,包括但不限于基于模拟场景的各类实操培训班,以研讨学术问题为核心的各类研讨会、工作坊、学术会议等学术研讨活动。

（五）政府指令性医疗卫生任务

指参加政府要求的援派医疗卫生任务,包括对口支援帮扶基层医疗卫生机构,对中西部欠发达地区、脱贫地区对口支援帮扶,援藏、援疆、援青等援派工作。

（六）有计划地自学

指经用人单位批准,制订年度自学计划,基于岗位胜任力开展的多种形式的自学方式,包括但不限于参加授课或带教、参与专业考试命题、开展健康宣教、发表论文、出版著作、承担教学和科研课题等。

（七）符合规定的其他方式

三、学分授予标准

（一）继续医学教育项目

国家和省级卫生健康委公布的继续医学教育项目,参加者经考核合格,按每3小时授予1学分,主讲人每小时授予2学分计算。每个项目最多不超过10学分,其中,每个远程继续医学教育项目最多不超过 3 学分。

（二）进修学习

当年累计学习时间满 3 个月，经相关考核合格，视为完成当年继续医学教育 25 学分。不足 3 个月，按每 6 小时授予 1 学分计算。

（三）在职学历（学位）教育

当年累计学习时间满 3 个月，经相关考核合格，视为完成当年继续医学教育 25 学分。不足 3 个月，按每 6 小时授予 1 学分计算。

（四）有组织的继续医学教育实践活动

按参加者每 6 小时授予 1 学分、主讲人每 3 小时授予 1 学分计算。时间不足的，按单次（不少于 1 小时）参加者授予 0.2 学分、主讲人授予 0.5 学分计算。每年最多不超过 15 学分。

（五）政府指令性医疗卫生任务

当年累计时间满 3 个月，视为完成当年继续医学教育 25 学分。不足 3 个月，按每 6 小时授予 1 学分计算。

（六）有计划地自学

用人单位继续医学教育主管部门按照学习情况、学习成效等可验证因素，综合评估后授予相应学分，每年最多不超过 10 学分。

（七）符合规定的其他方式

由省级卫生健康委结合实际情况确定相应学分授予标准，报国家卫生健康委后实施。

四、学分登记和管理

（一）各级卫生健康委应当加强继续医学教育活动的形式、内容、考核结果、学分数、举办单位等信息登记管理，推进学习档案信息化建设，推动学分授予、学分审验登记等信息的开放共享。

（二）各项目主办单位按要求做好继续医学教育项目编号、项目名称、举办日期、形式、学分数、考核结果等信息登记。项目举办地所在省级卫生健康委负责审核。

（三）积极利用信息化手段加强继续医学教育项目管理。国家卫生健康委进一步强化国家继续医学教育信息登记管理。继续医学教育面授项目主办单位应当在举办 2 周前登记开班信息，举办后 2 周内完成学员考勤和考核、学分预授等执行情况登记，由项目主办单位所在地省级卫生健康委审核后发放学分证书；国家卫生健康委提供继续医学教育远程项目集中展示平台，供卫生专业技术人员选择学习，对合格者发放相应的学分证书。

各省级卫生健康委应当加快推进本地继续医学教育管理系统信息登记管理。项目主办单位应当按要求在省级继续医学教育管理系统做好信息登记，由项目主办单位所在地省级卫生健康委审核后发放学分证书。

（四）加强对异地举办继续医学教育项目的管理。跨省（区、市）举办的继续医学教育面授项目，包括国家卫生健康委公布的项目和各省级卫生健康委公布的项目，项目主办单位应当在举办 2 周前在国家继续医学教育管理系统做好信息登记，接受项目举办地所在省级卫生健康委的监督检查。

（五）进修学习、在职学历（学位）教育、有组织的继续医学教育实践活动、政府指令性医疗卫生任务、有计划地自学等由个人申请，用人单位审核后授予相应学分。

用人单位应当做好学分登记，将卫生专业技术人员学分获得情况及时上传至本省继续医学教育管理系统，由省级卫生健康委审核后记入个人学习档案。

（六）各级卫生健康委要对学分授予加强全过程监管。对弄虚作假、乱授学分等违反继续医学教育管理规定（试行）的单位，将视情节 1~3 年不予受理继续医学教育项目申报，并依法依规予以处理。

五、附则

（一）省级卫生健康委根据本办法制定具体实施方案，结合本地实际制定基层医疗卫生机构（乡镇卫生院、社区卫生服务机构、村卫生室）卫生专业技术人员学分授予途径和标准的具体要求，并报国家卫生健康委后实施。

（二）本办法自印发之日起施行。《卫生部办公厅关于印发〈远程医学教育教学站和网站管理及远程继续医学教育教学管理暂行规定〉的通知》（卫办科教发〔2000〕277 号）、《关于印发〈国家级继续医学教育基地认可标准及管理试行办法〉的通知》（全继委发〔2001〕3 号）、《关于印发〈国家级继续医学教育项目申报、认可办法〉和〈继续医学教育学分授予与管理办法〉的通知》（全继委发〔2006〕11 号）、《全国继教委关于〈国家级远程继续医学教育机构申请条件、评审程序及结果认定〉的通知》（全继委发〔2007〕6 号）同时废止。

（三）本办法由国家卫生健康委负责解释。